# 颅脑及脊柱疾病诊断与治疗

主　编　杨永林　陈维杰　王希山　万　磊
副主编　牛纪杰　姚永远　关彦彦　聂秀涛
编　委（按姓氏笔画排序）
　　　　万　磊　王希山　牛纪杰　匡立山　关彦彦
　　　　李　华　李晓燕　杨永林　张善娟　陈维杰
　　　　赵龙华　胡庆雷　姚永远　聂秀涛　潘曰峰

科 学 出 版 社
北　京

# 内 容 简 介

本书分为三篇，共 12 章，首先讲述颅脑和脊柱解剖、神经系统的定位诊断、血-脑屏障、脑血液循环的病理生理、麻醉前术前评估及颅内压增高与脑疝；其次讲解颅脑损伤、颅内肿瘤、颅脑血管性疾病等内容；最后介绍了脊柱与脊髓损伤、脊柱脊髓先天性疾病、脊柱肿瘤等。本书较全面地介绍了颅脑及脊柱疾病的发病机制、临床诊断、专业检测与治疗、多系统功能支持等。在讲解的同时，还介绍了国内外颅脑及脊柱疾病的新进展、新技术。

本书适合基层医院住院医师培训使用。同时，本书也对神经内外科、骨科和介入科等临床医生有一定的临床参考价值。

**图书在版编目（CIP）数据**

颅脑及脊柱疾病诊断与治疗 / 杨永林等主编. —北京：科学出版社，2021.11

ISBN 978-7-03-066047-3

Ⅰ. ①颅… Ⅱ. ①杨… Ⅲ. ①颅脑损伤-诊疗 ②脊柱病-诊疗 Ⅳ. ①R651.1 ②R681.5

中国版本图书馆 CIP 数据核字（2020）第 170205 号

责任编辑：王 颖 朱 华 / 责任校对：宁辉彩
责任印制：苏铁锁 / 封面设计：陈 敬

科学出版社 出版

北京东黄城根北街 16 号
邮政编码：100717
http://www.sciencep.com

北京凌奇印刷有限责任公司 印刷
科学出版社发行 各地新华书店经销

\*

2021 年 11 月第 一 版 开本：787×1092 1/16
2021 年 11 月第一次印刷 印张：12
字数：285 000
POD 定价：149.00 元
（如有印装质量问题，我社负责调换）

# 前　言

随着科技水平的不断提升，当前医学各个学科的发展日新月异，尤其是越来越多高、精、尖技术和设备的临床运用，使颅脑及脊柱疾病的诊疗水平逐年提高。但是，在多年的临床工作中，我们看到这一领域仍然有大量的患者在死亡和残疾的边缘挣扎，治疗效果不尽如人意。与此同时，对于颅脑及脊柱疾病的诊疗，还存在着多学科之间协作不够密切，运用资源不够充分，以及对某些疾病的认识不够全面等需要我们进一步探索和改进的问题。

本书力求较全面地介绍颅脑及脊柱疾病诊疗技术。全书分为三篇。对疾病的描述包括病因病理、发病机制、临床表现、实验室及影像学检查、诊断与鉴别诊断、手术治疗与非手术治疗，并汲取了部分国内外较新、较成熟的理论、操作、技术，以期读者对颅脑及脊柱疾病诊疗有较全面的认识和了解。本书的主要阅读群体是从事神经外科、骨科工作的临床医生，同时本书也是神经内科、介入科等临床医生的有益参考书。

本书在编写中力求做到科学性、先进性、实用性相结合，但限于编者的水平和经验，难免存在不足之处，望广大读者给予批评指正。

作　者
2020 年 6 月

# 目　　录

## 第三篇 脊 柱 疾 病

# 第一篇 总 论

# 第一章 颅脑和脊柱解剖

## 第一节 头部软组织

### 一、头部软组织的解剖

头皮是覆盖在头部的软组织，是颅脑部防御的表面屏障，按照位置可分为额顶枕部头皮和颞部头皮。

**1. 额顶枕部头皮** 前方起自眶上缘，两侧到双侧上颞线，后方到枕外隆凸和上项线。自外向里分为 5 层结构：

（1）皮肤，内含皮脂腺、汗腺、毛囊和头发、淋巴、血管等。

（2）皮下组织，为结缔组织分隔的小叶，内含脂肪、血管和神经。

（3）帽状腱膜，为坚韧的膜状结构。它前起自额肌，两侧与颞浅筋膜融合，后到枕肌。

（4）腱膜下层，为一层疏松结缔组织。

（5）骨膜，为骨表面被覆的一层纤维结缔组织膜。

**2. 颞部头皮** 上起自上颞线，下到颧弓上缘。其解剖结构自外向里依次分为 6 层：皮肤、皮下组织、颞浅筋膜、颞深筋膜、颞肌和骨膜。

### 二、头皮的血管和神经

#### （一）额部血管和神经

额部血供主要来自两侧的颞浅动脉和额动脉及眶上动脉。额动脉经眶上切迹出颅，滑车上动脉及其内侧 0.5cm 的眶上动脉均分布在额中部的皮肤。上述动脉同时伴有 1~2 支同名静脉，其中由额静脉与眶上静脉合成的内眦静脉与颅内海绵窦相通。额板障静脉亦经眶上静脉与上矢状窦相通。

额部的神经分布除有面神经额支外，还有来自三叉神经眼支的分支，即泪腺神经、眶上神经及滑车上神经，司额与上睑皮肤的痛、温及触觉。另有来自眼神经的鼻睫状神经分支，筛前支及筛后支分布于颅前窝硬脑膜、筛板、筛骨及蝶窦。

#### （二）颞部血管和神经

颞部血供主要来自颈外动脉的终支颞浅动脉和同侧耳后动脉及枕动脉，并与对侧颞浅动脉相互吻合，颞部神经为三叉神经支配颞肌。

#### （三）顶部血管和神经

顶部血供来自颞浅动脉的顶支及耳后动脉，并有枕动脉与之吻合，血运丰富。神经分布为耳颞神经、耳后神经及枕神经。

#### （四）枕颈部血管和神经

血管和神经血供主要来自枕动脉和耳后动脉，并有同名神经伴行。

## 第二节 颅 骨

颅骨位于颈椎上方，共由 21 块形状不规则、大小不同的扁骨和不规则骨组成（不包含中耳的

3 对听小骨）。以眶上缘-下颞线-乳突根部-上项线和枕外隆凸为界线，将颅骨分为颅盖骨和颅底骨两部分。颅盖骨位于颅的后上部，包括不成对的额骨、筛骨、蝶骨和枕骨，成对的顶骨和颞骨，共8块，围成颅腔，容纳脑组织。颅底为颅的前下部分，包含不成对的犁骨，成对的上颌骨、颧骨、鼻骨、泪骨、腭骨及鼻甲骨，共13块，构成眶、鼻腔、口腔和面部的骨性支架（图1-1，图1-2）。

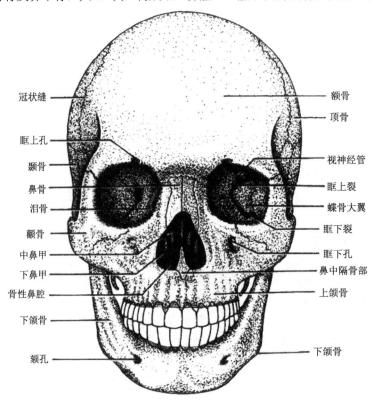

图 1-1　颅骨解剖图正面观

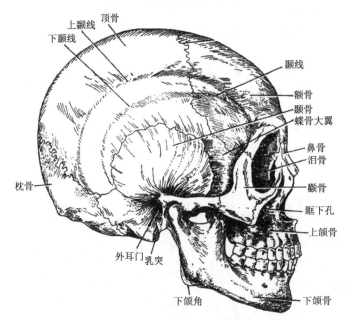

图 1-2　颅骨解剖图侧面观

# 一、颅 盖 骨

## （一）额骨

额骨前界为眉弓，两侧眉弓中间称为眉间，其上方骨壁内有额窦。额骨两侧有眶突与颧骨眶突衔接形成眶外侧缘。额骨后界为冠状缝，其下端止于蝶骨大翼。额骨之横部即眶板为颅前窝底，横部后部较薄与蝶骨小翼相接。

## （二）颞骨

颞骨前起自翼点，后止于星点，构成颞侧及颅中窝。颞骨鳞部以颞鳞缝与额骨、顶骨分界，其下部有外耳道及伸向前方的颧突，形成颧弓的一部分。颞骨乳突以乳突上嵴为界，嵴下方即乳突气房所在。乳突外面粗糙，有枕肌、耳后肌、胸锁乳突肌、头夹肌及头最长肌附着。乳突后下方有一沟，为二腹肌后腹之起端，沟之内侧有枕动脉穿过。颞骨岩部横卧于颅中窝底，介于枕骨与蝶骨之间，内藏听器官，其后面是颅后窝的前界，此面中部有内耳道，为面神经、听神经所经过。岩部尖指向蝶骨的鞍背，近岩部尖的上面有浅凹，三叉神经半月节卧于其上，凹之前内方有破裂孔纳颈内动脉入颅。

## （三）顶骨

顶骨骨质坚而厚，有丰富的板障，并在矢状窦旁有较多的蛛网膜粒压迹和导静脉孔，故损伤后出血较著。顶骨近似方形，前起自冠状缝，后止于人字缝，上达矢状窦，下接颞鳞缝。其前下角与翼点衔接，骨内面有脑膜中动、静脉前支沟，后下角接枕乳突缝形成星点，内面为脑膜中动、静脉后支沟所在处。

## （四）枕骨

枕骨上起自人字缝，下止于枕骨大孔，呈菱形，上半部骨质厚而坚，覆盖枕叶，下半部骨质薄贫，覆盖板障，称为鳞部，包裹小脑两半球。上下两部之间是枕外隆凸及上项线，为枕后外层肌肉的附着区。枕骨鳞部的中央有纵行骨嵴为枕外嵴，其两侧有导静脉孔，深面正对已萎缩退化之枕窦。鳞部外侧与乳突连接的骨缝称为枕乳突缝，该缝中部常有粗大之乳突孔容纳导静脉，受损时可致汹涌出血。枕骨下界为枕骨大孔，孔之两侧有枕髁与寰椎侧块形成寰枕关节，枕髁之后方有髁后孔容纳导血管，髁外侧为颈静脉突，有头外侧直肌附着，乳突前是颈静脉切迹，即颈静脉孔的后界。

# 二、颅 底

颅底从内面看，以蝶骨嵴和岩骨嵴为界分为颅前窝、颅中窝和颅后窝。

## （一）颅前窝

颅前窝由额骨的眶部、筛骨筛板、蝶骨体的前部和蝶骨小翼组成，其中筛骨筛板因为骨质较为菲薄，为骨折的好发部位，而且筛骨筛板有很多筛孔，里面走行了嗅丝，一旦骨折易引起嗅神经损伤，导致失嗅，筛板下面是筛窦，与鼻腔相通，骨折后血性脑脊液可经筛窦流向鼻腔，表现为脑脊液鼻漏。

## （二）颅中窝

颅中窝由蝶骨大翼、蝶骨体、颞骨岩部构成。中间是蝶骨骨体，内含蝶窦，蝶窦通向鼻腔，蝶窦两侧为海绵窦，其内容纳了动眼神经、滑车神经、三叉神经第一支和三叉神经第二支、展神经和颈内动脉，前外侧是视神经管，其内容纳视神经，视神经管外下侧为眶上裂，动眼神经、滑车神经、三叉神经第一支和展神经由此入眶。颞骨岩部走行着面神经和前庭蜗神经。

## （三）颅后窝

颅后窝前界为鞍背和斜坡，两前外侧为颞骨岩部后部，后壁为枕骨，正中的孔裂为枕骨大孔，容纳着延髓和颈髓的结合部、椎动脉和副神经的脊神经根，枕骨大孔两侧有细小的舌下神经管，容纳舌下神经，枕骨与颞骨岩部交界处不规则裂孔为颈静脉孔，内含颈内静脉、舌咽神经、迷走神经和副神经。

## 第三节 脑膜与蛛网膜下池

### 一、脑　　膜

在颅盖和脑组织之间有 3 层脑膜，由外向里依次为硬脑膜、蛛网膜和软脑膜。

**（一）硬脑膜**

硬脑膜由内、外层构成，中间为一层薄网状组织，其间有血管和神经走行。硬脑膜与颅盖骨质结合比较疏松，与颅底骨质结合紧密。

**1. 硬脑膜突起**　硬脑膜从内面向颅腔发出若干突起，这些突起有：①大脑镰。沿矢状缝向内突起分隔两侧大脑半球。其前缘始自鸡冠，后至枕内隆凸，然后与小脑幕相结合。②小脑镰。自小脑幕之下表面起始（在枕内隆凸处），向下行至枕骨大孔而分为两脚。③小脑幕。其为幕状突起，将枕叶与小脑相分隔。小脑幕钩形弯曲的前缘是游离的。弧形外侧缘则附着于枕骨横窦沟的两缘和颞骨岩部上缘。在正中面上与大脑镰结合。蝶鞍骨和小脑幕游离缘所围成的孔称为幕切迹，其中有脑干通过。小脑幕将颅腔分隔成不相等的两个腔，较大者容纳有大脑半球，较小者即为颅后窝，它们之间仅由幕切迹相连通。④鞍膈。其为由硬脑膜在蝶鞍上形成的突起，其中心部分有孔，为垂体柄所通过。鞍膈的形态各异，有的很坚厚，中心具有一小孔；有的菲薄，穿孔较大；有的仅如半月状褶襞部分覆盖于蝶鞍腔入口。

**2. 硬脑膜动脉**　硬脑膜血供十分丰富，其滋养动脉来源不止一处，其中最重要的是脑膜中动脉，源于颈外动脉颌面内，经棘孔入颅腔，在颞骨鳞部内侧面沿一专用骨沟向外向上行，在离棘孔 3～5cm 处分为前支和后支。半数左右的人，位于额骨、颞骨、顶骨交界处及蝶骨大翼部，其主干（或已成为前支）走行于一骨管内。这一情况在施行额颞部骨瓣成形术或减压术时应特别注意。脑膜中动脉前支向上行，而后支则向后向上行；两支间及与其他硬脑膜动脉间有极广泛的吻合。脑膜中动脉主要滋养硬脑膜的颞顶部分（颅中窝）。颅前窝部的硬脑膜则由来自筛前动脉的脑膜前动脉滋养（筛前动脉发自颈内动脉的分支——眼动脉）。脑膜后动脉滋养颅后窝部的硬脑膜，该动脉发自咽升动脉（颈外动脉分支），经颈静脉孔入颅腔。椎动脉的脑膜支和经乳突孔入颅腔的枕动脉乳突支也分布于颅后窝部的硬脑膜上。

**3. 硬脑膜神经**　基本上来自三叉神经分支、舌咽神经和迷走神经，亦有分支分布于颅后窝的硬脑膜上。

**（二）蛛网膜**

蛛网膜薄而透明，缺乏血管和神经，位于硬脑膜之下，两者间隔有硬脑膜下腔。在一定的部位（主要是在上矢状窦两侧和横窦周围）蛛网膜外表面形成多数的绒毛状突起，突入硬脑膜内。硬脑膜在该处也变薄，并在其表面可显现呈结节状的粒体。这些粒体称为蛛网膜粒，它们突入静脉窦或颅骨板障静脉内。

蛛网膜覆盖于脑表面，不深入脑沟，但进入脑裂。在脑的凸出部（如在脑回上），蛛网膜与软脑膜互相密接；在脑的凹陷部（如脑沟），则两膜分离。在蛛网膜与其下的软脑膜间，存在着蛛网膜下隙，有大量脑脊液贯穿其间。充盈于蛛网膜下隙中的脑脊液经由正中孔和两个外侧孔而与第四脑室相交通。在脑的凹陷处，蛛网膜下隙扩大为蛛网膜下池。

**（三）软脑膜**

软脑膜紧贴于脑组织表面，并深入脑组织的所有凹陷和沟裂，并在一定的部位形成皱襞，此皱襞与变薄的脑室壁（室管膜）共同构成脉络组织。在大脑半球间纵裂处，软脑膜皱襞穿过胼胝体压部与四叠体之间，跟变薄的第三脑室壁一起进入第三脑室，形成第三脑室脉络丛；再由此经过室间孔和大脑内侧面围绕丘脑的脉络裂，扩展入侧脑室，组成侧脑室的脉络丛。通过小脑与延髓间的裂隙，软脑膜皱襞进入第四脑室而组成第四脑室脉络丛。

## 二、静　脉　窦

静脉窦位于由硬脑膜内、外两层突起所形成的空腔内，一般呈三角形，衬以内皮细胞，收纳来自脑组织、中耳、眼球和脑膜的静脉血，并由板障静脉和导静脉与头皮和颅骨的静脉系统相沟通。静脉窦壁破裂时，因其无平滑肌且受周围组织牵拉，所以其管腔并不塌陷，导致止血困难，并可能引起空气栓塞。静脉窦的血液绝大部分经乙状窦注入颈内静脉，少部分由板障静脉和导静脉进入头皮静脉系统。当颅内发生病理性改变而影响基本干线的回流时，如颅内压增高而致颈内静脉回流不畅时，上述回流辅助途径（导静脉、板障静脉、头皮静脉）即可起代偿回流的作用：管径扩大，头皮静脉增粗。

### （一）上矢状窦

上矢状窦位于大脑镰的上缘，自前向后走行，管径渐扩大，达窦汇而注入横窦（大多注入右侧横窦）。其位置并不一定严格地沿矢状线走行，常略偏右，故在行右侧顶部或枕部骨瓣成形术时应注意到这一解剖特点，以避免损伤该静脉窦。在某些人，上矢状窦可为纵行的间壁所分隔，在后部有时可分成两条，各自独立而平行，分别注入自己一侧的横窦。这一解剖特点对需要结扎后部上矢状窦者具有重要意义。在平时，结扎后部的上矢状窦对患者生命来说有很大威胁，或可产生严重的并发症；而当上矢状窦存在上述变异时，则结扎其中一条就可避免上述危险。上矢状窦的外侧缘有陷窝向外突出。在窦的前段较少、较小，后段较多、较大，是蛛网膜粒突入静脉窦腔之处。在上矢状窦的整个行程中，皆有大脑和硬脑膜静脉注入其中；其前部则有时与鼻腔静脉有交通。

### （二）下矢状窦

下矢状窦位于大脑镰的下缘，自前向后汇入直窦前端。

### （三）横窦和乙状窦

横窦为静脉窦中最大者，位于枕骨横窦沟内，正好是小脑幕两侧后缘的附着处；它在顶骨乳突角水平改变方向，藏在颞骨的乙状沟内而成为乙状窦，直达静脉孔。其直接的延续——颈内静脉为主要的集血器，收集并导出颅腔里的静脉血。

### （四）直窦

直窦位于小脑幕正中恰在小脑幕与大脑镰的汇合线上，走向由前向后，与上矢状窦一起汇入横窦。此静脉窦的特点为其横切面呈四角形。直窦除接收来自小脑、大脑镰和硬脑膜的静脉外，还接收大脑大静脉（Galen 静脉）。大脑大静脉具有重要临床意义，它收集来自某些重要组织如侧脑室与第三脑室的血管脉络丛及尾状核、丘脑和其他脑深部组织的血液。

### （五）窦汇

前面曾提及，上矢状窦于枕内隆凸处注入横窦。此处还汇集有下矢状窦、直窦和枕窦。于是，在这里就形成了所有重要静脉窦的汇集；而且，上矢状窦大多注入右侧横窦，其余则注入左侧横窦。这一地点即被称为窦汇。窦汇的形态与大小十分不一致。

### （六）海绵窦

海绵窦是成对的，位于蝶鞍两侧，组成蝶鞍腔的侧壁。海绵窦的窦腔内含有许多结缔组织隔，将它分成许多互通的小腔而成为海绵状。在窦的外侧壁，有展神经、动眼神经、滑车神经和三叉神经第一支，以及窦内段颈内动脉通过。两侧海绵窦互以两吻合窦——海绵窦间前窦和后窦相沟通，这样就在蝶鞍周围形成一静脉窦环。眼静脉和沿蝶骨小翼后缘向内侧走行的一对蝶顶窦的静脉血注入海绵窦。两侧海绵窦则各借两侧的岩上窦和岩下窦与颅内静脉窦相沟通。岩上窦循岩骨嵴而行，注入横窦外侧部；岩下窦行程较低，注入颈静脉上球。此外，海绵窦尚与斜坡上的静脉丛相联系，后者又与椎管内静脉丛相贯通。

### （七）枕窦

枕窦起自枕内隆凸，沿枕内嵴向下到达枕骨大孔，分为两支，向两侧环绕枕骨大孔后缘，最后注入同侧的乙状窦。

## 三、蛛网膜下池与脑内结构

枕大池亦称为小脑延髓池：由小脑后缘和延髓背部组成，为脑脊液通路中的重要区域之一，脑脊液经由此处而自脑室进入脑和脊髓蛛网膜下隙（图1-3）。

小脑延髓腹外侧池：位于延髓的腹外侧。池内有椎动脉和小脑后下动脉的起始部，以及舌咽神经、迷走神经、副神经、舌下神经等，延髓外静脉、橄榄后静脉和脉络丛等。

桥池：位于脑桥前方。池内有基底动脉、小脑下前动脉及小脑上动脉的起始部、展神经、脑桥静脉。

脑桥小脑池（脑桥侧池）：位于小脑脑桥角。池内有三叉神经、面神经、前庭蜗神经、小脑下前动脉、脑桥外侧静脉和岩静脉。

脚间池：位于脚间窝之内。脚间池内有大脑后动脉、基底动脉分叉部、小脑上动脉、后交通动脉、基底静脉、脚间静脉、后交通静脉和动眼神经。

脚池：在视交叉池的后外方。池内有脉络膜前动脉、脉络膜后动脉和基底静脉。

视交叉池：视交叉前部和视神经、垂体柄、大脑前动脉起始部和前交通动脉位于其内。

颈动脉池：颈内动脉、脉络膜前动脉起始段、后交通动脉起始段位于其内。

侧裂池：由大脑外侧裂构成。池内有侧裂静脉、额眶静脉和基底静脉的外侧支。

终板池：大脑前动脉的近侧部分、前交通动脉、Heubner 回返动脉、下丘脑动脉、额眶动脉起始段和终板的静脉系位于其内。

四叠体池：位于四叠体上方。池内有大脑大静脉、胼周动脉末梢段、小脑上动脉和大脑后动脉。

环池：围绕中脑，两侧翼部位于丘脑枕前内侧。小脑幕上部分有基底静脉和大脑后动脉。小脑幕下部分有小脑上动脉和滑车神经。

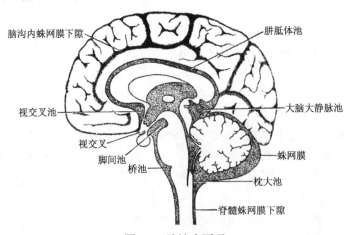

图 1-3 脑池内面观

## 第四节 脑

脑由大脑、间脑、脑干和小脑组成，其中脑干由中脑、脑桥和延髓组成。

两侧大脑半球和间脑以室间孔到视交叉前部的连线为分界，间脑和脑干以后连合到乳头体后缘的连线为分界，脑干下面在枕骨大孔与脊髓相延续，在脑干背侧以上、中、下 3 对脚与小脑相连。

## 一、大 脑

大脑包括左、右两半球及两半球的连接部分。大脑半球表层为灰质（或称皮质），深部为白质（或称髓质）。白质内包含一团块状灰质核团称为基底神经节。大脑两侧半球之间由胼胝体相连（图 1-4，图 1-5）。

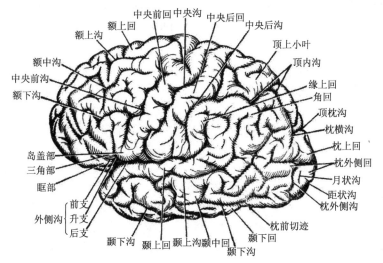

图 1-4 大脑外侧面

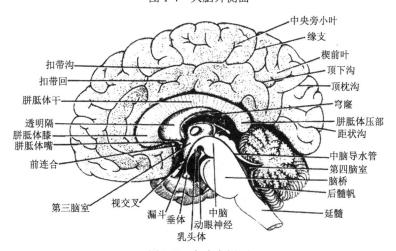

图 1-5 大脑内侧面

### （一）大脑半球各脑叶

大脑半球表面存在深浅不同的脑沟，脑沟间的隆凸部分称为脑回。①额叶：位于外侧裂之上、中央沟之前的大脑组织，被几个走行不同沟裂分为数个脑回。其中中央前沟与中央沟之间的脑回为中央前回。额上沟和额下沟将中央前沟前方的额叶前部分为额上回、额中回和额下回。外侧裂延伸出来的升支和水平支将额下回的后部分成三个部分——眶部、三角部和盖部。额叶底面以眶沟为分界分隔出直回和眶回，在额叶底面最内方有一条较深的脑沟，称为嗅束沟，其中容纳嗅球和嗅束。嗅束向后延伸分成内侧和外侧嗅纹，由内、外侧嗅纹分叉而成的三角形区域为嗅三角，脑底动脉环发出的数支穿支动脉血管由此进入脑组织。中央前回和中央后回向额叶内侧面延续的脑回组成中央旁小叶。②顶叶：位于顶枕裂与枕前切迹连线之前，中央沟之后的区域。在中央沟和中央后沟之间的脑回为中央后回。顶叶的其他部分被顶间沟横行分为顶上小叶和顶下小叶。顶下小叶又被分为缘上回和角回。③颞叶：位于外侧裂下方，由颞上沟和颞下沟将其分为颞上回、颞中回和颞下回。颞横回隐于外侧裂内，梭状回位于颞下沟和侧副裂之间，海马旁回位于海马裂和侧副裂之间，海马裂前端膨隆的钩形部分称为海马旁回钩。④枕叶：位于顶枕裂和枕前切迹连线之后的脑组织，在枕叶的内侧面，距状裂和侧副裂后部之间的脑回为舌回，距状裂和顶枕裂之间的脑回为楔叶。⑤岛叶：隐于外侧裂的深部，岛叶表面被斜行短沟分为岛叶长回和岛叶短回。

**（二）大脑皮质功能区定位**

大脑皮质是机体中枢神经系统的最高级中枢，Brodmann 将大脑皮质依据其管理躯体的运动、各种感觉、语言和阅读等功能分为若干区。现将 Brodmann 提出的功能区定位标准分区介绍如下。

**1. 皮质运动区** 位于中央前回（4 区），是管理对侧躯体随意运动的神经中枢，接收来自对侧躯体肌腱、肌肉和关节的本体感觉，感受躯体的姿势、位置和运动感觉，传出纤维汇聚成锥体束管理对侧躯体骨骼肌的随意运动。如果一侧中央前回损伤，将导致对侧肢体瘫痪、腱反射亢进和肌张力增高，并出现病理反射。

**2. 皮质运动前区** 位于中央前回之前（6 区），为锥体外系皮质中枢。皮质运动前区发出纤维投射到基底神经节、红核、丘脑和黑质等区域。与维持姿势、联合运动和动作协调密切相关，也具备部分自主神经中枢的功能。该区损伤可引起性格的改变和精神症状。

**3. 皮质眼球运动区** 位于枕叶（19 区）和额叶（8 区），为眼球运动同向凝视中枢，管理双侧眼球同时向对侧注视。该区受损可出现双眼向患侧凝视，若受刺激，则双眼向健侧凝视。

**4. 皮质一般感觉区** 位于中央后回（1、2、3 区），接收对侧躯体的本体感觉，以及痛觉、温觉和触觉冲动，并形成皮质一般感觉区。顶上小叶（5、7 区）为实体感觉和精细触觉的神经中枢。在皮质感觉区损伤的早期，对侧身体各种感觉都消失，而痛觉以后可以恢复，精细触觉则难以恢复。中央旁小叶后部接收对侧足、趾的感觉；中央旁小叶前部支配膀胱和肛门括约肌的运动和对侧小腿以下骨骼肌的运动。

**5. 额叶联合区** 为额叶前部的 9、10、11 区，与人体的精神活动和智力密切相关。该区发生病损主要出现智力、性格和精神等方面的改变。

**6. 视觉皮质区** 为枕叶的距状裂上、下唇及楔叶和舌回相邻区域（17 区）。每一侧的视觉皮质区接收来自两眼对侧视野的视觉冲动，当一侧部分视觉皮质区损伤时，可出现两眼对侧相应视野同向偏盲。

**7. 听觉皮质区** 位于颞横回中部（41、42 区），每侧听觉皮质区均接收源自双耳的听觉感觉冲动，如果仅一侧听觉皮质区损伤，将仅出现听力减退。

**8. 嗅觉皮质区** 位于嗅区、钩回和海马旁回的前部，每侧皮质均接收双侧嗅神经传入的冲动，当一侧皮质损害时，并不产生嗅觉障碍。

**9. 内脏皮质区** 该区域定位分散，主要分布在颞叶前部、扣带回前部、眶回后部、岛叶、海马和海马旁回钩等区域。该区病损时则表现为胃肠功能、血压、心率和呼吸等紊乱。

**10. 语言运用中枢** 人类在进化过程中产生了运用语言交流、使用文字记录和运用工具等人类特殊的功能活动,这些功能活动在一侧大脑皮质上也产生较为集中的代表区,即为语言运用中枢。语言运用中枢依据功能和分布区不同分为:①运动语言中枢。位于额下回后部(44、45 区,又称 Broca 区)。该区损伤后,患者虽然能够发音,但不能组成语言,称为运动性失语。②听觉语言中枢。位于颞上回 42、22 区皮质,该区具有接收双耳传入的听觉传入冲动,并将听觉传入冲动理解成语言的功能,此中枢受到损伤后,只能听到声音,却不能理解,不能正确地与他人对话,此现象被称为命名性失语,亦称为感觉性失语。③视觉语言中枢。位于顶下小叶的角回,即 39 区。该区域能够理解所看到的符号和文字意义的功能,若此区受损,患者虽然视觉存在,但不能理解所视对象的意义,称为失读症。一般伴有计算功能障碍。④运用中枢。位于顶下小叶的缘上回,即 40 区,此区域管理精细的协调功能,受损后患者丧失使用工具的能力。⑤书写中枢。位于额中回后部 8、6 区,即中央前回手区的前方。此区损伤后,虽然手的一般动作无障碍,但患者不能进行书写、绘画等精细动作,亦称失写症。

### (三)大脑半球深部结构

大脑半球深部结构中比较重要的有基底神经节、间脑和内囊。在此仅介绍基底神经节、内囊、嗅脑和边缘系统。

**1. 基底神经节** 是大脑皮质下、大脑半球深部的一组神经细胞核团,它包括纹状体、杏仁核和屏状核(带状核)三部分。纹状体又包括尾状核、豆状核两部分,而豆状核是由苍白球和壳核组成。根据种系发生又将尾状核和壳核称为新纹状体,苍白球称为旧纹状体。①尾状核:位于侧脑室的外缘,自前向后分为头、体、尾三部分。头部膨大,突入侧脑室前角并成为前角的下外侧壁。尾状核头的腹面邻接前穿支,外侧借内囊与豆状核分开,下部则与壳核相连。尾状核体部较细,位于侧脑室底的外侧,借终纹与丘脑相隔,沿丘脑的背外侧缘延伸形成侧脑室体部的基底。在丘脑后端外侧,尾状核更细,称为尾部,深入颞叶,组成侧脑室下角的上壁,并向前终止于尾状核头的下外侧,杏仁核簇的后方。②豆状核:位于岛叶的深部,呈楔形,底凸向外侧,顶端指向内侧。它的前方与尾状核头相连,其余部分借内囊与丘脑相隔。豆状核的外侧,借薄层的外囊纤维与屏状核相隔。屏状核外侧的白质称为最外囊,再向外为岛叶皮质。豆状核由内、外髓板分为三部分,外侧部称为壳核;其余为外侧苍白球和内侧苍白球。

纹状体是丘脑锥体外系的重要结构之一,它主要接收大脑皮质、丘脑底核、丘脑和黑质传入的神经冲动,并与网状结构和红核等形成比较广泛的神经联系,具有维持肌肉张力和协调肌肉运动的功能。

**2. 内囊** 是大脑皮质与下级神经中枢之间联系之必经之路,位于豆状核、尾状核和丘脑之间,形状类似宽厚的白质纤维带。在大脑半球水平断面上,内囊呈横置的"V"形,尖端朝内。内囊可分为三部分,额部介于尾状核和豆状核之间,也称前肢;枕部介于豆状核和丘脑之间,也称后肢;前肢和后肢的汇合区为膝部。在前肢主要有额桥束及额叶丘脑纤维,膝部为皮质脑干束通过,后肢由前向后依次为皮质脊髓束、枕颞桥束、丘脑皮质束、听辐射和视放射纤维通过。由于内囊中各种传导纤维密集排列,因此内囊区的损伤常导致上、下行神经传导束的损伤,产生"三偏征"——对侧偏瘫、偏身感觉障碍和对侧同向性偏盲(图 1-6)。

**3. 嗅脑和边缘系统**

(1)嗅脑:位于脑的底面,包括嗅球、嗅束和嗅皮质,嗅皮质分为外侧嗅回(前梨状区)和内嗅区(海马旁回钩和海马旁回前部),前者为一级嗅皮质,与嗅觉感知有关;后者为二级嗅皮质,与嗅冲动和其他冲动的整合功能有关。

(2)边缘系统:由皮质部和皮质下部构成,皮质部包括海马结构(海马和齿状回)、边缘叶(扣带回、海马旁回和海马旁回钩)、岛叶和额叶眶后部等。皮质下部包括杏仁核、隔核、视前区、丘脑上部、丘脑下部、丘脑前核及背内侧核、中脑被盖部等(图 1-7)。

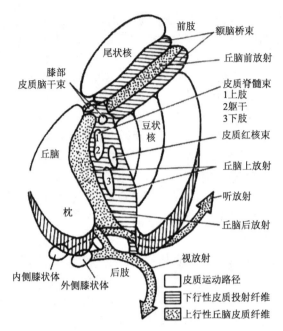

图 1-6 内囊解剖模式图

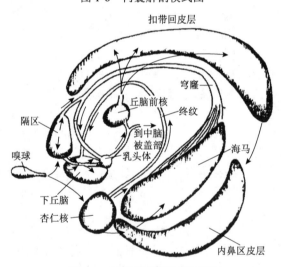

图 1-7 边缘系统解剖模式图

边缘系统不是一个独立存在的解剖学和功能性实体结构，具有管理学习经验、整合新近和既往经验的功能，同时也是启动和调节行为和情感反应的复杂神经环路中的重要组成部分之一。

## 二、间 脑

间脑位于中脑之上，尾状核和内囊内侧的区域。间脑一般被分成丘脑、丘脑上部、丘脑下部、丘脑底部和丘脑后部五部分。两侧丘脑、丘脑下部相互紧密接合，中间存在一矢状腔隙为第三脑室。第三脑室向上与侧脑室经两侧的室间孔相通，向下与第四脑室经中脑导水管相通。

### （一）丘脑

丘脑位于第三脑室的两侧，是间脑之中最大的神经灰质核团，两侧丘脑中间以一灰质团块（也称为丘脑间黏合）相连接。丘脑前端的尖圆隆凸称为丘脑前结节，后端形状较为钝圆、宽厚为丘脑枕，其后下方为丘脑后部，存在两个隆起，称为内、外侧膝状体。

丘脑背面覆盖一薄层纤维，称为带状层。丘脑内有"Y"形的白质板，称为内髓板，丘脑被内髓板分隔成前、内、外侧三个核群。在丘脑的内侧面，双侧丘脑间黏合内的灰质核团和第三脑室侧壁上的一薄层灰质共同组成中线核群；丘脑网状核为薄层灰质，位于外侧核群与内囊之间，外髓板作为分界线分隔开网状核和外侧核群。丘脑前、内、外侧三个核群又含有多个核团，其中外侧核群分为背侧组和腹侧组，背侧组从前向后分为背外侧核、后外侧核及枕，腹侧组由前向后分为腹前核、腹外侧核及腹后核，内侧核群主要是背内侧核，此核又分为大细胞区和小细胞区（图 1-8）。

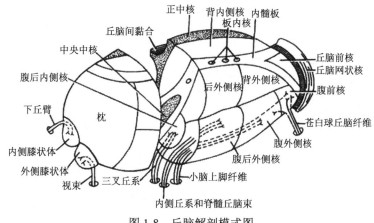

图 1-8　丘脑解剖模式图

### （二）丘脑上部

丘脑上部位于丘脑后上方、第三脑室顶部周围，由缰三角、缰连合、丘脑髓纹、松果体和后连合组成。缰三角深面容纳缰核。丘脑髓纹起自隔核、下丘脑外侧区等区域，终止于缰三角的缰核。两侧缰三角在后方联合，组成缰连合，其后方连接松果体。

### （三）丘脑下部

丘脑下部位于丘脑下部沟的下方，内侧面是第三脑室侧壁的下部。丘脑下部由视交叉、终板、灰结节、漏斗、垂体和乳头体组成。

丘脑下部尽管体积很小，却是内脏活动、内分泌与精神行为之间保持平衡的神经中枢，控制着人体的许多重要功能活动。其特点有二：一是神经元少，但联系广泛且复杂，有些神经元不仅接收神经冲动，也接收血液和脑脊液中各种物理化学信息；二是丘脑下部除了含有一般神经元外，还包含内分泌神经元。内分泌神经元不但具有一般神经元的特点，还具有内分泌细胞生成激素的功能。故而丘脑下部不仅是神经中枢还是内分泌器官，被认为是神经系统管理内分泌系统的枢纽，维持体内、外环境的稳定和统一。

### （四）丘脑底部

丘脑底部是中脑被盖与背侧丘脑的过渡区，其中灰质核团有底丘脑核、未定带和底丘脑网状核。背侧与丘脑相邻；腹侧为大脑脚，外侧为内囊；内侧为丘脑下部，尾侧延续于中脑被盖。接收苍白球和大脑皮质运动区的投射纤维，发出纤维投射到红核、黑质和中脑的被盖部。

### （五）丘脑后部

丘脑后部位于丘脑后外侧的下方，由外侧膝状体、内侧膝状体和丘脑枕组成。外侧膝状体是视觉系统的中继核，接收来自视网膜的传入纤维（视束），投射出纤维到枕叶视觉皮质中枢（视辐射）。内侧膝状体是听觉纤维的中继核，接收外侧丘系的听觉传入纤维，投射出纤维到颞横回（听辐射）。丘脑枕深部的灰质核团为枕核，接收来自内、外侧膝状体核的神经纤维，发出纤维投射到顶下小叶、枕叶和颞叶后部的皮质。

# 三、脑 干

脑干由延髓、脑桥及中脑组成。延髓下端以枕骨大孔与脊髓分界，中脑上端与间脑相延续（图1-9）。

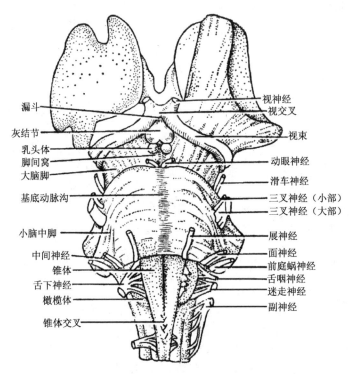

图1-9 脑干腹侧面解剖模式图

## （一）脑干腹侧面

在延髓下端的正中裂处，存在左右相互交叉的神经纤维，为锥体交叉，是脊髓和延髓分界的重要标志。正中裂的两侧有纵行的隆起，为锥体束所构成的锥体，其外侧有卵圆形的下橄榄核，舌下神经从其前方的橄榄前沟出脑，在下橄榄核的背侧，自上而下依次有舌咽神经、迷走神经和副神经出（入）脑。

脑桥的下端以桥延沟与延髓分界，上端与中脑的大脑脚相接。宽阔的横行隆起构成脑桥的基底部。基底部正中的纵行浅沟为基底动脉压迹，称为基底沟，基底部的横行纤维向左右集中，构成伸向小脑的小脑中脚。在脑桥基底向小脑中脚的移行处，有粗大的三叉神经根丝出（入）脑。在桥延沟，自内向外两侧有展神经、面神经和前庭蜗神经出（入）脑，前庭蜗神经恰居小脑、脑桥、延髓之三角处。

中脑有锥体束纤维组成的一对大脑脚，其内侧面有浅的动眼神经沟，动眼神经从此处出脑。两大脑脚之间的深窝为脚间窝，窝底深部有多支小血管并穿进脑内，该处脑质称为后穿支。

## （二）脑干的背面

延髓在脑干背侧分为上、下两部分。延髓下段又被称为闭合部，其内容纳的室腔向下与脊髓中央管相通，正中沟的两侧的隆起为薄束结节和楔束结节，在其深面分别隐有薄束核与楔束核。延髓上段称为开放部，脊髓的中央管扩展成第四脑室底的下半部分，脑桥的背面形成第四脑室底的上半部分。在第四脑室底中部的髓纹，是脑桥和延髓在脑干背面的分界标志。

中脑的背部称为顶盖，由上、下两对小丘组成，分别称为上丘和下丘，合称四叠体。在左右小丘间的纵沟上端容纳松果体。上丘是皮质下视觉反射中枢，通过上丘臂与外侧膝状体相连接；下丘是听觉通路上的重要中枢，通过下丘臂与内侧膝状体相连接。在下丘的下方，有发自中脑的滑车神经出脑，它在上髓帆内行左右交叉，再绕行大脑脚侧方至腹面。中脑顶盖的深部为被盖部，其中有纵贯中脑被盖的中脑导水管，此管与间脑的第三脑室和脑桥、延髓背方的第四脑室相贯通（图 1-10）。

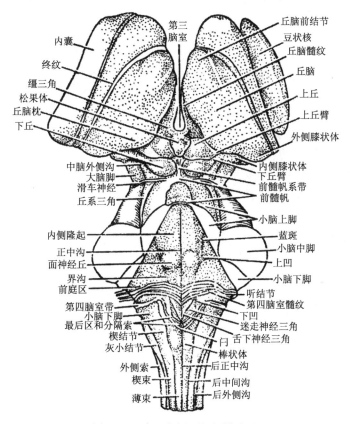

图 1-10　脑干背侧面解剖模式图

## 四、小　脑

### （一）小脑的位置和外形

小脑位于颅后窝之内，以上、中、下 3 对小脑脚和脑干相连接。小脑上脚与中脑被盖相连接，小脑中脚与脑桥的基底部相连接，小脑下脚与延髓相连接。小脑与脑干菱形窝之间的空隙为第四脑室。

小脑可分为小脑蚓部和小脑半球部。小脑蚓部的下面凹陷，前缘称为小脑前切迹，后缘称为小脑后切迹，小脑前切迹与脑干相适应；小脑后切迹容纳小脑镰。小脑蚓部从前向后依次为蚓小结、蚓垂和蚓锥体。小脑蚓部的两侧为小脑半球，每侧小脑半球可分为中间部和外侧部。小脑半球下面有一对绒球，在其后面为小脑扁桃体。扁桃体靠近枕骨大孔，当颅内压增高时，可造成小脑扁桃体疝。

根据小脑的功能、发生和纤维联系，以小脑的后外侧裂为分界线，将小脑分为绒球小结叶和小脑体两大部分，原裂将小脑体分为小脑前叶和小脑后叶。按发生的先后顺序可将小脑分为古小脑、旧小脑和新小脑三部分。古小脑即绒球小结叶，接收来自前庭的纤维，又称前庭小脑；旧小脑包括小脑前叶的蚓部和后叶的蚓锥体及蚓垂，可能也包括旁绒球，主要接收来自脊髓的纤维，故又称脊髓小脑；新小脑则占小脑其余的大部分，它主要接收大脑皮质的投射，也称为脑桥小脑。上述的前庭小脑、脊髓小脑和脑桥小脑之分，也与其传出纤维相对应，即它们的最主要传出纤维分别直接或间接地作用于前庭核、脊髓和大脑皮质。

### （二）小脑的内部结构

小脑表面为灰质（也称为小脑皮质），其下为小脑白质（也称为小脑髓质），在小脑髓质内有灰质核团，称为小脑中央核。

小脑皮质由神经元胞体和树突组成，由表及里分为分子层、梨状细胞层和颗粒层，在小脑皮质内的细胞成分有5种，即粒细胞、高尔基细胞、星形细胞、篮细胞及浦肯野细胞。在小脑皮质内有两种传入纤维，即攀缘纤维和苔藓纤维，此外，小脑皮质内还有来自蓝斑的去甲肾上腺素能纤维及来自中缝核的5-羟色胺能纤维等。

小脑髓质主要由进出小脑的纤维构成，即小脑的上、中、下三对脚及小脑皮质与小脑中央核之间的联合纤维。小脑上脚包含的传入纤维有脊髓小脑前束、红核脊髓束、顶盖小脑束、三叉中脑核小脑束；传出纤维有小脑丘脑纤维和小脑红核纤维。小脑中脚包含脑桥小脑束，小脑下脚包含的传入纤维有脊髓小脑前束及吻侧束的一部分、红核小脑束、顶盖小脑束、三叉中脑核小脑束；传出的纤维有小脑丘脑纤维和小脑红核纤维的一部分。

# 第五节 脑 室

脑室可分为位于两侧而对称的侧脑室和位于中线部位的第三脑室、第四脑室。

## 一、侧 脑 室

侧脑室位于两侧大脑半球内，呈狭窄而纵行的裂隙状，分成下列几部分。

（1）前角（额角）：位于额叶内，其上壁及前壁为胼胝体的前部，外侧壁为尾状核，内侧壁为透明隔。在前角的后部有室间孔，两侧侧脑室通过此孔与第三脑室相通。

（2）侧脑室体部：为水平形裂隙，其上壁为胼胝体，下壁为丘脑。

（3）后角（枕角）：为体部在枕叶的延续，系一纵向裂隙。其上外侧壁为胼胝体，内下侧壁为枕叶组织。

（4）下角（颞角）：在颞叶内，为一弯向下、向前、向内的弓形裂隙。其内侧壁隆起为海马裂的海马所占，其余部分则为颞叶的组织。

## 二、第 三 脑 室

第三脑室为间脑的内腔，呈裂隙形，垂直位于正中面。前方借室间孔与侧脑室交通。第三脑室有6个面：①顶由4层组织构成，自上而下为穹窿、上层脉络体、脉络血管与下层脉络体。穹窿左右各一支，由海马的神经元轴突汇集而成。这些神经纤维向后、向上绕过丘脑枕（穹窿脚）到达丘脑内上方，与对侧同名结构合并（穹窿体），再向前、向下绕过室间孔前缘向下为穹窿柱，进入乳头体。在穹窿体的后方有海马连合，联系两侧穹窿脚。穹窿体、海马连合与穹窿脚上部构成第三脑室顶。脉络体有上、下两层，各由一层半透明的薄层软脑膜构成，两层间有多数小梁连接。在两层脉络体之间有脉络膜内后动脉和大脑内静脉各一对，分列于左右。在脉络体的下表面，有脉络丛下垂于第三脑室中。第三脑室顶的侧缘是一个"C"形裂隙，介于穹窿外缘与丘脑内上面之间，称为脉络裂。裂内有侧脑室脉络丛附着，后者是第三脑室脉络体内侧脑室内的延伸。穹窿构成"C"形裂隙的外圈，丘脑构成内圈。②第三脑室底的外表面前半部分属于下丘脑，包括漏斗、视交叉、灰结节和乳头体。③后半部是底丘脑，为中脑上方的延伸，包括后穿支与中脑被盖（在大脑脚的内侧部分的上方）。④第三脑室前壁自上而下有穹窿柱、室间孔、前连合、终板、视隐窝与视交叉。⑤第三脑室后壁自上而下有松果体上隐窝、缰连合、松果体及其隐窝、后连合和中脑导水管上口。⑥第三脑室侧壁的上部为丘脑，下部为下丘脑。两者之间有一浅沟，自前向后横行于室间孔到中脑导水管上口之间，称为下丘脑沟。约 26% 的人体中，在第三脑室上半部、室间孔后方 2.5～6cm（平均 3.9cm）处有一块状神经核，自侧壁向第三脑室腔凸出，左右汇合，称为丘脑间黏合。

## 三、第四脑室

第四脑室形状如尖向后上、底朝前下的帐篷。其底为菱形窝，顶由上髓帆、小脑和下髓帆组成。菱形窝的两外侧角呈两个囊状凸出，称为侧隐窝。在两侧隐窝的终点有两个孔与蛛网膜下隙交通，称为侧孔。此外，第四脑室还借正中孔与蛛网膜下池交通。正中孔位于下髓帆下部，正好在闩的上方。在菱形窝的下角，第四脑室还与脊髓的中央管相通。第四脑室内也有脉络丛。

整个脑室系统内部充满着脑脊液，成人总量约为 100ml。脑脊液自双侧侧脑室通过室间孔进入第三脑室，而后通过中脑导水管进入第四脑室，再经过第四脑室经正中孔和外侧孔而进入脑部或脊髓蛛网膜下隙中被吸收。

# 第六节　脑的血液供应

脑的血液供应来自双侧颈内动脉和椎动脉。颈总动脉在甲状软骨上缘水平处自分出颈内动脉，颈内动脉于颈部深层肌肉的前方和颈筋膜深层向上走行，走向颅底，经颈动脉管和破裂孔入颅腔，在蝶骨颈动脉沟内弯向上行。颈内动脉在蝶鞍底水平处弯向前行而走向海绵窦，而后再弯向后、向上，经视神经孔与前床突间的空隙，到达视交叉的外侧。由近而远，陆续发出数支分支，包括后交通动脉、脉络膜前动脉、大脑前动脉和大脑中动脉。双侧大脑前动脉之间以前交通动脉相沟通，后者位于视交叉的上方。

椎动脉为锁骨下动脉的分支，在进入寰椎与枕骨间的硬膜囊后两侧的椎动脉即沿延髓的腹外侧面行进，于延髓头端汇合成基底动脉，后者位于脑桥底面的槽中，行至脑桥上缘分成两支大脑后动脉。而基底动脉又分出脑桥动脉、小脑上动脉、迷路动脉和小脑下前动脉。椎动脉发出小脑下后动脉。

在脑底部，大脑前动脉、前交通动脉、颈内动脉、后交通动脉和大脑后动脉围成动脉环（Willis环）（图 1-11）。

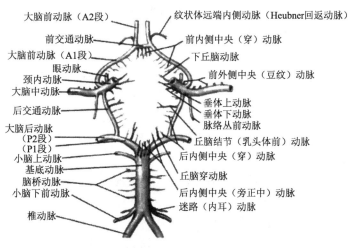

图 1-11　脑动脉系统解剖模式图

## 一、大脑半球和间脑的动脉供应

大脑半球和间脑由脑底动脉环和大脑前、中、后 3 根动脉的分支所供应。其分支有皮质支和中央支两类。

## （一）皮质支

**1. 大脑前动脉**　自颈内动脉末端分出后，向内走行与对侧大脑前动脉靠近，借前交通动脉互相交通，然后绕过胼胝体膝沿胼胝体背面向后走行。大脑前动脉有4个主要分支：①眶动脉。在前交通动脉的前方起于主干，分布于额叶眶面。②额极动脉。在眶动脉稍远处由主干发出，供应额极和额叶前外侧面。③胼缘动脉：于胼胝体膝部自主干发出，分布于顶枕裂以前的额顶叶内侧面和外侧面近上内缘的条状区。④胼周动脉。绕胼胝体走行，可视为大脑前动脉主干的延续，分布于胼胝体和楔前叶。

**2. 大脑中动脉**　向后沿外侧裂走行，分出多支皮质支，供应除额、顶、颞叶边缘区和枕叶以外的大脑半球外侧面。主要分支有：①额顶升动脉，于外侧裂处自主干发出眶额、中央前回、中央回和中央后回（顶前）4支，分别供给相应脑区。②顶后动脉，供应缘上回和顶上小叶前部皮质。③角回动脉，供应角回和顶上小叶后部皮质。④颞后动脉，供应颞上回、颞中回后部的皮质区。

**3. 大脑后动脉**　为基底动脉终支，绕大脑脚向后走行，居于幕切迹上方，而后走行于小脑幕上达枕叶，分布于颞叶底面和枕叶。大脑后动脉分为内侧支和外侧支。外侧支又分为颞下前、颞下中和颞下后3根动脉，分布于颞叶下面和颞叶外面下缘；内侧支分为距状裂动脉（分布于距状裂附近皮质）、顶枕动脉（走向顶枕裂，供应枕叶）。

## （二）中央支

供应间脑、纹状体和内囊的动脉可以分成下列几组。

**1. 前内侧组**　起自前交通动脉和大脑前动脉近侧段（A1段或水平段），通过前穿支供应下丘脑前部、尾状核头、壳核和内囊前部。

**2. 前外侧组**　大部分来自大脑中动脉近侧段，小部分起自大脑前动脉，经前穿支外侧入脑，统称为纹状体动脉。其中有数支较大者起自大脑中动脉水平段，称为豆纹动脉，供应尾状核和壳核的一部分、苍白球外侧部、内囊的前肢和后肢。

**3. 后内侧组**　自大脑后动脉和后交通动脉起始段发出，穿过后穿支供应垂体、漏斗、灰结节、乳头体、中脑中线部和丘脑的内侧部。

**4. 后外侧组**　起自大脑后动脉外侧段，供应内侧膝状体、外侧膝状体、丘脑外侧核和丘脑枕。

**5. 脉络膜前、后动脉**　一般也视为中央动脉：①脉络膜前动脉，于后交通动脉偏上方起自颈内动脉，沿视束内缘向后走行，穿过脉络裂进入侧脑室下角，供应脉络丛和海马，并于侧脑室三角部与脉络膜后动脉吻合，其分支也供应视束、外侧膝状体、灰结节、乳头体、内囊后肢腹侧部、苍白球、尾状核后部、杏仁核、丘脑膜外侧核、黑质和红核等。②脉络膜后动脉，起自大脑后动脉，供应中脑背侧部、第三脑室脉络丛和丘脑背侧部。

# 二、小脑的动脉供应

小脑由椎动脉系统供血，共有3对动脉。

## （一）小脑上动脉

小脑上动脉于大脑后动脉偏下方起自基底动脉上段，绕大脑脚至小脑上面。供应小脑上脚、小脑核和小脑半球上面。在其行程中分出一支到脑桥被盖，供应丘系、面神经核和外侧丘系区域。

## （二）小脑下前动脉

小脑下前动脉起自基底动脉下段向外行，分布于小脑下面。

## （三）小脑后下动脉

小脑后下动脉相当橄榄体下缘水平起自椎动脉，向后达延髓背面绕过扁桃体。分支有小脑支供应绒球小结叶、下蚓部和小脑半球下面后部及小脑核的一部分及延髓支，供应延髓后外侧区。

## 三、脑干的动脉供应

### （一）中脑的动脉

中脑的动脉主要来自大脑后动脉和小脑上动脉，小部分来自后交通动脉和脉络膜前动脉。其分为中央支（后交通动脉、大脑后动脉近侧面和基底动脉的分支经后穿支进入中脑，供应中脑中线部）和周围支（大脑后动脉、脉络膜前动脉和小脑上动脉的分支，供应中脑的外侧区和背侧区）。

### （二）脑桥的动脉

脑桥的动脉中自基底动脉发出的中央支（内侧支）供应脑桥的中线区；脑桥支（桥横支）向外侧走行，发出垂直支供应脑桥外侧区；尚有小脑上动脉分支供应其被盖区。

### （三）延髓的动脉

脑桥的动脉来自以下几个动脉：①脊髓前动脉，发自椎动脉颅内段向下合成此动脉，供应延髓前部和中央区。②脊髓后动脉，左右两支，发自同侧椎动脉颅内段，供应延髓背侧结构。③椎动脉分支，供应延髓外侧部。④小脑后下动脉，供应延髓后外侧区。

# 第七节　脑的静脉系统

## 一、大脑半球和间脑的静脉系统

大脑的静脉血管一般不与同名动脉血管伴行，且没有静脉瓣是大脑静脉系统的特点，大脑的静脉血管根据部位可分为大脑浅静脉（图 1-12）和大脑深静脉（图 1-13）。大脑浅静脉引流大脑皮质和皮质下的静脉血液，大脑深静脉引流大脑深部白质、基底节区、脉络丛和间脑等深部结构的静脉血液。大脑浅静脉和大脑深静脉之间存在广泛的血管吻合。

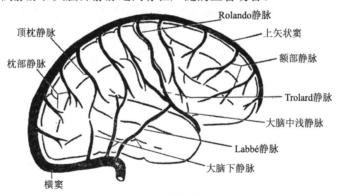

图 1-12　大脑浅静脉解剖模式图

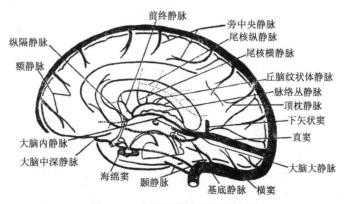

图 1-13　大脑深静脉解剖模式图

## （一）浅静脉组

**1. 大脑上静脉** 共有8~15根静脉血管，将大脑半球外侧面上部和内侧面的静脉血液引流到上矢状窦内，其中以位于中央沟的中央沟静脉和位于前中央沟的上吻合静脉比较粗大。大脑上静脉末端在硬脑膜下腔走行约1mm，然后穿过蛛网膜，进入静脉窦。

**2. 大脑中静脉** 与同名动脉血管伴行，按照部位分为大脑中浅静脉和大脑中深静脉两组，前者引流外侧裂附近脑表面的血液，于蝶顶窦汇合注入海绵窦，后者收集岛叶及其附近的血液，汇入基底静脉。大脑中静脉还借两支交通静脉分别与上矢状窦及横窦吻合，向上者即为上吻合静脉，向下者即为下吻合静脉，汇入横窦。

**3. 大脑下静脉** 有1~7根，引流大脑半球底面和内侧面的血液，分别汇入海绵窦和基底静脉。

**4. 基底静脉** 分布于大脑半球底面的后内侧。起于前穿支，收集间脑底部、基底节和钩回附近的血液，向后绕大脑脚，注入大脑内静脉或大脑大静脉。

## （二）深静脉组

深静脉组收集大脑深部结构及脉络丛的静脉血。来自丘脑、纹状体、内囊和胼胝体的静脉，先集成纹状体静脉走行于尾状核与丘脑之间的沟内，向前至室间孔时成锐角折向后，形成静脉角；在室间孔部位，纹状体静脉与透明隔静脉及脉络丛静脉汇合，形成大脑内静脉。大脑内静脉在第三脑室脉络组织内向后，达胼胝体压部时，两侧的大脑内静脉合成一根大脑大静脉，它还接收小脑上静脉和基底静脉。大脑大静脉长仅1cm，经胼胝体压部向后上汇入直窦，与之约呈直角。

## 二、小脑静脉系统

### （一）小脑上静脉

小脑上静脉引流小脑上面和深部小脑核的静脉血液，然后注入大脑大静脉和横窦。

### （二）小脑下静脉

小脑下静脉引流小脑下面的静脉血液，然后注入岩上窦、枕窦或横窦。

### （三）小脑前中央静脉

小脑前中央静脉收集引流小脑上蚓前部的静脉血液，然后注入大脑大静脉。

### （四）小脑下内静脉

小脑下内静脉引流小脑下蚓部和小脑半球内侧的静脉血液，左右两支靠中线并拢，最后注入直窦或横窦。

## 三、脑干静脉系统

延髓静脉向下与脊髓静脉相接，向上与脑桥静脉相接。脑桥静脉腹外侧部汇入与基底动脉伴行的基底静脉；背外侧部汇入小脑前下静脉。中脑静脉汇入基底静脉。基底静脉注入大脑内或大脑大静脉内。

# 第八节 脊柱与脊髓

脊椎椎管内容纳脊髓，脊髓向上与延髓相延续，并和脊神经直接联系，是内脏功能活动和躯体运动的低级中枢之一，其受到脑的调节和管理，也能影响和调节脑的功能活动。

## 一、脊髓的位置与外形

脊髓形状为前后略扁的圆柱形，位于脊椎椎管腔之内。脊髓上端在枕骨大孔处与延髓相延续，下端逐渐变细，呈圆锥状，称为脊髓圆锥。正常成年人脊髓圆锥下端一般平行于第1腰椎下缘。脊髓全长为40~45cm。

　　脊髓外被覆脊膜，由外至内依次为硬脊膜、蛛网膜和软脊膜。硬脑膜的内层和硬脊膜相连接，硬脊膜上方起于枕骨大孔，下方到达第 2 骶椎水平，向下方延续为终丝，与尾骨背面的骨膜延续为肛尾韧带。硬脊膜和脊椎椎管内骨膜之间存在的间隙为硬膜外间隙，硬膜外间隙中容纳脂肪组织和椎内静脉丛。蛛网膜与硬脊膜之间存在的间隙为硬脊膜下腔，蛛网膜和软脊膜之间存在的间隙为蛛网膜下隙。

　　脊髓表面有纵行的沟裂：在前面有前正中裂，软脊膜和血管伸入其中；后面有后正中沟；一对前外侧沟，脊神经前根的根丝自此发出；一对后外侧沟，脊神经后根的根丝自此进入脊髓。在颈髓和上胸髓水平，在后正中沟和后外侧沟之间有纵行的后中间沟。脊髓借这些沟裂分成索。

　　脊髓一共发出 31 对脊神经，每对脊神经由成对的前根和后根组成。每对脊神经根及脊髓相应的部分共同构成脊髓节。脊髓共分 31 个脊髓节，按照部位从上而下依次为颈髓 8 节、胸髓 12 节、腰髓 5 节、骶髓 5 节和尾髓 1 节。脊髓的粗细和四肢的发达程度有关，人类有 2 个膨大，分别为颈膨大和腰膨大。颈膨大位于第 4 颈椎至第 1 胸椎（C4～T1）节段，腰膨大位于第 2 腰椎至第 3 骶椎（L2～S3）节段，中胸节段脊髓较细，脊髓下端呈尖细锥状，由软脊膜向下延伸成为圆锥下终丝，其上段悬浮于蛛网膜下隙内，称为内终丝，下段被硬脊膜包裹，称为外终丝，和硬脊膜一起附着于尾骨（图 1-14）。

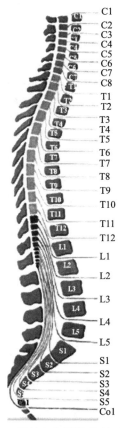

图 1-14　脊神经与脊柱椎骨对应关系

　　在脊椎和脊髓的生长发育过程中，脊椎的生长速度要明显快于脊髓，因此脊椎的长度明显超过脊髓。刚出生婴儿的脊髓下端至第 3 腰椎（L3）水平，成人仅位于第 1 腰椎（L1）下缘水平。在临床诊疗过程中，椎体节段和脊髓节段的相对应关系是对脊髓疾病进行定位诊断的重要依据，脊髓各个节段与椎骨相对应关系为：颈髓和上胸髓节段比相对应的脊椎椎骨节段高 1 个椎骨；中胸髓较相对应的脊椎椎骨节段高 2 个椎骨；下胸髓较相对应的脊椎椎骨节段高 3 个椎骨；腰髓则位于第 10 胸椎至第 12 胸椎（T10～T12）；骶髓位于第 12 胸椎至第 1 腰椎（T12～L1），第 1 腰椎（L1）以下的椎管内已无脊髓。脊髓的每一个节段都有前根和后根，在椎间孔处合成一条脊神经之后穿出椎管，由于脊髓短于脊柱，故各椎间孔与相应脊髓节段的距离由上而下逐渐增加，自胸髓开始，神经根需向下斜行一段才能到达相应的椎间孔。腰、骶、尾部的脊神经根垂直下降很远才可到达相应的椎间孔，这些垂直下降的神经根围绕终丝形成束状，称为马尾。

## 二、脊髓的内部结构

脊髓由灰质和白质共同组成。灰质集中在脊髓深面，主要由神经元的胞体和树突组成；白质分布于脊髓的表层，主要由神经纤维组成。在灰质的中央有一窄细腔隙，称为中央管，该管腔随年龄的增长可发生闭塞或狭窄。

### （一）脊髓的灰质

自颈髓至骶髓，脊髓灰质呈一连续的蝶形细胞柱，其前、后、侧方的突出部分分别称为前柱、后柱和侧柱。在脊髓横断面上，上述突出部分则称为前角、后角及侧角。在前角主要是多极的运动神经元，其轴突组成前根，出脊髓后组成脊神经，支配躯干及四肢的横纹肌。根据前角细胞的体积和功能，又分为 α 神经元和 γ 神经元，前者的轴突支配除肌梭以外的肌纤维，它的兴奋引起横纹肌的收缩；后者的轴突分布至肌梭内的肌纤维，其兴奋时仅引起肌梭内的肌纤维收缩，从而调节肌梭的放电活动，对肌肉的收缩进行反馈性调节，这对维持姿势、肌张力及平衡等具有重要作用。在正常情况下，前角细胞的活动受脑特别是大脑皮质的控制，当大脑皮质对脊髓的抑制作用解除时，前角运动神经元功能亢进，将出现病理反射；在灰质的后角内，主要是中间神经元，它们接收从脊髓后根传来的感觉性冲动（即躯干、四肢的痛觉、温觉、触觉及非意识性的本体感觉冲动），发出轴突进入白质组成上行传导束，或与前角细胞联络。后角和前角之间的灰质称为中间带，在中间带内侧部的细胞占脊髓全长，可能与内脏的感觉和运动有关。中间带外侧部的细胞组成灰质的侧角，它起自第 8 颈椎（C8），向下延续至第 2 腰椎至第 3 腰椎（L2～L3），此节段内的侧角细胞属交感神经节前神经元。在第 2 腰椎至第 4 骶椎（L2～S4）的前角某部的外侧，分散存在的细胞被称为骶副交感神经核，发出的纤维分布至盆腔的副交感神经节。

### （二）脊髓的白质

在脊髓的表面有纵长的沟、裂，按沟、裂与脊髓前根、后根的位置关系将白质分为 3 个索。后正中沟与后根之间的白质为后索，前、后根之间的白质为侧索，前根与前正中裂之间的白质为前索。各索内分布多条传导束，根据长、短距离的不同可将其分为两类，短距离的联络性固有束分布于脊髓灰质的周边，上行或下行一个短距离，止于邻近脊髓节段的灰质，是脊髓各节段间反射活动的主要媒介；长距离的传导束，分布于固有束的外围，占据白质的大部分，主要完成脑和脊髓、中枢与周缘之间的相互联系。由途径和功能相同的纤维组合成束，各束在脊髓内占据一定的位置。

## 三、脊髓的功能

脊髓内各种传导束将脑和躯干四肢联系为一个整体，实现感觉和运动功能，当某部分脊髓发生疾病，影响传导时，则在身体的相应部位出现感觉和运动功能障碍。

此外，神经系统活动是在神经系统参与下完成的反射活动，脊髓反射的反射弧由 5 个部分组成。①感受器：位于皮肤、黏膜、运动器和内脏的感觉神经末梢器，它们直接接收刺激并将其转化为神经冲动。②感觉神经元：将接收的感觉冲动传入脊髓。③反射中枢：为脊髓节段内的中间神经元。④运动神经元：发出轴突经脊髓前根外出，控制效应器。⑤效应器：为肌肉、腺体等运动神经末梢所支配的器官。反射弧保持完整才能实现正常的反射活动，所以脊髓反射检查对脊髓神经系统的定位诊断具有非常重要的意义。

在临床上常用的脊髓反射有膝跳反射、跟腱反射、肱二头肌反射、肱三头肌反射等。此外，脊髓内有交感神经和部分副交感神经的节前纤维，因此脊髓内存在着内脏反射中枢，如血管张力反射、发汗反射、排尿反射和排便反射等。

# 第二章  神经系统的定位诊断

通过询问患者的现病史、既往史、个人史、月经、婚姻史和家族史等和进行体格检查明确患者的临床症状和体征，并以此初步判断疾病所在部位，称为定位诊断。目前，常用的定位诊断方法为脑沟回解剖位置和 Brodmann 的 47 个脑功能区两种定位方法。如果病变直接压迫某些特定的功能区，从而引发一系列典型的症状和体征，对于判断病变所在的部位有明确的指导价值，定位相对容易；但是当病变位于非功能区，缺乏典型的症状和体征，确定病变部位则十分困难。有些体征如展神经麻痹，为颅内压增高所致，无定位意义。

当以综合症状和体征判断病变的具体位置时，一般能用一个病灶来解释疾病症状和体征，就考虑一个病灶，但是当一个病灶难以解释患者存在的所有症状和体征时，则需要考虑存在多发病灶的可能性。

总之，必须高度重视基于患者的临床症状和体征进行定位诊断，这对于进一步选择相关检查手段、确定检查部位和治疗方案均非常重要。

## 第一节  大脑半球损害的定位诊断

大脑半球借中央沟、外侧裂、顶枕裂和枕前切迹的连线分为额叶、顶叶、颞叶和枕叶，岛叶隐于大脑外侧裂的深部。

### 一、额叶损害的定位

额叶位于中央沟之前和外侧裂以上的区域，约占大脑表面的前 1/3，由中央前沟和额上沟及额下沟分为中央前回和额上回、额中回与额下回，额下回被外侧裂延展出的升支和水平支分为眶部、盖部和三角部三部分。额叶底面有眶回和直回。

额叶具有定位诊断意义的功能区主要包括运动区（4 区）、运动前区（6 区）、同向侧视中枢（8 区）、前额叶（9～12 区），在大脑优势半球中，还包含书写中枢和运动语言中枢（44 区）等。各功能区受到损伤时其各自的特征性表现如下。

#### （一）运动前区损害的症状

运动前区（6 区）为部分自主神经的高级中枢和锥体外系所在区域，运动前区受到损伤时可以发生以下表现。

（1）对侧肢体共济失调：原因是额桥小脑束起源于运动前区，容易误诊为对侧小脑疾病。

（2）对侧肢体肌张力增高，患肢难以完成精细动作。

（3）对侧肢体出现强握和摸索现象。

（4）自主神经功能紊乱：如果运动前区受到病变刺激时，将导致心律、血压和胃肠运动等产生节律性改变。运动前区被病变损伤时，将会导致对侧肢体出现皮肤发凉、发绀和苍白等表现。

#### （二）运动区损害的症状

**1. 运动障碍**  根据运动区受到损害部位、程度和范围的差异，患者可出现对侧肢体不同程度的瘫痪（图 2-1）。

（1）运动区被完全损伤之时，出现对侧躯体完全性瘫痪。但是瘫痪程度往往有所不同，一般上肢瘫痪程度较下肢严重；肢体远端瘫痪程度较近侧端严重。

（2）累及运动区上部，随着病情发展依次出现对侧下肢瘫、上肢瘫和中枢性面瘫。

（3）伤及运动区中部可表现为对侧上肢单瘫。

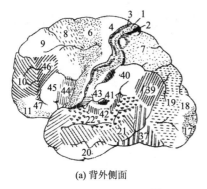 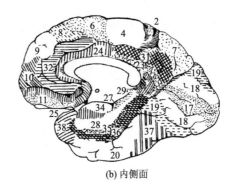

(a) 背外侧面　　　　　　　　　(b) 内侧面

图 2-1　Brodmann 脑功能分区

（4）伤及运动区下部，随着病情进展，可依次出现中枢性面瘫、对侧肢体的上肢瘫痪和下肢瘫痪。

**2. 局限性癫痫**　表现为发病时仅仅局限于患者身体的某一部位的抽搐，持续时间多为数秒至数分钟，少数可更长时间，发作时患者无意识障碍。杰克逊癫痫为局灶性癫痫的一种，表现为抽搐由身体某部分（多为肢体远端）开始后，抽搐由肢体远端向近端扩延，最后引起全身性大发作。癫痫大发作后，抽搐的肢体常常发生持续数小时甚至 1~2 天的短暂性瘫痪，被称为托德瘫痪，不久后瘫痪的肢体可获得恢复。

此外，运动区病变常常合并运动前区、皮质感觉区和运动语言中枢等区域的损伤，故常常存在邻近相关区域受累的表现。

### （三）运动语言中枢损害的症状

运动语言中枢位于优势大脑半球额下回后部（44 区），该区域受到损伤时发生运动性失语，典型表现为患者虽然口和舌咽部管理语言发声的肌肉运动良好，但是不能够说话。如果该区域部分损伤可引起不全运动性失语，表现为患者仅能说出简短的字词。

### （四）同向侧视中枢损害的症状

同向侧视中枢位于额中回后部。同向侧视中枢受刺激时，出现头部向对侧转动，可有瞳孔散大和眼睑开大，两眼向对侧同向凝视。同向侧视中枢损害出现对侧凝视麻痹和两眼向患侧偏斜。

### （五）书写中枢损害的症状

书写中枢位于大脑优势半球的额中回后部，书写中枢受到损伤时无法书写。

### （六）额叶联合区损害的症状

额叶联合区位于大脑额叶的前部（9~12 区），为智力和精神的功能区，单侧额叶联合区损害一般不导致明显的智力和精神症状，双侧额叶联合区损害则出现：①注意力不集中；②精神和性格变化；③记忆力欠缺，尤其是近事记忆障碍。

## 二、顶叶损害的定位

顶叶包括的功能区有中央后回（1~3 区）、顶上小叶（5、7 区）、缘上回和角回（39 区），受到损伤后将会导致皮质性感觉障碍、失用症、阅读和计算障碍。

### （一）皮质性感觉障碍

机体皮质性感觉中枢为中央后回（1~3 区）和顶上小叶（5、7 区），受到损伤后将会引起对侧肢体感觉障碍，特点是深感觉和复合性感觉障碍较重，而浅感觉障碍较轻。在偏身皮质性感觉障碍中，一般肢体远端较肢体近端严重，上肢感觉障碍较下肢感觉障碍严重。

当皮质性感觉中枢接收对侧身体局部传入刺激时，可导致其出现感觉异常。如果为发作性感觉异常，就称为感觉性癫痫，表现为患者清醒，病变对侧感觉异常，并按一定方向扩散。

### （二）失用症

人体的运用中枢位于大脑优势半球的缘上回，受到损伤表现为两侧肢体虽然没有瘫痪，但无法完成日常熟悉的动作和技能，称为失用症。

### （三）失读症

大脑优势半球的角回为阅读中枢，受损时表现为识字者看到的字词句不能理解其意义，称为失读症。

### （四）格斯特曼综合征

大脑优势半球顶叶下后部与颞叶交界处受到损伤，患者出现定向障碍（嘱其左手指右耳时发生错误）、左右手指不识症、计算力障碍和书写不能等。

## 三、颞叶损害的定位

颞叶的功能区主要包括听觉中枢（41 区）、优势半球的听语言中枢（42 区）、海马和嗅觉中枢等。各个功能区受到损伤时将会发生以下表现。

### （一）感觉性失语

听语言中枢（42 区）位于优势大脑半球颞上回后部，该区域受到损伤时患者能够听到声音，但是不能理解听到的语言和声音的意义。感觉性失语与运动性失语的区别是：感觉性失语指患者能够说话，但是听不懂其他人的话；运动性失语指患者能够听懂其他人的话，但是自己不能说话。

### （二）耳鸣和幻听

在听觉中枢（41 区）受到刺激时，患者常常能够感觉到耳鸣，偶有喧闹的听幻觉。因为单侧听觉冲动能够传递到双侧听觉中枢，所以如果仅单侧的听觉中枢受到损伤时将不会引发中枢性听力障碍，只有当双侧听觉中枢均被损伤时，才会造成双侧中枢性耳聋。

### （三）记忆障碍

海马和记忆功能密切相关，海马受到损伤时表现为近事记忆减退，而远事记忆良好，并且智力正常。

### （四）命名性失语

大脑优势半球的颞叶后部（37 区）为命名性语言中枢，该区域受损时，患者讲话流畅，但对熟悉物体不能说出物体的名称，只能说出其用途。

### （五）幻觉

幻觉包括幻听、幻视、幻嗅等。幻听表现为听到的声音变大或变小，以及喧闹声音等。幻视表现为看到奇形怪状的人物，有人认为病变越靠近颞叶前部，越易出现幻视。幻嗅主要是由颞叶前内侧部损伤引起，表现为闻到令人不愉快的恶臭。

### （六）颞叶癫痫

颞叶癫痫多表现为精神运动性癫痫，典型表现为幻嗅、幻视、自动症（伤人、自伤、毁物等）、情感障碍和遗忘，多见于颞叶的前内侧部损伤，也可以引发局限性抽搐或癫痫大发作，系同时损伤运动区所致。

## 四、枕叶损害的定位

枕叶主要包括纹状区（17 区）的视觉中枢和视觉联合区（18 区、19 区）等，受到损伤时会有以下临床表现。

## （一）视野缺损

单侧枕叶受到损害，可导致对侧视野的同向偏盲。但是中心区域的视野保留，这一现象称为黄斑回避。如果双侧视觉中枢受到损伤，表现为双眼视力丧失，但双侧瞳孔直接对光反应和间接对光反应均存在，也被称为皮质盲。

## （二）视觉认识不能

大脑优势半球的视觉联合区（18区、19区）管理人体视觉的认识和记忆。该区域受到损伤时，患者虽然能够看到东西，但是不能够识别或记忆，这与角回损伤引起的失读症不同。

# 五、内囊损害的定位

内囊为丘脑、脑干和脊髓连接大脑皮质之间传出和传入纤维的通道，当病变累及内囊时，典型表现为对侧躯体的"三偏征"——偏瘫、偏侧感觉障碍和同向偏盲。病变损伤内囊者也经常同时累及丘脑和纹状体，故常合并有丘脑性自发疼痛和不自主运动。

## （一）偏瘫

偏瘫表现为病变对侧颜面、上肢和下肢的瘫痪，上肢和下肢的瘫痪程度大致相同。

## （二）偏侧感觉障碍

偏侧感觉障碍表现为病变对侧面部、上肢和下肢的感觉障碍，深感觉、浅感觉和复合性（精细）感觉均会受到累及。

## （三）同向偏盲

同向偏盲是病变引起视放射纤维受损而导致对侧的同向偏盲。

# 六、基底节损害的定位

基底节是大脑深部的一组神经核团，由纹状体、杏仁核和屏状核构成，其中纹状体又包含尾状核、豆状核（又分为苍白球和壳核），是锥体外系十分重要的组成部分，具有参与调节肌张力和运动的功能。基底节受到损伤会导致不自主运动，其原因是损伤引起大脑皮质和基底节间的联络障碍，造成大脑皮质对其的控制作用丧失而出现脱抑制表现，其损害典型的临床表现如下。

## （一）肌张力增高和运动减少综合征

该临床表现见于病变累及苍白球和黑质引发的帕金森病和帕金森综合征。表现为肌张力明显增高，当前臂屈曲时，出现间断性齿轮征。震颤多出现在肢体的远端，震颤缓慢且有节律性，多发生于肢体静止时；患者行走时，身体前弯、背后弓，上、下肢关节均屈曲，起步和停止时均很迟缓，行走时步态缓慢，小步前进，表情呆板，声音低哑而单调。

## （二）肌张力减低和运动增多综合征

该临床表现见于病变累及尾状核、壳核，表现为肌张力明显降低，运动增多且幅度较大，其中典型的表现如下。

**1. 舞蹈样运动**　病变多累及壳核，表现为类似舞蹈样的不自主动作，并可出现扮鬼脸样行为。当患者清醒或运动时舞蹈样运动发作常常较多，当休息时发作明显减少，睡眠时不会发作。

**2. 扭转痉挛**　病变广泛累及锥体外系结构，表现为患者走路时，颈部、躯干和肢体的近端发生螺旋形扭转运动。

**3. 手足徐动样运动**　病变累及尾状核，表现为肢体远端肌张力减低，出现间歇而缓慢的伸屈或分开蠕动。

# 七、胼胝体病变的定位

胼胝体连接着双侧大脑半球，其临床意义尚不明确。曾有人报道，胼胝体的前1/3受到损害会导致失用症及失语症；中 1/3 受到损害，可导致不能做完全精细运动或失用症。

# 第二节　间脑损害的定位诊断

间脑是两侧大脑半球与中脑连接体。从发生和功能上，通常将间脑划分为上丘脑、下丘脑、后丘脑、底丘脑和背侧丘脑五部分。

## 一、丘脑损害的定位

丘脑是感觉传导通路的中继站，与锥体外系有着紧密联系。丘脑受到损害会产生以下几种临床表现。

### （一）感觉障碍

一侧丘脑损伤将会导致对侧躯体的偏身感觉障碍，通常肢体近端的感觉障碍较远端感觉障碍略轻，下肢感觉障碍较上肢感觉障碍略轻；深部感觉或皮质感觉障碍轻于痛、温觉感觉障碍。部分患者可出现感觉倒错现象，如冷刺激反而产生烧灼感，触觉刺激产生疼痛感等。

如果丘脑接收小脑纤维的核团受到损伤，可以出现感觉性共济失调步态，该步态是由深感觉系统传导障碍，患者不能掌握肢体的位置和运动方向，走路时为了了解双脚位置，会把脚重重踩到地上而形成，当患者看脚行走时可以矫正，在黑暗中无法看脚行走时会明显加重。

### （二）自发性疼痛

丘脑疾病可产生对侧偏身自发性疼痛，为丘脑中央核和内髓板核损伤所致，表现为病灶对侧肢体持续性自发性疼痛。

### （三）三偏症状

丘脑损伤会造成对侧躯体偏身感觉障碍，当病变逐步进展会进一步损伤附近的内囊和外侧膝状体，会出现对侧躯体偏瘫和同向偏盲的症状，共同组成三偏症状。

### （四）对侧面部表情运动障碍

丘脑-苍白球-面神经核神经通路为管理面部表情肌情感性反射活动的通路，丘脑病变会造成该通路中断引起对侧面部表情肌瘫痪。

### （五）睡眠障碍

丘脑病变损伤网状激活系统经丘脑内侧核和前核向大脑皮质投射径路，可以导致患者觉醒困难，呈持续睡眠状，甚至昏迷。

## 二、丘脑下部损害的定位

丘脑下部主要由众多弥散的神经核团共同构成，主要的神经核团包括：①视前核，位于前连合和视交叉前缘之间。②室旁核，位于第三脑室上部的两侧。③视上核，在视交叉外端的背外侧。④漏斗核，位于漏斗深面。⑤乳头体核，位于乳头体内。⑥视交叉上核，位于中线两侧，视交叉上方。⑦丘脑下部外侧核，位于穹窿柱的外侧，散在分布于丘脑下部的外侧区。副交感神经中枢位于丘脑下部前部，交感神经中枢位于丘脑下部后部，为皮质下自主神经中枢，与网状结构及垂体等有紧密联系，功能活动比较复杂，受到损伤时其典型临床表现如下。

### （一）尿崩症

视上核垂体束或视上核受到损伤时，会导致抗利尿激素分泌障碍，以至于肾小管重吸收水的功能障碍，导致大量排尿，表现为多尿（尿量在 4000ml/d 以上）、烦渴、尿比重低（尿比重为1.005 以下）。

### （二）体温调节障碍

人体的散热中枢位于丘脑下部的前部，当其受到损伤时，患者会出现散热功能障碍，出现高热不退的症状。人体的保热中枢位于丘脑下部的后部，当其受到损伤时，患者会出现保热功能发生障碍，出现持续性的体温不升。

### （三）肥胖生殖无能营养不良症

肥胖生殖无能营养不良症表现为肥胖和性腺不发育，原因为丘脑下部腹内侧核和结节漏斗核受损。当病变累及丘脑下部腹内侧核时，导致患者脂肪代谢障碍出现向心性肥胖；当病变累及结节漏斗核时，导致患者促生殖激素分泌障碍出现生殖器不发育、性腺萎缩、性欲减退或消失。

### （四）饥饿和拒食

机体的食欲中枢位于丘脑下部外侧区，当此中枢受刺激时，即产生病理性饥饿；当此中枢受损伤时，又产生病理性厌食。

### （五）嗜睡

丘脑下部后外侧区的网状激活系统受损导致嗜睡，亦可表现为发作性，患者呈现不能抗拒的睡眠表现。

## 三、丘脑上部损害的定位

### （一）上视运动障碍

中脑上丘部上视中枢受损导致双眼上视困难，称为帕里诺综合征，病变进一步发展侵犯顶盖前区使动眼神经副核和光反射路径受损，可以表现为瞳孔散大，对光反射消失。

### （二）性早熟

病变累及松果体导致褪黑激素分泌减少，出现第二性征过早发育的性早熟现象。

# 第三节　脑干损害的定位诊断

脑干包括中脑、脑桥和延髓，内有神经传导通路和第3～12对脑神经核，其损害的主要表现是病变平面以下可出现锥体束征和感觉障碍并可出现脑神经麻痹，据此可以确定病变部位。

## 一、中脑损害的定位

### （一）大脑脚综合征

大脑脚综合征指由外伤、肿瘤等因素损伤大脑脚导致的同侧动眼神经麻痹、对侧偏瘫，也称为韦伯综合征。

### （二）四叠体损害综合征

四叠体损害综合征多见于松果体区肿瘤和血管疾病侵犯四叠体区，病变累及上丘可以出现两眼瞳孔散大、不能上视和对光反射消失；如果病变累及中脑集合核，将会造成眼球辐辏运动障碍；如果病变累及中脑导水管，将会引发脑积水，表现出相关的症状和体征。

### （三）中脑内侧部损害

病变可同时损伤中脑的红核和动眼神经纤维，但是锥体束没有受到累及，出现同侧动眼神经麻痹合并对侧肢体肌张力增高和震颤，称为贝内迪克特综合征。

## 二、脑桥损害的定位

### （一）脑桥旁正中综合征

脑桥旁正中综合征表现为同侧展神经麻痹和对侧躯体上下肢瘫痪，又称为福维尔综合征。

### （二）脑桥腹外侧部综合征

脑桥腹外侧部综合征表现为同侧展神经麻痹和周围性面瘫，并合并对侧肢体瘫痪，也称为米亚尔-居布勒综合征。

### （三）脑桥被盖部损害

脑桥被盖部损害表现为同侧展神经、面神经周围性瘫痪，同侧小脑共济失调，但锥体束一般不受累。

### （四）脑桥基底部损害

脑桥基底部损害因为病变累及皮质核束和皮质脊髓束，表现为神志清楚，眼球可以上下运动，但是水平运动受限，无法说话，无法运动（表现为双侧面瘫、四肢瘫），也称为闭锁综合征。

## 三、延髓损害的定位

### （一）延髓半侧损害

延髓半侧损害主要表现有：①阿韦利斯综合征，表现为病变同侧舌咽神经和迷走神经瘫痪、对侧上肢和下肢瘫痪。②杰克逊综合征，表现为病变同侧舌下神经瘫痪，对侧上肢和下肢瘫痪。③施密特综合征，表现为病变同侧舌咽神经、迷走神经、副神经和舌下神经瘫痪，对侧躯体上肢和下肢瘫痪。④交叉性感觉障碍，多因延髓外侧病变累及脊髓丘脑束、三叉神经脊束核所致，出现病变同侧面部感觉障碍，对侧上肢、躯干和下肢的痛温觉感觉障碍。

### （二）延髓后外侧区损害

病变损伤三叉神经脊束核、疑核、脊髓小脑束和网状结构内的交感神经纤维及脊髓丘脑束等。典型临床表现为病变同侧的声带和软腭麻痹、面部痛觉和温度觉消失、霍纳综合征、共济失调、平衡不稳、对侧躯体、上肢和下肢痛温觉消失，称为延髓背外侧损害综合征。

### （三）延髓两侧性损害

延髓两侧性损害典型表现为双侧舌咽神经、迷走神经、副神经和舌下神经麻痹，如声带麻痹、饮水呛咳、吞咽困难、舌肌瘫痪和萎缩，为延髓麻痹；两侧锥体束都受到损伤表现为与延髓麻痹相似的症状和体征，为假性延髓麻痹，延髓麻痹和假性延髓麻痹的鉴别点是损伤的部位不同，而且延髓麻痹常常出现电变性反应阳性和支配肌肉的萎缩。

# 第四节 小脑损伤的定位诊断

小脑具有协调肌肉运动、保持躯体平衡和调节肌张力的功能，因此它是协调共济运动、保持平衡和调节肌张力的反射器官。根据病变损伤小脑蚓部和小脑半球部位及程度的差异，临床表现有以下几种。

## 一、小脑蚓部损伤的症状

小脑蚓部损伤可以引起躯干性共济失调，如果病变损伤小脑上蚓部，则患者向前倾倒；如果病变损伤小脑下蚓部，则患者向后倾倒，病情严重时患者甚至无法站立和坐起。

## 二、小脑半球损伤的定位

病变损伤小脑半球时典型的临床表现为同侧肢体的共济运动障碍和肌张力降低，常见以下临床表现：

### （一）步态紊乱

步态紊乱表现为走路时跨步过大而躯干落后，走路不稳，有向病变同侧倾倒的趋势。

### （二）共济运动失调

共济运动失调指病变同侧肢体共济运动，表现为肌肉协调障碍（指鼻试验阳性）和意向性震颤（动作越接近目标时震颤越明显）。

### （三）眼球震颤

由于眼球运动肌肉之间的共济运动失调导致眼球震颤，以水平眼震多见，垂直眼震少见。

### （四）言语障碍

言语障碍指因为发音的器官，如口、舌和喉等发音肌共济失调，导致言语不流利，表现为发音比较急促，呈爆发式语言，或言语缓慢，含糊不清。

### （五）肌张力减低

肌张力减低指病变同侧躯体肌肉松弛且无力，关节被动活动时常常表现为运动过度。典型的为"钟摆膝"，即患者坐于床边双腿自然下垂且与地面不接触，用叩诊锤叩击膝关节下方的股四头肌肌腱，出现病变同侧腿前后摆动幅度远超过正常侧。

### （六）辨距不良

辨距不良指小脑损伤导致病变同侧肢体对运动的速度、距离和力度预先判断能力的丧失而发生的运动过度现象。进行体格检查时，嘱患者拿起较小的物体，可以观察到病变同侧的拇指和食指分开距离过大的现象。

## 第五节　脑底部病变的定位诊断

### 一、颅前窝病变的定位

颅前窝病变的典型临床表现为病变同侧嗅觉缺失、视神经萎缩，对侧视神经盘水肿，即称为Foster-Kennedy 综合征，多见于嗅沟脑膜瘤。

### 二、颅中窝病变的定位

#### （一）视交叉部综合征

视交叉部综合征见于蝶鞍区的肿瘤、动脉瘤和炎症等病变累及视交叉部，其主要表现：①视野改变，双颞侧偏盲。②视神经萎缩，为病变直接压迫或侵犯视神经所致。③病变区相邻结构损伤症状，常见丘脑下部损害症状。④垂体内分泌功能紊乱。

#### （二）眶上裂综合征

眶上裂综合征常见于眶上裂、额眶部损伤及蝶骨嵴内侧脑膜瘤，动眼神经、滑车神经、三叉神经第1支和展神经受到损伤，表现为同侧上眼睑下垂、角膜反射减退或消失、额部皮肤感觉减退和瞳孔散大固定等临床表现。

#### （三）海绵窦综合征

海绵窦综合征多发生于颈内动脉海绵窦段动脉瘤、颈内动脉海绵窦瘘和海绵窦血栓形成等。损伤动眼神经、滑车神经、三叉神经第1支及第2支和展神经，出现病侧角膜反射消失、三叉神经第1支及第2支分布区域感觉减退、上眼睑下垂和瞳孔散大固定等症状，往往合并眼静脉回流受阻出现结膜水肿和眼球突出。

#### （四）岩尖综合征

岩尖综合征多见于岩骨尖部肿瘤或外伤，导致三叉神经和展神经损伤，出现患病同侧面部麻木、疼痛和展神经麻痹等表现。

#### （五）三叉神经半月节综合征

三叉神经半月节综合征表现为患侧角膜反射消失、面部麻木和疼痛、咀嚼无力，病变进一步发展累及邻近结构出现动眼神经和展神经麻痹。

## 三、颅后窝病变的定位

### （一）小脑脑桥角综合征

小脑脑桥角综合征的典型表现为：①脑神经麻痹症状，早期第 5～8 对脑神经受累，表现为同侧面部麻木或疼痛、展神经麻痹，导致复视、同侧面瘫和听力减退；晚期累及第 9～11 对脑神经，表现为吞咽困难、声音嘶哑和构音困难。②小脑症状，表现为眼震、共济失调和步态不稳等。③颅内压增高表现，因病变逐步进展造成脑积水所致。小脑脑桥角综合征常见于小脑脑桥角的肿瘤和炎症。

### （二）颈静脉孔综合征

颈静脉孔综合征常见于颈内静脉孔区域的骨折或肿瘤，病变损伤舌咽神经、迷走神经和副神经，典型表现为吞咽困难、饮水呛咳、声音嘶哑、舌后部 1/3 味觉减退或消失、斜方肌及胸锁乳突肌瘫痪等。

### （三）枕大孔区综合征

枕大孔区综合征典型表现为：①枕颈部放射性疼痛，为上颈部神经根受压引起。②强迫头位，只能采取头后仰或前屈。③后组（第 9～12 对）脑神经障碍，表现为声音嘶哑、吞咽困难等症状。④阻塞性脑积水，由于脑脊液循环受阻所致。枕大孔区综合征多因枕大孔区域的肿瘤和畸形所致。

# 第六节　脊髓损害的定位诊断

脊髓损害的定位诊断，分为横定位和纵定位。横定位主要根据脊髓损伤在脊髓横断面上所累及的结构进行定位；纵定位主要根据脊髓损伤在所累及的脊髓节段进行定位。

## 一、脊髓损伤的横定位

依据脊髓在横断面上受到的损伤进行定位，可分为脊髓半侧损伤、脊髓完全横贯损伤、脊髓中央部损伤、脊髓前角损伤、脊髓后索损伤等。

### （一）脊髓半侧损伤

脊髓半侧损伤多见于一半脊髓因为脊髓外伤或脊髓肿瘤等因素造成的损伤，又称为 Brown-Sequard 综合征，其典型表现为：①病变同侧受到损伤平面以下出现深感觉障碍。②病变同侧受到损伤平面以下肢体出现痉挛性瘫痪、病理征阳性和腱反射亢进。③病变对侧受到损伤平面以下出现痛温觉障碍。④病变部位同侧脊神经损伤出现周围性感觉和运动障碍。

### （二）脊髓完全横贯损伤

脊髓完全横贯损伤常因脊柱外伤所致。其典型临床表现为：①感觉障碍，受到损伤平面以下所有的深、浅感觉消失。②运动障碍，损伤平面脊神经分布区呈现下运动神经元瘫痪，如迟缓性瘫痪和腱反射减弱等，损伤平面以下出现上运动神经元瘫痪，如痉挛性瘫痪、腱反射亢进等。③括约肌功能障碍，急性期尿潴留，后期尿失禁。

### （三）脊髓中央部损伤

脊髓中央部损伤典型临床表现为：①分离性感觉障碍，表现为痛温觉丧失而触觉及深部感觉正常，原因是病变损伤脊髓中央交叉传导痛温觉的白质前连合，但后索的部分触觉及深部感觉未受损。②括约肌功能障碍出现时间较早。③锥体束多不受累，运动功能正常。脊髓中央部损伤常因脊髓空洞症和脊髓髓内肿瘤所致。

### （四）脊髓前角损伤

脊髓前角损伤为病变损伤脊髓前角所致，典型临床表现为：①受损的脊髓前角细胞所支配的肌肉出现迟缓性瘫痪。②受损的脊髓前角细胞所支配区域肌纤维或肌束出现震颤。③不出现感觉障碍。脊髓前角损伤常因脊髓前动脉闭塞症和炎症所致。

### （五）脊髓后索损伤

脊髓后索损伤由多种因素致脊髓后索薄束和楔束受到损伤所致。典型的临床表现为损伤平面以下触觉和深感觉明显减退或消失，导致感觉性共济失调。但是痛温觉和运动功能都没有异常。

## 二、脊髓损伤的纵定位

脊髓损伤的纵定位，主要综合分析脊髓不同节段的感觉、运动、反射和自主神经功能障碍进行判断。在综合判断中应注意：①脊髓前角、前根和后根的典型临床表现对于定位诊断具有非常重要的意义，其表现的脊髓节段就是损伤的准确部位。②传导束性感觉障碍，因脊髓丘脑束上升1～2节段交叉后越过中线，故其损伤感觉障碍表现为损伤平面对侧1～2节段以下痛温觉减退或消失；脊髓后索受损时，病变同侧受损平面以下出现深感觉障碍。③损伤急性期出现的脊髓水肿可以导致感觉障碍的上界可能超过实际病变的水平。④自主神经功能障碍对脊髓定位诊断也有重要意义。不同节段脊髓的横贯损伤常有以下临床表现。

### （一）高位颈段（C1～C4）损伤

高位颈段损伤典型表现有：①呼吸困难，高位颈段损伤导致肋间肌和膈肌瘫痪，造成呼吸困难。②运动障碍，两侧上下肢的痉挛性瘫痪、腱反射亢进、病理征阳性。③感觉障碍，表现为受损区域感觉过敏，受损平面以下所有的感觉消失。④括约肌功能障碍，常表现为尿潴留。

### （二）颈膨大部（C5～T1）损伤

颈膨大部损伤典型表现为：①感觉障碍，表现为受损平面以下所有感觉缺失，相应损伤区域感觉过敏，表现为上肢放射性疼痛。②运动障碍，两侧上肢于相应的损伤节段呈迟缓性瘫痪，两侧下肢呈痉挛性瘫痪。③括约肌功能障碍，表现为尿潴留。④C8～T1节段受损时可以出现霍纳综合征。

### （三）胸段（T2～T12）损伤

胸段损伤典型表现有：①感觉障碍，表现为受损平面以下所有感觉缺失，相应损伤区域感觉过敏，表现为胸部呈束带样放射性疼痛。②两侧下肢呈痉挛性瘫痪。③括约肌功能障碍，表现为尿潴留。

### （四）腰骶部（L1～S2）损伤

腰骶部损伤典型表现有：①感觉障碍，表现为受损平面以下所有感觉丧失，相应损伤区域感觉过敏，表现为受损平面向下肢放射性疼痛。②运动障碍，表现为相应损伤节段迟缓性瘫痪。③括约肌功能障碍，表现为尿潴留。

### （五）圆锥部（S3～尾节）损伤

圆锥部损伤典型表现有：①"鞍"形感觉障碍，会阴部和大腿后部感觉障碍形状类似"鞍"形。②会阴部肌肉瘫痪，但是双下肢肌肉没有瘫痪。③括约肌功能障碍，表现为尿失禁。

### （六）马尾部损伤

马尾部损伤典型表现有：①感觉障碍，表现为会阴区域和下肢感觉障碍，向下肢放射性疼痛。②双下肢迟缓性瘫痪。③括约肌功能障碍，表现为尿失禁。

# 第三章　血-脑屏障

中枢神经系统神经元的生理活动需要一个稳定的内环境，人体如何保证中枢神经系统内环境稳定一直吸引人们不断探索。Lewandowsky 和 Goldman 发现，活体染剂进入血液中但是脑组织不染色，进入蛛网膜下隙才能使脑组织染色，由此提出血-脑屏障的概念，认为血-脑屏障为中枢神经系统营造了一个稳定的内环境，其生理意义和病理意义重大。

在生理情况下，血-脑屏障可阻止水溶性物质穿过血管壁，而脑组织新陈代谢所需肽类、必需氨基酸和其他供能物质可穿过血-脑屏障并能够选择性转运给脑组织，并帮助其将各种代谢产物排出；在病理情况下，血-脑屏障通透性增加。因此，研究和了解血-脑屏障对多种神经系统疾病的预防和治疗具有重要意义。

## 第一节　血-脑屏障的解剖基础

血-脑屏障的解剖基础包括从血管内血液到颅内细胞外液之间的解剖结构，即所谓 3 道屏障。

**1.** 由脑血管内皮细胞及其细胞间的紧密连接构成的第一道屏障，能阻止大分子物质从内皮细胞相互连接处透过。

**2.** 内皮细胞外面被一层基底膜包绕着，基膜形成的阴性电荷可以选择性通透物质，基膜上的核苷磷酸、非特异性胆碱酯酶又形成酶屏障，为第二道屏障。

**3.** 基底膜外面存在星形胶质细胞的终足包绕约 85% 的脑毛细血管，构成颅内毛细血管的多层膜性结构，形成第三道屏障。

## 一、第一道屏障

颅内血管内皮细胞及其细胞间的紧密连接构成的第一道屏障，形成一完整的闭锁带封闭了相邻细胞的间隙，选择性地阻断血液承载的物质弥散透过屏障。研究表明，颅内与颅外的毛细血管超微结构有明显的不同。

20 世纪 60 年代电子显微镜研究观察到紧密连接就像屏障和栅栏，密封了细胞间缝隙。近年来，通过免疫细胞化学等方法对其进行超微结构研究，其分子组成及功能与结构的相互关系等问题正在逐渐被阐明。

紧密连接蛋白由细胞骨架蛋白、胞质附着蛋白和跨膜蛋白共同组成。

细胞骨架蛋白中最重要的是纤维状肌动蛋白。胞质附着蛋白有 3 种，分别为闭合小环蛋白-1、闭合小环蛋白-2 和闭合小环蛋白-3。跨膜蛋白有 3 种，分别为咬合蛋白、闭合蛋白和连接黏附分子，血-脑屏障的功能与这些蛋白的表达和排列方式紧密相关。

### （一）细胞骨架蛋白

细胞骨架蛋白中最重要的是纤维状肌动蛋白。Brown 等在缺氧/低糖对内皮细胞的刺激实验中发现纤维状肌动蛋白的结构有改变，提出缺氧缺血通过纤维状肌动蛋白重排导致血-脑屏障的通透性改变。

### （二）胞质附着蛋白

目前未见有文献报道闭合小环中的闭合小环蛋白-2、闭合小环蛋白-3 对血-脑屏障功能改变有影响。通过 Western blot 在动物实验中发现，大鼠发生蛛网膜下隙出血之后 24 小时，闭合小环蛋白-1 水平明显降低，血-脑屏障也被破坏，提示闭合小环蛋白-1 的表达与血-脑屏障通透性的改变密切相关。

### （三）跨膜蛋白

**1. 咬合蛋白** 是紧密连接的主要结构蛋白，在大鼠局灶性脑缺血再灌注模型血-脑屏障超微结构和咬合蛋白变化的实验中发现，咬合蛋白表达在翻译水平和转录水平均受到抑制时，紧密连接蛋白崩解，导致血-脑屏障损伤。

**2. 闭合蛋白** 是紧密连接的重要组成部分。大鼠 C6 胶质瘤模型，通过透射电镜法和外源性硝酸镧示踪技术观察，其微血管屏障功能变化和超微结构改变；采用免疫组化的方法观察到跨膜蛋白中闭合蛋白-5 的表达变化，研究发现，闭合蛋白可能作为血-脑屏障的调节靶点，影响紧密连接的选择性开放。

**3. 连接黏附分子** 参与构成紧密连接。包括连接黏附分子-1、连接黏附分子-2 和连接黏附分子-3。连接黏附分子-1 在血小板活化的情况下，被蛋白激酶磷酸化，调节白细胞通过内皮细胞间的联合。

## 二、第二道屏障

内皮细胞外被一层基底膜包围着，基膜形成的阴性电荷可以选择性通透物质，基膜上的核苷磷酸、非特异性胆碱酯酶又形成酶屏障，为第二道屏障。血-脑屏障系统存在特殊的酶系统，并构成酶屏障，限制某些物质进入脑组织。最先被认识并最具特点的例子是血-脑屏障上的多巴脱羧酶。血浆中的左旋多巴进入脑血管内皮细胞是借助于 L 型氨基酸转运载体。脑血管内皮细胞中的多巴脱羧酶和单胺氧化酶含量较高，可迅速使左旋多巴降解。因此，治疗帕金森病患者时需同时使用多巴脱羧酶抑制剂。血浆中的儿茶酚胺也可在单胺氧化酶的作用下失活，脑血管内皮细胞中的 γ-氨基丁酸转氨酶可阻挡 γ-氨基丁酸和其他氨基酸进入中枢神经系统。

## 三、第三道屏障

星形细胞为胶质细胞的一种，本身不构成屏障，但是因为星形细胞伸出的足样突起近乎完全包绕血-脑屏障的毛细血管，所以星形细胞在保持血-脑屏障功能方面起着非常重要的作用。

人体脑神经的原基在生长发育过程中较早发生血管化。早期起自神经外周血管丛的繁殖和植入脑神经原基。这些血管的内皮细胞存在窗孔结构，因此没有血-脑屏障的功能。但是随着血管丛植入神经组织，窗孔逐渐消失，内皮细胞随之出现血-脑屏障的特征。引起屏障内皮特性形成的机制目前尚不清楚。有学者提出可能是血管丛周围的星形胶质细胞发出的信号诱导所致，有学者进行的血-脑屏障的离体实验也支持以上观点：将脑血管内皮细胞分离出来并独立培养者会很快失去血-脑屏障的特性，但是将已经失去血-脑屏障的脑血管内皮细胞重新植回中枢神经系统之后，该血管内皮细胞会逐渐恢复血-脑屏障的特性。尽管星形细胞具体释放的哪些因子控制脑血管内皮细胞的通透性尚不清楚，但是星形细胞确实能够影响其通透性。

星形细胞除了对脑血管内皮细胞的通透性有作用外，还能够影响这些细胞的黏附因子的表达。Joseph 等在 1997 年提出，应用星形细胞培养液来培养内皮细胞会增加 T 细胞的黏附作用。此外，当脑缺氧时星形细胞还可以抑制脑血管内皮细胞表达血管内皮细胞生长因子，进而抑制血-脑屏障通透性的增加。

# 第二节 血-脑屏障的功能障碍

尽管近年来对血-脑屏障的构成、紧密连接的分子结构，以及离体实验及动物实验结果对影响血-脑屏障功能的部分相关因素有所发现，但对于病理状态下使血-脑屏障功能发生障碍的分子机制的了解尚知之甚少。多种病理改变与血-脑屏障功能障碍有关，如脑肿瘤、多发性硬化、脑炎、高血压和脑卒中等疾病，均可导致血-脑屏障功能障碍，进一步引起神经功能受损。

脑肿瘤患者常表现有血管的血-脑屏障功能异常，造成脑肿瘤周围脑组织发生脑水肿。研究发现脑肿瘤造成的内皮紧密连接功能障碍可伴有咬合蛋白-1 减量，甚至认为咬合蛋白-1 的减量是血-脑屏障功能障碍的早期标志。其产生机制涉及生长因子的分泌、间质金属蛋白酶的表达与活化，以及特殊间质成分的增加。因为低度恶性的星形细胞瘤屏障功能与正常血-脑屏障特点比较接近，所以导致的脑水肿较轻；恶性程度高的原发肿瘤和脑转移瘤患者的血管则缺乏正常血-脑屏障作用，所以脑水肿较重。

脑卒中和多发性硬化也可导致血-脑屏障功能的破坏。对变态反应性脑脊髓炎动物模型的研究显示，除了咬合蛋白-5 外，咬合蛋白-1、咬合蛋白-3 均出现减量调节。

影响血-脑屏障功能的另一种常见病理情况是细菌性脑膜炎、脑脓肿及其相关性感染反应。在正常生理情况下，青霉素等抗菌药物无法通过血-脑屏障，然而当发生细菌性脑膜炎、脓肿及其相关性感染反应时，由于感染性细胞因子的积累使部分血-脑屏障结构损伤，可以使颅内感染症状加重，但也使血-脑屏障通透性增加，增加到达颅内感染部位抗菌药物的含量。

血-脑屏障和某些免疫原性神经系统疾病的关系越来越引起人们的关注。在早期中枢神经系统的研究中于脑组织中没有发现抗原递呈细胞且脑内缺乏淋巴系统，另外血-脑屏障作为一道生理屏障将免疫系统与中枢神经系统分开，能够有效阻止周围循环的免疫细胞进入中枢神经系统，所以脑组织曾经一度被认为是免疫豁免器官。但是越来越多的证据证明，脑组织其实不是免疫豁免器官，且处于免疫系统的监控之中。脑胶质细胞分泌的细胞因子与化学因子参与抗原表达，中枢神经系统内移植失败也是因为脑内存在免疫反应。某些与神经系统免疫反应密切相关的疾病，如脑膜炎、多发性硬化和人类免疫缺陷病毒相关的认知功能障碍（痴呆）等疾病，均可以发现血-脑屏障结构的变化。在正常和感染状态下，血-脑屏障上的各种黏附分子的表达水平并不相同。在发生多发性硬化和实验性变态反应性脑脊髓炎时，中枢神经系统免疫反应被激活，屏障血管中的细胞间黏附分子和血管细胞黏附分子-1 表达水平明显增高。此外，周围的免疫反应可能诱导血-脑屏障和血-脑脊液屏障的产生，继发免疫调节物进一步激活中枢神经系统的免疫反应，即血-脑屏障既是免疫系统的靶器官，又是在中枢神经系统内激发新的免疫反应的导火索。

# 第四章　脑血液循环的病理生理

成人大脑质量为 1.3～1.5kg，是人体重要的器官之一，其功能最为复杂、代谢最为旺盛，但因无能量储备及无氧代谢机制，其能量几乎完全来源于糖的有氧代谢。所以脑组织摄取能量及氧均需大量血液的灌注维持。脑组织血液灌注量为全身血液量的18%左右。氧及糖的代谢量分别占全身的20%及25%。大脑在长期生物进化的作用下，形成了自身独特的血流调控系统。即使在病理情况下，大脑血流灌注量凭借其自身调节机制，可使大脑灌注压保持在一定范围内相对恒定，以维持神经元基本代谢活动。目前人脑自动调节功能的机制尚不完全明确，国内外学者提出许多机制，仍存在争议，如内环境稳定机制、代谢性机制、肌源性机制、神经源性机制等，但更可能是多种因素互相作用的结果。

## 第一节　正常脑血流量和脑代谢

脑组织能量供给分为两部分，即基础能量及功能能量。基础能量是指用于维持细胞膜表面电化学梯度的分布，细胞之间分子的转运，三大物质的合成，神经递质的合成、存储、释放及摄取等；功能能量主要用于神经细胞电生理活动，其中用于基础代谢需要及功能活动需要的能量约分别占40%和60%。

脑组织的氧消耗量为每分钟42～53ml，明显高于其他组织和器官，其氧代谢率占整个人体总氧耗量的20%，约为3.2ml/（100g·min）。由于儿童代谢较成人旺盛，氧消耗量占机体的50%。另外，脑组织的氧代谢率也与功能活动有着密切关系，灰质约为白质的 3 倍[灰质约为 6ml/（100g·min），白质约为2ml/（100g·min）]。

葡萄糖作为脑组织代谢的主要供能物质，只有在饥饿和高血糖时，酮可以暂时作为替代能源供应能量。在正常情况下，供应脑组织92%的三磷酸腺苷来源于葡萄糖的有氧代谢，当脑组织氧分压低于6.7kPa 时，葡萄糖才进行无氧代谢。葡萄糖代谢的量与神经元的数量、突触的密度呈正相关，因此灰质的葡萄糖代谢量是白质的10倍以上。如前所述，脑组织几乎不存在能量储存，在无氧情况下，三磷酸腺苷会在7分钟内被完全消耗。因此，脑组织正常代谢需要持续不断大量的血液供应，用以保证葡萄糖有氧代谢和糖酵解的正常进行。

脑组织的血供主要来源于两侧的颈内动脉及椎基底动脉。两侧颈内动脉交汇形成的前循环（约占全脑血流量的80%）和椎动脉形成的后循环（占全脑血流量的20%）在到达 Willis 环时，血压差大致相等，因此不会出现血液的分流及逆流的现象。

脑血流量是指在单位时间内流经100g脑组织的血液总量。根据Kety 和Shmidt教授测定结果，成人在安静状态下，每分钟平均脑血流量为（53±7）ml/（100g·min）。当脑血流量低于18ml/（100g·min）时，神经功能将会衰弱。局部脑血流量是指在单位时间内流经局部脑组织的血液总量。由于大脑功能活动的不同，大脑局部血流量亦有较大差异，灰质的脑血流量可以高达 80ml/（100g·min），而白质仅为20ml/（100g·min）。

外界环境变化（运动、感觉刺激）和大脑主动活动（如思维、记忆和阅读等）都可以使脑局部血流量增加。生理状态（如睡眠或精神状态）的改变，也可引起全脑血流量的变化。

## 第二节　脑血流的自动调节

无论是全脑血流量还是局部血流量，根据前文介绍功能-代谢-血流匹配原则，脑血流量在生理情况可以保持恒定的稳态及合理的分布，而这种功能-代谢-血流匹配需要脑血流的自动调节来调控。目前，脑血流的自动调节生理过程存在诸多学说，如代谢性学说、肌源性学说、神经源性学说及内皮性学说等。其中神经递质、生物活性物质及细胞因子在调节的过程中都起着不可或缺的中介作用。但确切调节过程仍不十分明确。

## 一、脑代谢与脑血流的自动调节

无论是全脑血流量还是局部血流量，均与脑代谢有着密切关联。由于脑组织不能储备能量，因此氧摄取、脑血流和脑代谢之间相互影响，三者形成了一种耦合关系。脑血流的自动调节，由 Lassen 教授于 1959 年首次提出，氧摄取、脑血流和脑代谢之间相互作用关系可用 Fick 公式表达：

$$CMRO_2 = CBF \times AVDO_2$$

式中，$CMRO_2$ 表示脑氧代谢率，$CBF$ 为脑血流，$AVDO_2$ 为动静脉含氧量之差。

脑代谢与脑血流量自动调节相匹配的机制保证脑血流量适应脑代谢需求，即在癫痫和发热时，脑代谢增加，脑血流量随之增加；全身麻醉和昏迷时，脑血流量随着脑代谢减弱而降低。

中枢神经系统兴奋时，神经递质传递引起耗能增加，引起脑代谢增加，脑血流速度相应增快。如语言刺激引起颞上回及角回相应皮质兴奋，造成局部血流量增加；光刺激引起枕叶视觉皮质兴奋，造成大脑后动脉血流量增加；发热及癫痫发作时，即刻几乎全脑血流量增加。在睡眠及昏迷时，脑血流量随着脑代谢的减低而减少。低温亦可引起脑代谢率降低，由脑血流-脑代谢相互关系可以得出，体温每降低 1℃ 可使脑血流量降低 5% 左右。低温不仅可以降低正常人中枢神经系统功能代谢，也可降低人体基础代谢，而麻醉状态下，仅影响脑代谢率。研究表明，局部脑区代谢发生变化时也常常伴随着全脑血流量的改变。脑血流量短暂的过度灌注可以超过相应脑氧代谢率的增加。

脑血流量与脑代谢匹配的机制学说分为以下几种。

（1）代谢学说：当脑组织的氧供无法满足脑组织代谢需求时，三磷酸腺苷会降解产生腺苷，这是一种强力的扩血管物质，当全身血压下降时，腺苷分泌引起环腺苷酸产物增加，导致脑血管的扩张。另外在机体发生缺血缺氧、低血糖及高碳酸血症时，腺苷可分泌增多。

（2）肌源性学说：当脑动脉血压升高时，刺激细胞内钙离子通道开放，使血管平滑肌收缩，血管阻力增大，脑血流量减少。反之，脑血管平滑肌舒张，脑血流量增加。

（3）神经源性学说：脑血管同时受到交感神经及副交感神经支配，当交感神经兴奋时，血管收缩，血压下降。副交感神经兴奋时，血管扩张，血压升高。

（4）内皮源性学说：脑代谢-脑血流匹配的关系中，内皮因子——一氧化氮起着重要的作用。它可以调节脑血管的基础张力和内皮依赖的血管舒张反应，而且局部神经元代谢活动增强可通过一氧化氮分泌增多，引起脑血管扩张。

有研究表明，应用腺苷、钙离子及一氧化氮的拮抗剂，虽不能完全抑制由神经细胞代谢活动而增加的脑血流量，但可以降低其增加的程度。其他一些物质，如氢离子、钾离子、前列腺素及血管活性肠肽等也都是自动调节脑血流量（脑代谢和脑血流耦合关系中）的重要中介物。

## 二、脑灌注压和脑血管阻力与脑血流的自动调节

颅腔的容积是固定的，其内充满脑组织、脑脊液及血液。Monro-Kellie 教授认为，颅腔内容物（即脑血容量、脑脊液及脑组织）的体积是相对恒定的。为保证颅内压的相对恒定，一种颅腔内容物体积的增加必然会导致同等量的其他内容物的减少。只要颅腔内容物体积代偿相对稳定，就可将颅内压维持在 8～10mmHg 的大气压水平。由于脑血流可通过脑的血管与颅外相通，而脑组织与脑脊液不直接与颅外相通，所以当三部分颅腔内容物的体积稳态失衡时，脑血流量的变化最先反映出来。因此，外界环境的变化，如血压的增高或降低，可直接引起颅内压随之改变。

脑灌注压的定义为颅内平均动脉压与平均静脉压之间的差值。脑灌注压是影响脑血流量及脑耗氧量最为重要、直接的因素。其与脑血管阻力及脑血流量的相互关系可用下列公式表达：

$$脑血流量=脑灌注压/脑血管阻力$$

脑血流量与脑灌注压成正比，与脑血管阻力成反比。在正常的生理情况下，脑平均动脉压维持在 60～160mmHg 时，脑血流量变化可以在一个相对稳态内，极少有变化。脑血流的自动调节是在内环境稳态的情况下，脑血流随血压或脑灌注压变化而产生的血管扩张与收缩反应。脑血流的自动调节机制可以保证当脑灌注压增加时，通过收缩脑动脉的口径，使血管的阻力增加，从而保护脑组织免受脑灌注压升高而造成的损害。相反，脑平均动脉压或脑灌注压降低时，脑血流量通过自身调节机制，使脑小动脉扩张，脑血流量增加。此种调节机制发挥作用是以脑灌注压维持在一定范围内为前提的。维持脑血流量相对稳定的最高灌注压值为脑血流自动调节的上限；最低灌注压值为自动调节的下限。在人类正常生理条件下，发挥作用的调节范围是脑灌注压在 40～150mmHg。当脑灌注压超出脑血流自动调节机制的限度时，脑血流量的变化与脑灌注压呈正相关，即血管随脑灌注压降低而萎陷，随脑灌注压升高而扩张，使得脑组织更易因脑灌注不足而受到伤害。其中以 Willis 环之间的区域最为显著。原因在于，与大动脉供血的近端区域比较，Willis 环之间的区域脑灌注压相对较低，因此此部分区域最先达到自动调节的界限。

当脑灌注压降低超过界限时，脑血管代偿性扩张的功能将会丧失，初期为满足脑组织对氧的需求，血液中的含氧量增加，导致脑动静脉含氧量之差增大。当脑动静脉含氧量之差增大到正常生理情况下的两倍时，脑血管发生失代偿性收缩。而脑血流量进一步下降将导致氧代谢率的下降。进而影响突触间神经传递的功能，脑血流量降低到 18ml/（100g·min）以下时，离子泵功能则会失常和发生不可逆的瘫痪。

脑血流自动调节的界限在正常人群中也存在较大差异，而病理状态下（慢性高血压和脑外伤），调节限度随之改变。在慢性高血压患者中，脑血流的自动调节上限可移至 175mmHg，下限也随之移至 85～150mmHg。因此，在高血压患者行降压治疗时，应将脑灌注压维持在脑血流自动调节的下限以上。脑外伤的患者与慢性高血压患者相同，脑血流自动调节机制受损甚至丧失，具体界限不清。脑血流的自动调节的上限也受血中二氧化碳分压（$PaCO_2$）的影响，下限受交感神经的影响。

脑血管阻力是由脑血管口径和血液黏滞两个重要因素构成。脑血管数量众多，容量亦相当大，可容纳大量血液，故血管阻力对脑血流调节作用十分重要。而血管阻力与脑血管口径呈负相关，所以脑血流的自动调节与脑血管口径的变化密切相关。脑静脉口径较稳定，无明显变化，只有在血栓形成、静脉回流受阻（如上矢状窦血栓）时，血管阻力才明显增加。

血液黏滞度影响脑血管阻力，而血细胞比容又是影响血液黏滞度的重要因素。此外，胆固醇、血浆总蛋白、纤维蛋白原及三酰甘油等也与血液黏滞度密切相关。

## 三、脑血流的化学调节

脑血流的调节包括自动调节和化学调节，化学调节主要涉及氧、二氧化碳及酸碱状态和钙离子、钠离子等因素。

### （一）二氧化碳对脑血流的调节

二氧化碳作为最强的脑血管扩张剂，脑血液循环对二氧化碳分压的变化异常敏感。二氧化碳分压发生变化，在数秒内脑血流即发生改变，并在 2 分钟之内达到完全均衡。脑血管对二氧化碳反应之所以如此迅速，是由于二氧化碳能快速透过血-脑屏障，作用于血管周围组织间隙及血管平滑肌细胞，引起血管周围组织间隙 pH 下降，导致脑血管扩张，继而脑血流量增加。在正常生理状态下，二氧化碳分压在 25～75mmHg 范围内波动，二氧化碳分压每增加 1mmHg，脑血流量相应增加 2%～4%。碳酸氢盐离子和二氧化碳是通过改变细胞外液的 pH 而对脑血管床产生作用的。虽然二氧化碳分压能够快速地舒张脑血管，但血液中的氢离子对脑血管并不能产生扩张血管的作用，因为它们不能透过完整的血-脑屏障，不能降低脑血管周围组织间隙内液的 pH。因此，当发生代谢性酸中毒或者碱中毒时，脑血管不会产生明显的扩张和收缩，而发生呼吸性酸中毒或碱中毒时，则可以对脑血管张力产生快速影响。

脑血流量随着动脉二氧化碳变化增快而持续时间缩短。Warner 教授等的研究结果表明，在犬处于高碳酸血症 6 小时情况下，可以观察到脑脊液 pH 相应增高，同时伴随脑血管扩张，脑血流量的下降。出现慢性低碳酸血症时，脑脊液中的碳酸氢盐浓度逐渐下降，伴随脑血流量缓慢增加。

二氧化碳分压高于 80mmHg 时，脑血流量很少再增加。其原因可能为脑血管扩张已接近最大值，脑血管自动调节功能消失。发生低碳酸血症，脑血管会因收缩导致脑血流量减小。但当二氧化碳分压小于 20mmHg 时，脑血管将不再继续收缩，可能说明了此时已到达脑血管收缩的极限。

### （二）二氧化碳对脑血流的调节机制

二氧化碳对脑血流的调节机制尚不完全清楚，可能是通过局部神经递质的调节，而不是通过外周化学感受器。因为有试验表明，通过去神经支配法并不能改变脑血流量随着动脉二氧化碳变化的反应。除二氧化碳外，一氧化氮也参与脑血管的扩张。从动物实验到人体实验均已证实一氧化氮参与了二氧化碳介导的脑血管扩张机制。Schmetterer 等证实，正常成人在高碳酸血症状态下，给予一氧化氮合酶抑制剂后，大脑中动脉血流量将可明显降低。这表明一氧化氮可能在脑血流的调节中起到重要作用。一氧化氮合酶抑制剂能减弱脑血流量对动脉二氧化碳浓度增加的反应性，而不能完全抑制脑血流量的变化，这表明：人脑中存在不止一个二氧化碳介导的血管扩张位点，或者在脑不同的区域有着不同的调节机制。此外，参与二氧化碳对血管反应的递质还有前列腺素 $E_2$ 和环鸟苷酸。其具体作用机制不详。

总之，脑血流的自动调节机制作为一个主动代偿性或适应性反应，随时调节脑血流量用以适应脑代谢的需要。

### （三）二氧化碳对脑血流调节机制的障碍

二氧化碳对全脑血管均有较强的扩张作用，此类反应完全消失仅见于脑损伤的晚期患者。在严重的颈总动脉狭窄、蛛网膜下隙出血、颅脑创伤、心力衰竭或严重高血压情况下，相比于生理情况，脑血管对二氧化碳的反应代偿减弱。有研究表明，颈总动脉狭窄的患者，脑血管对二氧化碳的反应性呈局灶性的丧失或减弱。这种反应机制可用于分流手术前的筛选，评估无临床症状的患者有无手术指征。同样，二氧化碳对脑血管的反应性，也可用于判断颅脑创伤患者的预后疗效。对于心力衰竭者，则表现为脑血管对二氧化碳反应性减弱，常常伴有心脏射血分数降低。在病理情况下，高碳酸血症可引起脑组织病变区血管扩张麻痹，同时非病变区的脑血管扩张，从而导致血液分流，加重脑缺血的程度，这一现象被称为窃血。严重高血压因血流对脑血管床冲击，导致血管最大限度扩张，产生短暂的二氧化碳血管反应性丧失。高血压的级别影响着二氧化碳血管反应性程度。低温不会影响二氧化碳的血管反应性。女性患者随着年龄的增长（40 岁之后）常会出现二氧化碳血管反应性降低，这可能和性激素水平有关。

### （四）氧对脑血流的调节

生理情况下，无论缺氧状态或高氧状态，机体都可以通过改变脑血流的方式保证脑组织的氧供应。机体在缺氧情况下，通过自动调节机制扩张脑血管。脑血流量的增加保证脑组织的供氧。但脑血管的自动调节机制对缺氧的血管反应性扩张存在阈值，即当二氧化碳分压维持在 35mmHg 左右时，方能引起脑血管扩张；而二氧化碳分压 <25mmHg 时，脑血管的自动调节功能将会丧失。而过高的二氧化碳分压会使脑血管痉挛，导致的结果是脑血流量减少。

严重缺氧时，因脑血管极度扩张造成脑血流量增加，从而引起过度灌流综合征，出现颅内高压及脑水肿等表现。脑血流量的变化对氧反应的灵敏度较二氧化碳低，当发生低氧血症时，6 分钟后脑血流量才能达到相对平衡。Tjraystman 等指出，低氧血症引起的血管反应性扩张，并不依赖于压力感受器和化学感受器。当发生低氧血症时，脑血管是通过无氧糖酵解和乳酸分解等产物聚集引起细胞外 pH 下降而产生继发性扩张。Kochler 等指出低氧血症时的 pH 下降仅能引起部分脑血流量的变化，其中腺苷及一氧化氮同样有着不可或缺的作用。

## 四、脑血流的神经调节

脑实质内外的动脉、静脉和毛细血管上均有神经分布，神经控制在脑血流调节中发挥着重要作用。分布在动脉上的神经主要位于外膜或内膜与中层的交界处，不穿过血管壁的平滑肌细胞。越是动脉的末端，神经纤维的分布越少。脑的静脉血管上也有神经分布，但远较动脉为少。支配毛细血管的神经末梢与周围细胞和内皮细胞接近。周围细胞所含有的肌凝蛋白和肌动蛋白在神经的支配下发挥收缩毛细血管的作用。

近年来，有关神经调节脑血液循环的研究进展加快。应用去神经支配法及逆行示踪技术结合免疫组织化学方法的研究表明，控制脑血管运动的神经纤维由自主神经系统（交感神经和副交感神经）和感觉神经系统的神经节细胞体发出。支配脑血管阻力的神经起源于脑的内部神经。

刺激大鼠的交感神经可引起脑血流量和脑氧代谢率增加，刺激副交感神经系统则仅引起脑血流量的增加。兴奋中枢交感神经系统比兴奋起源于颅外的周围交感神经系统所引起的脑血流量和脑氧代谢率增加得更多。

神经对脑血流量的调节是通过释放神经递质或血管活性物质，作用于血管壁上的特殊受体而发挥作用的。除了早已熟知的经典神经递质去甲肾上腺素和乙酰胆碱外，近年还发现多种新型递质，诸如单胺类，神经肽类和气体等。这些递质通过各自的受体直接作用于血管和（或）作用于其他递质而发挥作用。去甲肾上腺素可引起脑血管收缩，乙酰胆碱是脑组织中含量最为丰富的血管周围神经递质，具有扩张脑血管作用。其他神经递质还有神经肽 Y、P 物质、神经激肽 A、5-羟色胺、血管活性肠肽、降钙素基因相关肽、垂体腺苷酸环化酶激活多肽、内皮素-1 和一氧化氮等。

### （一）交感神经系统

通往颅内的交感神经纤维起源于颈上神经节和颈下神经节。交感神经的活化主要释放导致脑血管收缩的去甲肾上腺素和神经肽 Y，通过自动调节机制降低颅内压和血容量。研究表明，脑内的神经肽 Y 与传统神经递质共存。通过免疫组织化学方法我们发现，在蓝斑中，含有神经肽 Y 的神经元占 25%。因此在颈上神经节中，至少有 40%～50%的去甲肾上腺素阳性细胞存在神经肽 Y 免疫反应性，另外还有少量细胞含有促生长素抑制素、血管活性肠肽及降钙素基因相关肽等。在电镜下观察，神经肽 Y、三磷酸腺苷和去甲肾上腺素三者共存于交感神经纤维末梢，主要在高频的、间断的神经刺激时释放。因此当交感神经兴奋时，神经肽 Y 发挥主要的作用。而在静息状态下，血管收缩主要是肾上腺素受体活动的结果，神经肽 Y 很少被释放。交感神经对脑血管的调控是多方面的，如可促进脑血管收缩抑制去甲肾上腺素的释放，限制神经传递的过度消耗。此外，交感神经兴奋可限制脑血管在高血压时过度扩张，从而避免血-脑屏障的破坏及脑缺血和脑出血的发生。

**1. 支配脑血管的去甲肾上腺素能神经元的分布**　利用 Falck-Hillarp 甲醛诱发荧光法对儿茶酚胺追踪的研究显示，分泌去甲肾上腺素的神经元以形成广泛网络样结构用以支配脑血管。其中交感神经分布最密集的地方主要为 Willis 环的主要动脉及其分支，Willis 环前部血管，以颈内动脉分支为主的血管上分布的交感神经纤维较后循环血管，以椎基底动脉分支为主的血管更为丰富。起源于 Willis 环深部的穿支动脉（如豆纹动脉等）及皮质小动脉的外膜存在丰富的交感神经。相对于大动脉来讲，越是动脉末端，神经纤维的分布越少，但在直径为 15～20μm 的微小动脉血管上仍有去甲肾上腺素神经纤维的分布。研究表明，支配颈内动脉起源的大动脉的交感神经纤维起源于同侧的颈上神经节，但椎动脉和基底动脉的交感神经支配较为复杂。实验中，切除颈上神经节后，支配椎基底系统的交感神经仍然存活。进一步研究发现，毁损蓝斑可使支配颅内血管的交感神经纤维数目大为减少，使用电刺激蓝斑，可引起颅内小动脉上的神经末梢释放去甲肾上腺素。刺激下丘脑的去甲肾上腺素能神经元引起下丘脑血流量的增加不受颈上神经节和 β 肾上腺素受体阻滞剂普萘洛尔的影响。经证实，某些支配椎基底动脉系统的神经纤维起源于星状神经节和颈下交感神经节。支配软脑膜小动脉的神经纤维起源于蓝斑和下丘脑。

**2. 神经肽 Y** 是 1982 年由 Tatemoto 教授在猪脑中提取分离出的含 36 个氨基酸的神经肽，是交感神经所分泌的主要递质，与去甲肾上腺素、γ-氨基丁酸、生长抑素和肾上腺素等神经递质共存。分泌神经肽 Y 的神经纤维主要分布在 Willis 环动脉的外膜或外膜与中膜交界处，少数分布于软脑膜血管上。去神经支配法表明，神经肽 Y 不仅与去甲肾上腺素共存于交感神经纤维内，而且与血管活性肠肽、乙酰胆碱等递质共存于副交感神经纤维中。

神经肽 Y 来源于前神经肽 Y 原，在神经纤维细胞内合成后，储存于囊泡中被运送至神经末梢。免疫电子显微镜观察显示，人类的颞浅动脉和皮质血管上神经末梢中含有的大电子密度分泌小泡及小型颗粒状小泡具有神经肽 Y 免疫反应性。现在已知的神经肽 Y 受体有神经肽 Y1～神经肽 Y6，共 6 种亚型。神经肽 Y 对脑血管的调控至少通过两种受体发挥作用。神经肽 Y1 受体主要存在于交感神经与血管效应器连接处的血管平滑肌和内皮细胞，为突触后受体，其生物学作用是通过抑制腺苷酸环化酶的分泌，增加血管的阻力。神经肽 Y2 受体主要是突触前受体。人类的颈上神经节存在两种受体，即神经肽 Y1 受体和神经肽 Y2 受体。人类软脑膜血管中的血管平滑肌细胞仅存在神经肽 Y 和神经肽 Y1 受体。神经肽 Y 所引起的强烈而持久的血管收缩作用是通过两种作用机制实现的，一方面作为交感神经递质直接引起动脉平滑肌收缩；另一方面通过促进内皮细胞释放增强缩血管反应因子而起作用。

**3. 5-羟色胺** 分泌 5-羟色胺的神经元主要分布于脑血管的大动脉和脑膜小动脉的动脉壁上。5-羟色胺可与去甲肾上腺素共存于颈上神经节的交感神经纤维中。但研究表明，损害双侧颈上神经节，5-羟色胺含量却无明显变化；电损伤中缝核后，脑实质中的大动脉和软脑膜小血管上的 5-羟色胺含量明显减少。据此认为，大脑中可能也存在单纯含有 5-羟色胺的神经纤维。5-羟色胺的生物学作用主要是收缩脑血管。5-羟色胺一般不进入脑内，在病理情况下，血-脑屏障遭受破坏时，5-羟色胺释放入血，引起局部 5-羟色胺浓度过高，使脑血管痉挛。

### （二）副交感神经系统

副交感神经系统中，存在于蝶腭神经节和耳神经节中的神经元内的递质是乙酰胆碱。它可以使脑动脉收缩。而透壁的神经刺激却可以使相同的标本舒张，且不能被阻滞剂所阻断。这个实验说明有其他舒张血管的神经递质随同乙酰胆碱一起释放。这些递质包括血管活性肠肽、一氧化氮和垂体腺苷酸环化酶激活多肽。含有血管活性肠肽的神经细胞止于血管外膜，大多数起源于蝶腭神经节和耳神经节，少数起源于颈动脉神经节。

蝶腭神经节发出的副交感神经纤维分布于 Willis 环及其分支动脉中，起源于颈动脉神经节的神经纤维分布于颈内动脉及其分支中，起源于耳神经节的副交感神经纤维主要存在于 Willis 环的后部。

血管活性肠肽作为第一个被发现可以舒张脑血管的神经肽，在人类的动脉或静脉上的分布都很少。但关于血管活性肠肽研究却很多，包括最近研究发现的垂体腺苷酸环化酶激活多肽亦属于血管活性肠肽家族。血管活性肠肽和垂体腺苷酸环化酶激活多肽的神经纤维均起源于蝶腭神经节、耳神经节。临床研究表明，丛集性头痛的面部症状与血管活性肠肽的释放有关。

### （三）感觉神经系统

通往颅内结构的感觉神经纤维绝大多数起源于三叉神经节。感觉神经递质含有多种神经肽，其中包括神经激肽 A、P 物质和降钙素基因相关肽。降钙素基因相关肽作为感觉神经系统的主要神经递质，在偏头痛的发病机制中起到扩血管的作用。人类的三叉神经节神经元中有40%含有降钙素基因相关肽，20%含有垂体腺苷酸环化酶激活多肽，18%含有 P 物质，15%含有一氧化氮合酶。降钙素基因相关肽和 P 物质均为强力的血管扩张剂，但前者比后者作用效果强 $10\sim1000$ 倍。偏头痛发作可引起降钙素基因相关肽释放，但 P 物质无释放，P 物质不参与血管伤害的感受反应。一氧化氮的释放也是偏头痛发作的关键因素，内皮细胞和血管周围神经均可释放一氧化氮，可以激活平滑肌细胞内的鸟苷酸环化酶，降低细胞内钙离子水平，引起血管扩张，激惹颅内血管周围的疼痛敏感结构。垂体腺苷酸环化酶激活多肽的作用是扩张血管，增加脑血流量。

**1. 降钙素基因相关肽** 在 1982 年被首次发现，含有支配脑血管的降钙素基因相关肽神经纤维主要起源于三叉神经节，定位于脑实质的大动脉和脑表面的软脑膜动脉上。降钙素基因相关肽与 P 物质和神经激肽共存于感觉神经节细胞内。降钙素基因相关肽作为迄今为止最强有力的扩血管物质，其舒张脑血管的作用可能是通过降低细胞内 $Ca^{2+}$ 浓度、激活血管平滑肌细胞上的 $K^{+}$-ATP 通道，或直接舒张血管平滑肌实现的。其家族还包括淀粉样蛋白毒素、肾上腺髓质蛋白。降钙素基因相关肽、淀粉样蛋白毒素和肾上腺髓质蛋白具有部分共同的生物学特性，它们可激活同种类型的受体。

降钙素基因相关肽与偏头痛的关系是目前研究最热的课题，其有望成为治疗偏头痛的新靶点。原发性头痛在急性发作时降钙素基因相关肽被释放，根据此研究，临床上使用麦角胺或舒马普坦治疗偏头痛。

**2. P 物质** 即神经激肽-1，是导致脑血管扩张的重要神经激肽之一，它存在于血管周围神经纤维中。通过逆行示踪技术观察到，含有 P 物质的神经纤维主要起源于三叉神经节，部分起源于脊神经节。在 Willis 环的前部分布最为丰富，脑的静脉系统中也分布有少量含有 P 物质的神经纤维。P 物质舒张血管的作用依赖于内皮细胞的完整性，通过激活内皮型一氧化氮合酶产生一氧化氮而发挥作用。

### （四）一氧化氮和内皮素与脑血流的调节

一氧化氮作为扩张血管的自由基和神经递质，由 Furchgott 和 Zawaddzki 首次在内皮细胞中发现，并命名为内皮细胞源性舒张因子。一氧化氮作为非传统意义上的神经递质，因为它通过弥散的形式释放，而又不依赖于膜相关受体。除内皮细胞外，星形胶质细胞、小胶质细胞和神经细胞也可分泌一氧化氮。脑的动脉壁上的非肾上腺能-非胆碱能纤维及大脑 Willis 环上也含有部分一氧化氮合酶。当谷氨酸受体被激活，刺激一氧化氮合酶时，则引起局部一氧化氮的产生，并快速扩散到细胞外间隙，充当逆行信使，使局部血管舒张，对脑血流产生重要影响。脑血管内皮细胞表达内皮型一氧化氮合酶，所产生的一氧化氮在生理状态下用以维持血管基本张力。一氧化氮舒张脑血管张力的作用可能与鸟苷酸和细胞内钙离子减少有关。另外，胶质细胞亦可表达一氧化氮合酶的活性，Murphy 等认为产生于胶质细胞的一氧化氮也有舒张脑血管的功能。

内皮素是于 1998 年首次由 Yanagisawa 等发现的缩血管物质，它有 3 个同型异构体，人类存在血管内皮细胞产生的血管内皮素-1。其两种受体（ET receptor，ETR）ETR-A 和 ETR-B，在内皮素发现后随即得到鉴定。ETR-A 对内皮素-1 具有特异性，ETR-B 则对内皮素的 3 种异构体均敏感，无特异性。ETR-A 主要存在于血管平滑肌细胞，被激活后可引起血管局部收缩。在脑血流的化学调节中，氧分压及二氧化碳分压的改变，可以介导和调节内皮素-1 的生成量，从而反馈性地调节局部脑血流量。实验表明，在人类的生理状态下，内皮素-1 是通过加强肾上腺素的活性而产生作用的。

综上所述，许多神经递质或生物活性物质均可作用于脑血管，且每一种物质调节脑血流的作用也是多方面的。在脑血流神经调节机制中，上述多种因子相互作用，使脑血流量保持相对恒定，以保证脑组织的功能和代谢活动的正常进行。随着研究的不断深入，调节脑血流的神经递质及生物活性物质将会不断被发现，其作用也将不断被阐明。

## 五、脑血流自动调节功能障碍

大剂量使用挥发性麻醉药物、低氧血症、高碳酸血症，以及一些疾病如创伤性脑损害、蛛网膜下隙出血和缺血缺氧性脑血管损害均可导致脑血流自动调节机制失常。

高碳酸血症可导致一氧化氮的产生增多，引起脑血管扩张，从而导致脑血流量增加。动物实验表明，高碳酸血症情况下，以光诱导致内皮细胞损伤，此时脑微小动脉仍处于扩张状态，使用神经元型一氧化氮合酶特异性抑制剂能够使高碳酸血症时的脑血管扩张减弱。据此推测高碳酸血症所致的脑循环改变的原因不是非内皮细胞介导的一氧化氮增多，而可能是神经性的。

中枢神经系统炎症时，细胞崩解产生内毒素，也与一氧化氮的生成密切相关。内毒素诱导表达诱生型一氧化氮合酶，由此产生的大量一氧化氮，从而扩张血管，影响脑血流量。在对于细菌性颅内炎症，使用地塞米松、氨基胍抑制诱生型一氧化氮合酶的诱导表达后，脑血管扩张作用消失。

蛛网膜下隙出血的患者常伴有脑血流的自动调节机制失衡，而此时的高血压易导致脑出血加重和脑水肿产生，血压低又将导致脑缺血甚或脑梗死。因此，在治疗上要兼顾到维持有效灌注压以预防高血压引起的脑出血加重及脑水肿的发生。

颅脑创伤后引起脑血管痉挛是脑组织继发性损害的重要原因。血管痉挛的治疗方法有很多，如经管腔的气囊血管成形术、增高动脉血压等，但目前为止仍没有确切的治疗方案。传统理论上认为，颅脑创伤后引发的血管痉挛是导致颅内压增加、脑缺血发生的主要原因。临床发生不明原因的颅内压增高时，则应高度怀疑脑血管痉挛，经颅超声多普勒检查可以明确颅内是否发生脑血管痉挛。

引起脑血管痉挛的原因有很多，但临床较为常见的为蛛网膜下隙出血，其发生机制尚不明确，生物活性物质参与其中。降钙素基因相关肽在颅内血液中的浓度与血管痉挛程度有关。严重脑血管痉挛的患者脑脊液中就能检出降钙素基因相关肽。降钙素基因相关肽在蛛网膜下隙出血发生后即达到高峰，最后逐渐减少，在出血后的 7~14 天，脑血管中则不再存在降钙素基因相关肽。因此临床上在蛛网膜下隙出血后静脉外给予降钙素基因相关肽可改善血管痉挛症，经蛛网膜下池注入降钙素基因相关肽也可使脑血管痉挛明显缓解。此外，蛛网膜下隙出血时血液中的血红蛋白、血栓素等渗入脑脊液，诱导内皮素-1 的表达，引起脑血管痉挛。蛛网膜下池内注入内皮素-1 的受体拮抗剂后可缓解脑血管痉挛。

严重的颅脑创伤可引起脑灌注压不足和脑血管痉挛。临床上常见的脑血容量、动静脉含氧量之差和脑血流量变化的相互关系见表 4-1。

表 4-1　脑血流量、脑血容量和动静脉含氧量之差状态变化的相互关系

| | 脑血流量 | 脑血容量（颅内压） | 动静脉含氧量之差 |
|---|---|---|---|
| 氧代谢率<br>（生理调节限度内） | ↓ | ↓ | — |
| 脑灌注压<br>（自动调节正常） | — | ↑ | — |
| 脑灌注压<br>（自动调节失常） | ↓ | ↓ | ↑ |
| 血液黏滞度<br>（自动调节正常） | — | ↓ | — |
| 血液黏滞度<br>（自动调节失常） | ↑ | ↓ | — |

续表

| | 脑血流量 | 脑血容量（颅内压） | 动静脉含氧量之差 |
|---|---|---|---|
| 二氧化碳分压<br>（过度换气） | ↓ | ↓ | ↓ |
| 脑大血管的直径<br>（脑血管痉挛） | ↓ | ↑ | ↑ |

结合表 4-1 我们可以得出，在自动调节范围内，脑灌注压降低将反射性地导致脑血管代偿性扩张，使得脑血流量和动静脉含氧量之差保持恒定；而脑血管直径和脑血容量的增加，将会使颅内压随之增高。反之，当压力自动调节机制失常时，根据 Poiseuille 公式，脑灌注压的降低会导致脑血流量的降低，而动静脉含氧量之差代偿性地增加。在此情况下，脑血容量的减少将会导致颅内压降低。

血管直径的变化可影响脑的灌注压及脑血容量的变化。而脑血容量被认为是决定颅内压的主要因素，因此血管直接也间接影响颅内压变化。脑血流量和脑血容量的关系可以用 Poiseuille 公式表达：

$$CBV=CBF\times MTT$$

式中，CBV 为脑血容量，CBF 为脑血流，MTT 代表血液流经脉管系统的平均通过时间。

如 Poiseuille 公式描述的那样，脑血流量可由多个因素所决定，而脑血容量则仅由血管直径决定，血管直径与脑血容量呈正相关。当脑血管发生痉挛时，血管直径的减小导致脑血流量的降低和动静脉含氧量之差的增加。血流的减少引起脑动脉扩张和脑血容量的增加。

甘露醇和过度换气治疗，可以抑制血管收缩和降低颅内压。人体发生颅脑创伤时，如果脑血流自动调节机制正常，甘露醇的使用并不影响脑血流量。而过度换气治疗在降低颅内压的同时脑血流量也下降，这会严重影响脑灌注，使病情进一步加重，因此临床上少用过度换气治疗颅脑损伤。

脑缺血、脑梗死也是颅脑创伤常见的并发症之一。有数据表明，严重颅脑创伤尸检结果中 90% 的病例有不同程度的脑缺血。颅脑缺血性损害一般发生在严重颅脑创伤的早期。采用 $^{133}$ 氙（$^{133}$Xe）技术测定脑血流量可以发现，颅脑创伤 4 小时内 28% 的患者的脑缺血损害已然发生（脑血流量＜180ml/min）。随着治疗病程的延长，脑缺血患者逐渐减少（表 4-2）。

表 4-2 颅脑创伤后局部脑缺血发生情况

| 创伤后时间 | 病例数 | 存在局部脑缺血病例数 |
|---|---|---|
| 0.7～4 小时 | 58 | 16（28%） |
| 4～8 小时 | 15 | 3（20%） |
| 8～24 小时 | 29 | 0（0%） |

颅脑创伤患者最初 4 小时平均动静脉含氧量之差为 7.1ml/L，但临床状况差者（格拉斯哥昏迷评分 3 分或 4 分）动静脉含氧量之差为 8ml/L，表明格拉斯哥昏迷评分低的患者存在明显的脑缺血。而硬脑膜下血肿和弥漫性脑肿胀最易合并脑缺血（表 4-3）。表 4-2 和表 4-3 中的局部脑缺血系指在一个完整的脑叶、基底节区或脑干的脑血流量≤18ml/（100g·min）。

表 4-3 最初的 CT 发现和局部性脑缺血的发生率

| CT 发现 | 病例数 | 局部脑缺血发生率（%） |
|---|---|---|
| 硬脑膜外血肿 | 5 | 0 |

| CT 发现 | 病例数 | 局部脑缺血发生率（%） |
|---|---|---|
| 硬脑膜下血肿 | 22 | 41 |
| 脑挫伤 | 36 | 6 |
| 弥漫性脑肿胀 | 16 | 50 |
| 正常 | 13 | 0 |

由颅脑创伤继发缺血性损伤，所造成的神经功能损害是一直以来临床关注的焦点。但对于颅脑创伤后能够应用升压药增加脑灌注，学术上存在争论。在国内未曾行颅内压监测时，临床医生曾以降低颅内压的方法保证充足脑血流量，来治疗创伤后的缺血性脑损害。从理论角度来说，一定范围内升高平均动脉压可使脑灌注增加，临床上也可观察到一些患者平均动脉压升高后颅内压随后降低。但有学者认为，颅脑创伤后升高平均动脉压也存在潜在的危险，其原因在于多个方面：①如果创伤导致人体脑血流自动调节机制受损，则颅内压会随着平均动脉压升高的同时增加。②如果血-脑屏障因颅脑损伤而导致破坏，此时使用升压药可以造成局部脑血管收缩。③平均动脉压的升高会加重肺和肾脏的负担。

多巴胺作为临床上应用最为广泛的升压药物，其作用受体为多巴胺受体、5-羟色胺受体、α肾上腺受体和β肾上腺受体。多巴胺作用于5-羟色胺受体和α肾上腺受体引起脑血管收缩，而作用于D1-多巴胺受体则引起脑血管扩张。因此，当血-脑屏障因创伤受到损害时，多巴胺的应用可引起脑血管收缩和脑血流量降低。

临床研究表明，如果正常脑血流自动调节机制受损，则平均动脉压升高30mmHg可使脑血流量明显增加伴有颅内压降低；在生理状态下，则对颅内压无明显调节作用。颅脑损伤患者脑灌注压维持在70～80mmHg，提示预后良好。

平均动脉压的升高另一个潜在危险因素是对肺和肾的损害。据Robertson等研究表明，对颅脑损伤的患者应用多巴胺升高平均动脉压，其呼吸窘迫综合征的发生率明显高于对照组，结果说明平均动脉压的升高可引起或加重肺的损害。

也有学者认为，使用多巴胺升高平均动脉压可以改善脑血流量，而关于脑血管痉挛和脑水肿的发生有待于进一步研究。对颅脑创伤导致脑血流自动调节机制损害的患者，应用多巴胺可改善缺血区的脑灌注量。因此颅脑损伤者适当升高平均动脉压是有益的。

当颅脑损伤患者氧的供应得不到有效改善时，人脑自动启动保护机制，通过降低氧代谢率作为氧供应不足的代偿。巴比妥类镇静剂可降低神经元突触间神经递质传递效率，通过脑代谢-脑血流量匹配机制，从而降低脑血容量和颅内压。另外，巴比妥类镇静药物还有抑制氧自由基和脂质过氧化物的作用，因此当其他控制颅内压的手段无效时，给予一定量的巴比妥类药物，可达到降低颅内压的效果。研究结果显示，对25例颅内压>40mmHg的颅脑创伤患者应用巴比妥类镇静药物，颅内压均得到不同程度的降低，且预后良好。

此外，亚低温治疗一直以来都被认为可以改善重型的颅脑损伤，具有降低氧代谢率和脑血流量的作用，使受伤后的脑组织处于较低的能量产生与消耗的平衡状态中。但目前的临床研究及荟萃分析却显示互相矛盾的结果。最新研究显示，与未接触低温治疗的患者相比，低温治疗可降低死亡率。温和、长程、复温速度<0.25℃/h与更好的转归相关，低温治疗才是有益的。

# 第五章　麻醉前术前评估

神经外科患者的麻醉一方面要考虑颅脑解剖和生理的特殊性；另一方面要充分认识颅内疾病不仅累及脑神经、脑干和脑内稳态平衡，而且可能影响全身各主要脏器的功能。熟悉神经外科手术患者的特点及神经外科麻醉的基本要求，做好术前准备和术中管理，对保证围手术期安全有重要意义。麻醉医师对患者术前评估的主要目的是：①估计麻醉风险；②针对患者、手术和手术医师特点选择适当的麻醉技术和药物；③估计可能出现的并发症并选择有效的监护手段以预防或处理并发症；④对能够减少麻醉和手术风险的术前检查和治疗提出建议；⑤对术后需要特殊监护的患者作出计划。

## 第一节　麻醉前访视

麻醉前访视在获得患者一般情况和主要脏器功能状态的基础上，还应重视与手术医师的充分沟通并取得一致意见。

### 一、一般情况

#### （一）病史

病史询问中应重点掌握和麻醉相关的问题。是否有吸烟、饮酒嗜好及每日吸烟、饮酒的量；用药史应特别注意降血压药物、β受体阻滞剂、洋地黄、利尿剂、抗凝剂、镇静安定剂、抗抑郁药、抗癫痫药物、激素和某些化疗药物等的使用情况，有无吸食毒品史；过敏史，尤其对生物制品和抗生素药物的过敏情况；既往疾病特别是循环、呼吸、消化、内分泌和血液系统病史。曾经有麻醉手术史的患者应仔细询问有无气管插管困难、麻醉后苏醒延迟、麻醉后黄疸、肌痛和术后严重的呼吸困难病史，必要时应查阅有关病历。了解家族成员中是否发生过与麻醉有关的严重问题，对家族中有恶性高热病史的患者应避免使用有关麻醉药。

#### （二）症状

麻醉前应加以充分了解具有颅脑和脊柱临床特点且和麻醉最为相关的几种常见症状。

**1. 颅内压增高**　可以导致一系列生理功能的紊乱，包括脑水肿、脑疝和脑干出血等。颅内压增高代偿期没有特异性的体征和症状，可出现头痛、呕吐、视神经盘水肿等，病变进一步发展可以引起脑缺血反应，如心动过缓、呼吸缓慢、血压升高等。颅内压增高失代偿期昏迷加深，脉搏转快而细，呼吸不规律至呼吸衰竭，血压下降继而呼吸、心脏停搏。少数患者可首先表现为胃肠道功能紊乱，如应激性溃疡形成甚至并发穿孔出血等。

**2. 癫痫**　可分为局限性和全身性，如果反复发作会导致脑缺氧，尤其是癫痫持续状态最为严重。癫痫患者术前常需行抗癫痫治疗。

**3. 颈髓损伤**　颈髓损伤并发呼吸困难或肺炎，麻醉前必须引起注意，而且全身麻醉气管插管时避免颈部的活动导致病情加重。

**4. 脊髓休克**　患者横断面以下节段外周血管扩张、血压下降、膀胱内尿充盈和直肠内粪积聚，麻醉时应注意纠正低血压等并发症。

#### （三）体格检查

应注意患者有无贫血、脱水、发绀、消瘦或过度肥胖等。常规测量体重，尤其是小儿患者，根据实际体重决定用药量。重点关注与麻醉密切相关的上呼吸道、呼吸和心血管系统。对手术中拟行有创动脉压监护的患者应常规行 Allen 试验。

### （四）辅助检查

40 岁以上患者和查体心脏有心律失常患者需行心电图检查，必要时行心脏超声、冠脉 CTA 等确诊其性质并给予处理；过度肥胖伴有换气功能下降则需要行肺功能检查，麻醉医师要了解患者的特殊检查结果，包括血常规、凝血功能、肝肾功能、电解质、病毒四项和尿常规等，可以结合病变部位、手术体位、手术难度、术中预计出血量，制定麻醉计划。

## 二、手术情况

需要与手术医师了解手术的目的和切除范围、手术方式、基本步骤、手术难易程度和时间等。特别应重点了解手术部位、体位、预计出血量、是否需要特殊的麻醉技术（如低温、控制性降血压、血液回收等），以及术中可能出现的特殊情况等。

### （一）麻醉分级

目前麻醉前评估仍沿用美国麻醉医师协会（ASA）提出的患者全身体格健康状况分级（表5-1）。ASA 将患者全身情况分为 5 级，其中 1 级和 2 级患者麻醉耐受力一般良好；3 级患者麻醉存在一定的危险，麻醉前应尽可能充分准备，对麻醉中、后可能出现的并发症要采取预防措施；4 级和 5 级患者麻醉危险性极大。

**表 5-1　ASA 全身情况分级**

| 分级 | 标准 |
| --- | --- |
| 1 级 | 正常，没有手术外其他器官功能障碍 |
| 2 级 | 轻到中度系统功能障碍，不影响生活；已控制的良性高血压和糖尿病、高龄、肥胖、慢性支气管炎、心脏病和吸烟 |
| 3 级 | 严重系统功能障碍已影响生活，未丧失工作能力；未控制的高血压和糖尿病、心脏病、慢性阻塞性肺疾病（COPD）、心绞痛 |
| 4 级 | 严重系统功能障碍，丧失工作能力，不手术会危及生命；慢性充血性心力衰竭（CHF）、未控制的心绞痛、严重的肺和肝肾疾病 |
| 5 级 | 濒死患者，手术是生存的最后希望；未控制的出血、肺栓塞、升主动脉瘤（AAA）破裂等 |
| 急症 | 上述分级前加"E"以示需急诊手术 |

### （二）特殊情况的处理

患者存在特殊情况时，麻醉与手术前需作适当的处理，尤其是急症手术患者术前存在下列特殊情况时，必须采取有效的处理措施，改善患者情况，提高麻醉与手术的安全性。

**1. 颅内压增高与脑疝危象**　需紧急应用药物降低颅内压治疗。可快速静脉滴注 20%甘露醇 250～500ml 和（或）呋塞米 40～80mg。如果有急性阻塞性脑积水应立刻行侧脑室穿刺引流。

**2. 休克**　颅脑和脊柱损伤合并其他脏器如肝、脾、肾损伤及其他部位骨折等常导致失血性休克，应立即补充循环血容量，纠正休克后方可手术。

**3. 缺氧**　对于严重缺氧患者不可仓促手术，应积极纠正缺氧病因，如保持呼吸道通畅、吸痰，必要时尽快行气管插管甚至机械通气辅助呼吸。

**4. 一般情况不佳**　心、肺、肝、肾功能明显异常，在病情允许下应先做必要的内科处理。

## 第二节　麻醉前器官功能评估

### 一、呼吸系统

术前呼吸功能的评价不仅要考虑患者已经存在的呼吸系统疾病，还应考虑患者的年龄、是否有吸烟史、手术方式、手术持续时间和麻醉方式等影响因素。

### （一）术前肺功能的准备

有报道术前短期戒烟可显著改善患者的预后；手术前有目的地进行深呼吸等肺扩张练习也有利于术后呼吸功能的恢复；还有报道应用间断加压呼吸、胸部理疗、雾化吸入等可改善患者的预后。

### （二）术前肺功能检查

对于肺功能不佳的患者，肺功能检查至关重要，可得到用力肺活量、中期流速等呼吸参数，并计算呼气高峰流量及最大呼气量25%、50%和75%等参数。有报道一秒率最大呼气量明显降低（＜预计值50%）的患者术后出现呼吸系统并发症的危险明显增加。对于可疑高危患者应监测动脉血气，目前认为$PaCO_2$高于45mmHg的患者术后发生呼吸系统并发症的概率明显增高。

## 二、心血管系统

心脏病患者进行任何手术或全身麻醉均存在一定的危险性，手术前掌握患者的病史和查体有助于对患者围手术期心血管系统并发症危险性的判断。有报道指出术前没有心脏病的患者围手术期心肌梗死的发病率为0.2%，而有陈旧性心肌梗死病史的患者围手术期再梗死率为17.7%，心肌梗死的死亡率则高达69%。20世纪80年代曾报道心肌梗死后3个月内患者手术的再梗死率达27%～37%，一般认为最安全的手术时间是梗死后6个月。但随着超声心动图、心脏造影等技术进步和有创性血流动力学监测技术在麻醉中的使用，围手术期再梗死的发病率和死亡率显著降低。

### （一）年龄

曾有报道高龄是围手术期心脏疾病的高危因素，近年来发现决定围手术期危险性的是患者心脏功能状态而非年龄。一项对65岁以上老年非心脏手术的调查表明，具有一种以上Goldman高危因子（如S3奔马律、6个月以内的心肌梗死、有明显血流动力学改变的主动脉狭窄、明显的心律失常和全身营养不良）的患者出现严重心脏并发症的概率为25%；而运动实验结果良好的患者发病率则明显降低。

### （二）运动实验

在Goldman所调查的1001例患者中有8.6%心电图表现为静息状态下ST段压低的缺血表现，但与围手术期心血管并发症发生没有相关性。目前多数临床医师认为在运动实验基础上的心脏核素造影是无创性心脏检查中最敏感的，对一些心脏病危险人群（如糖尿病、高血压、高血脂、吸烟）应在术前检查中适当选用。

### （三）药物实验

具有冠心病中度危险的患者完成运动实验有一定的风险，可以选择药物实验。有报道提出如果双嘧达莫-铊造影显示有血液再分布那么围手术期的风险明显增高，认为中度危险患者如经过检查发现问题并能够给予及时治疗，则能明显降低围手术期心脏并发症的发病率。

### （四）常见心血管疾病

**1. 高血压** 患者麻醉中喉镜置入和气管插管可使患者收缩压升高20～30mmHg，血压突然升高不仅增加心脏负荷，加重心肌缺血，引起围手术期心绞痛甚至心肌梗死，还可引起心律失常等严重并发症，对于颅内动脉瘤患者甚至有引发动脉瘤破裂等致命危险，因此必须予以高度重视。

**2. 充血性心力衰竭** 将导致心功能降低是围手术期心源性死亡的高危因素之一。左心衰竭患者术前经过治疗如果能使血流动力学恢复正常，心源性死亡的危险性将显著下降。心力衰竭患者的处理必须针对病因治疗，原发心力衰竭及继发于缺血的心力衰竭的处理原则和危险性完全不同，后者通过对缺血病因治疗可使心功能明显改善。

**3. 瓣膜性心脏病** 瓣膜性心脏病患者中以主动脉瓣狭窄，特别是伴有心绞痛和（或）心力衰竭者危险性最大，一般需推迟手术并行瓣膜置换术，但也应考虑患者的全身情况和神经外科手术的紧迫程度。瓣膜性心脏病患者围手术期危险性与其术前症状和心功能分级相关，其中有明显的慢性心力衰竭症状的患者（心功能Ⅲ～Ⅳ级）危险性最大，术前必须给予有效的治疗。

## 三、血 液 系 统

患者术前血液系统的评估包括病史、体检和实验室检查。血液系统异常可以是原发的，也可能继发于神经系统病变。

### （一）病史和体检

患者可表现为疲乏无力、呼吸困难和心悸等。粒细胞数量或功能降低多表现为鼻腔、肺或尿路的细菌感染率增加；淋巴细胞减少表现为反复的念珠菌感染和带状疱疹感染；血小板或凝血功能障碍患者常有皮肤黏膜瘀斑、外伤后止血困难等病史。

### （二）实验室检查

**1. 贫血** 术前贫血患者不能仅为达到正常值而机械地输血，应针对病因治疗。小细胞性贫血应完善铁蛋白、血浆铁和运铁蛋白水平等检查。大细胞性贫血应完善血浆维生素 $B_{12}$、叶酸和半胱氨酸水平检查，必要时进行骨髓检查，对于维生素 $B_{12}$ 缺乏的患者应立即给予口服维生素 $B_{12}$ 和叶酸。

**2. 红细胞增多** 血细胞比容和血红蛋白的异常增高可能是红细胞增多症、慢性缺氧的代偿性反应及血液浓缩。红细胞增多症、慢性缺氧的代偿性反应患者术前适当放血使血细胞比容在 45% 左右，血液浓缩患者给予适当补液，可明显降低围手术期风险。

**3. 白细胞减少** 中性粒细胞绝对值 $<0.5\times10^9$/L，患者发生感染的危险明显升高，应推迟手术以明确病因。

**4. 白细胞增多** 首先考虑细菌感染，药物过敏，血栓性静脉炎，急、慢性白血病，非霍奇金淋巴瘤和其他恶性肿瘤。

**5. 血小板减少或功能下降** 血小板减少可能是原发性血液病，或者继发于自身免疫疾病、过敏、感染等。处理应先祛除抑制性因素，必要时输注正常血小板和补充缺乏的辅助因子。

**6. 凝血因子异常** 患者多表现为凝血酶原时间和活化部分凝血活酶时间延长，患者多有家族史或阳性病史，必须进行凝血因子的实验室检查以确定病因。应注意血管性血友病患者，使用血浆冷沉淀有效。

## 四、内分泌及代谢功能

重型颅脑损伤、高血压脑出血、鞍区附近肿瘤或颅内肿瘤术后放疗会影响下丘脑-垂体轴的功能，造成人体内分泌或代谢失调。

高危患者术前必须对垂体功能进行评估。垂体功能低下首先改变的一般为生长激素和促性腺激素，而促肾上腺素和促甲状腺素下降出现较晚，但术前须加以重视并充分治疗，因为肾上腺和甲状腺衰竭对手术患者往往是致命的。

**1. 低皮质醇血症** 术前肾上腺功能不全患者围手术期需要应用应激剂量的糖皮质激素治疗，以防出现肾上腺危象。因为有些低皮质醇血症患者临床症状可仅表现为无力、衰弱等不典型症状，所以对怀疑肾上腺功能不全的患者术前应行皮质醇水平监测，必要时可进行刺激诊断实验，如促肾上腺皮质激素刺激实验。

**2. 低甲状腺素血症和高甲状腺素血症** 甲状腺素水平降低可导致药物代谢减慢、液体潴留。因此了解甲状腺功能需测定总甲状腺素、总三碘甲腺原氨酸（$T_3$）和促甲状腺素至关重要。甲状腺素水平降低明显患者如果进行择期手术需要甲状腺激素替代治疗使甲状腺功能达到正常水平。

手术应激很可能诱发甲状腺功能亢进患者出现甲亢危象，所以一般要待甲状腺功能控制后再行手术。

**3. 抗利尿激素缺乏**　抗利尿激素缺乏引起的尿崩症，典型表现为烦渴、多尿、高血钠、尿比重降低和渗透压下降。甲状腺功能低下或肾上腺皮质功能不全引起的尿潴留也会掩盖尿崩症的表现。限水实验有助于完全性和部分性尿崩症及尿崩症和原发性烦渴的鉴别，但必须注意其可能导致严重脱水和电解质紊乱。对口渴反射正常的轻度尿崩症患者一般通过口入或静脉液体治疗即可控制。该类患者术前最重要的是保持血容量和电解质的稳定。

**4. 抗利尿激素分泌失调综合征和低钠血症**　低钠血症见于使用抗利尿激素的同时给予过量液体、抗利尿激素分泌失调综合征、肾上腺功能低下、甲状腺功能低下等情况。在明确病因后，对病程较短的患者通过限制液体或输入高张盐水（已出现抽搐或精神改变的患者）即可纠正。对长时间低钠血症的患者纠正过快会引起脑桥中央髓鞘溶解，因此治疗前必须进行周密计划。

# 第六章　颅内压增高与脑疝

## 第一节　颅内压增高

颅腔容纳着血液、脑脊液和脑组织，使颅内维持一定的压力，称为颅内压。由于脑脊液在颅脊髓腔可以自由流动，可将压力在颅脊髓腔内均衡地传递，所以平卧时在腰部脊髓蛛网膜下隙压力可以反映颅内压。成年人的正常颅内压为 0.7~2.0kPa（5~15mmHg），儿童的正常颅内压为 0.5~1.0kPa（3.5~7.5mmHg）。颅内压增高是成人颅内压超过 2.0kPa（15mmHg）、儿童颅内压超过 1.0kPa（7.5mmHg），从而导致一系列综合征。

### 一、概　　述

#### （一）颅内压增高的原因与代偿

导致颅内压增高的原因可分为以下三类：

颅腔内容物的体积增大：颅内血液、脑脊液和脑组织体积增大，常见脑水肿、脑积水、颅内静脉回流受阻和脑血流量增加等。

颅内空间相对变小：常见颅内发生占位性病变，如脑脓肿、颅内血肿和颅内良恶性肿瘤等。

颅腔的容积变小：常见先天性因素导致的畸形使颅腔的容积变小，如狭颅症、颅底凹陷症等。

颅腔容纳血液、脑脊液和脑组织，三者均不能压缩，但在一定范围内一种组织增多，另外组织相应减少，从而使颅内压仍保持在相对平稳的状态下，不致产生较大的波动，这是颅内压增高代偿。

颅内压增高代偿是有一定限度的，颅内脑脊液和血液的容积约各占颅内容积的10%，脑组织容积约占颅内容积的80%，所以从理论上对颅内压增高的快速代偿能力而言，最大代偿容量约为10%，婴幼儿由于囟门与颅骨骨缝未闭，可对颅内压的增高起一定的缓冲作用，颅内压增高代偿能力要高于成人。

**1. 颅腔内存在的三种内容物**　脑脊液、血液与脑组织在颅内压增高代偿中的不同作用：

（1）脑脊液容量变化对颅内压增高代偿：当发生颅内压增高时，在压力作用下脑脊液经第四脑室进入脊髓蛛网膜下隙，导致脊髓硬脊膜扩张，进一步造成硬脊膜外脂肪组织之内的静脉丛受到挤压，静脉血在压力作用下流出椎管，使颅脊髓腔增大，脑脊液的转移对颅内压的突然增高起到明显的缓冲作用。

（2）颅内血容量变化对颅内压增高代偿：当发生颅内压增高时，静脉即出现受压的情况，如果颅内压超过人体血压，桥静脉会被完全压缩，导致脑血流中断。Konodo 等应用充填硬脑膜外球囊增加猫的颅内压，当压力超过 2.6kPa（20mmHg），经过测量发现减少了约 32%猫颅内血容量，从而代偿颅内压增高。

（3）脑组织容量变化对颅内压增高代偿：成人脑组织中 75%~80%为细胞内液与细胞外液，其中细胞内液约为1100ml，占脑组织中液体的85%，细胞外液约为200ml，占脑组织中液体的15%。动物实验证明颅内压增高可以引起脑细胞外液和细胞内液缓慢减少，起到部分代偿的作用。

综上所述，当发生急性颅内压增高时，脑脊液可快速转移至脊髓蛛网膜下隙，成人颅腔内增加的容量可高达 15~20ml，从而起到代偿的作用。当发生慢性颅内压增高时，脑组织细胞外液的吸收与脑萎缩使脑脊液的吸收加快，颅腔内增加的容量可达 150ml，从而起到代偿作用。

**2. 容积压强曲线**　颅内容积增加的早期，因为有较强的代偿功能，颅内压可增高不明显或不增高，随着病情的发展，代偿功能逐渐消耗，当颅内容积超过某一临界点时，少量容积的增多将引起颅内压明显升高。1966 年 Langfitt 每小时向置于猴子硬脑膜外的橡皮囊中注入 1ml 的水，在注入 5ml 水以前，猴子颅内压上升缓慢，当注入 5ml 水以后则猴子颅内压陡峭上升，并绘出一典型的容积压强曲线，其为容积代偿功能失调的结果，颅内压越高，代偿功能就越差（图 6-1）。

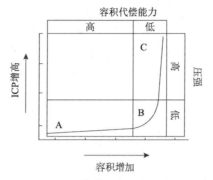

图 6-1　容积压强曲线与容积代偿能力示意图

ICP 为颅内压，病变容积增长缓慢，处于代偿期，仅引起颅内压轻度增高如图中 A 所示，病变容积增长导致失代偿，引起颅内压骤然增高如图 B、C 所示。

### （二）颅内压与脑血流的调节

**1. 脑血液循环的生理特点**　脑组织是机体血液供应最丰富的器官之一，正常成人静止状态下脑的供血量约占人体的 15%，但成人脑的平均重量仅占人体重量的 2%，这说明脑的功能活动需要人体较多的血液来维持。如此多的供血量主要是向脑供氧和营养物质，清除其代谢废物，同时运送激素与介质而实现脑组织对靶器官的调节功能。

脑之所以需要如此多的血液供应，原因之一是脑组织也没有足够的能量储备，只能由血液循环不断地供应，在兔的动物实验中证实兔脑糖原在血流停止的情况下仅能维持 3 分钟的耗能。另外，脑的耗氧量也很大，用一氧化氮法测定脑的耗氧量为 $3.3 \sim 3.5ml/（100g \cdot min）$，约占人体每分钟全部耗氧量的 20%，所以在重度缺血情况下很快就会发生脑供血供氧不足。以上表明中枢神经系统对缺血缺氧具有高度的敏感性，而且易于遭受缺血缺氧的损害。

**2. 颅内压增高对脑血流的影响**　颅内压增高对脑血流的影响首先表现为脑血液循环减慢，原因是当颅内压增高时，颅内静脉压也相应地升高，导致颅内动静脉压差变小，脑血液循环减慢。只有当动脉压也相应增高时，脑血流速度才有可能恢复。脑血液循环减慢可在数字剪影脑血管造影时观察到。正常成人脑血液总循环时间为 4~8 秒；其中动脉期为 1~3 秒；毛细血管期约为 0.5 秒，静脉期为 1.5~4.5 秒，当颅内高压患者行脑血管造影时会发现多数患者脑血液循环明显减慢，最慢时可达 15 秒，其中脑血液循环减慢在毛细血管期和静脉期最明显。严重颅内压增高昏迷的患者可由于颅内压达到全身动脉压的高度，致脑血流量为零。

### （三）颅内高压与脑功能的损害

颅内压增高特别是局灶性颅内高压，主要通过以下两个方面导致脑功能损害：一是脑移位和脑疝；二是脑血流量降低，导致脑缺血缺氧引起脑功能损害。

**1. 脑移位与脑疝对脑功能的损害**　颅内占位性病变可以导致该分腔颅内压高于邻近分腔，产生压力梯度，导致脑移位，如果使部分脑组织、神经血管受压和（或）脑脊液循环发生障碍而产生一系列临床症状引发脑疝，其中常见的是小脑幕裂孔疝、枕骨大孔疝、扣带回疝，它们对脑功能损害可归纳为以下 3 个方面。

（1）移位与疝出的脑组织对其他脑组织、神经的压迫与牵拉使之变形、移位，甚至扭曲，严重者导致坏死。

（2）疝出的脑组织对相应血管的压迫与牵拉，可以导致相应区域的缺血坏死，如大脑后动脉因小脑幕裂孔疝的压迫导致枕叶内侧面梗死。

（3）在出现脑疝的情况下，颅脊髓腔顺应性也会明显降低。Miller 曾提出整个颅脊髓腔顺应性的分布情况，脊髓腔约占颅脊髓腔顺应性的 30%，幕下约占颅脊髓腔顺应性的 20%，幕上约占颅脊髓腔顺应性的 50%。这就阐明了出现脑疝时，除了因为脑干受压导致患者病情加重外，还因为脑疝导致颅脊髓腔内的顺应性降低，颅内压剧烈增高，造成脑干损伤进一步加重，并由此形成恶性循环，如果不能够尽快解除患者脑疝状态，患者往往会很快死亡。

**2. 脑缺血对脑功能的损害** 当颅内压增高引起脑血流量下降时可以引发脑缺血缺氧，进一步导致脑功能的损害。脑缺血可分为全脑缺血和局部脑缺血。

（1）全脑缺血：颅内压增高引发的全脑缺血多为不完全性缺血，少数为完全性缺血，此时可有邻近脑动脉供血的分水岭区的脑梗死，它倾向发生于大脑半球凸面中线旁由前向后的弧形带的部位，即大脑前动脉与大脑中动脉供应的分水岭区；或发生于大脑中动脉和大脑后动脉位于颞叶的中下部位的分水岭区。

（2）局部脑缺血：占位性病变除浸润性病变直接破坏脑组织产生功能性损害外，还可致脑组织移位、病变邻近的血管自动调节障碍、缺血，病变邻近的颅内压可能高于腰椎穿刺或脑室所测的压力。

（3）弥漫性颅内压增高与局灶性颅内压增高的脑功能损害：正常脑组织对弥漫性颅内压增高较局灶性病变引起的颅内压增高的耐受性要强些，这是因为弥漫性颅内高压产生的脑移位与脑疝低于局灶性颅内高压，因此脑组织在短期内可耐受较高的颅内压。局灶性病变引起的颅内高压，当颅内压超过 3.3kPa（25mmHg）时，可能产生严重后果。因此分析颅内高压对脑功能损害应考虑到颅内压的水平与颅内压增高的原因两个因素。此外，如位于小脑幕附近的病变尤其是颞叶占位性病变可在疾病的早期出现小脑幕裂孔疝，而此时颅内压可能不是很高，这类病变产生脑损害的机制，是以小脑幕裂孔疝导致脑干损害为主。然而，弥漫性颅内压增高或远离天幕的占位性病变，则常在颅内压增高到相当的程度后才出现脑疝，此时颅内高压导致脑血流量不足的损害则成为脑损害的主要因素。如急性硬脑膜下血肿，当脑中线移位 10mm 时，颅内压力可高达 6.7kPa（50mmHg）；慢性硬脑膜下血肿，当脑中线移位达 20mm 时，颅内压力仍可能增高不明显。这主要是由于造成颅内压力增高的速度不同，颅腔内空间代偿机制得以充分发挥之故。

## 二、分　　类

**1. 依据颅内压增高的范围分类**

（1）局灶性颅内压增高：颅内局部占位性病变，导致该部位颅内压先增高，随着病情的进展，颅内高压向远处传递，形成颅内各分腔的压力差，这也是形成脑疝的主要原因。

（2）弥漫性颅内压增高：脑实质弥漫性增大和颅腔相对狭小，导致颅腔内各分腔压力均匀性升高，没有明显压力梯度，脑组织没有明显移位，临床上常见交通性脑积水、弥漫性脑水肿、弥漫性脑膜脑炎等。

**2. 根据病情的进展速度分类**

（1）急性颅内压增高：病情进展迅速，颅内压增高导致的症状和体征较重，常见于急性颅内出血。

（2）亚急性颅内压增高：病情进展较快，颅内压增高导致的症状和体征较轻，常见于炎症和颅内恶性肿瘤。

（3）慢性颅内压增高：病情进展较为缓慢，可长期没有颅内压增高导致的症状和体征，常见于脑膜瘤等颅内良性肿瘤和慢性硬脑膜下血肿。

## 三、病　　因

**1. 颅内肿瘤**　是导致颅内压增高的常见原因，其对颅内压增高程度的影响取决于肿瘤的体积、生长速度和部位。如脑室内肿瘤可以在早期堵塞脑脊液循环通路引发颅内压增高；颅内恶性肿瘤和转移瘤因为生长迅速且引发周围脑组织严重的脑水肿，所以也可以较早地出现颅内压增高；一些颅底部和大脑凸面的颅内良性肿瘤，因生长缓慢，可长期无颅内压增高症状。

**2. 颅脑损伤**　外伤性颅内出血和脑水肿是引起急性颅内压增高的最常见原因。

**3. 颅内炎症**　脑脓肿可以引发局灶性颅内压增高，化脓性脑膜炎等弥漫性炎症可以引发弥漫性颅内压增高。

**4. 脑血管疾病**　脑梗死和脑栓塞可以引发相应区域局限性脑水肿导致颅内压增高；颅内动脉瘤和脑血管畸形未破裂出血很少引发颅内压增高，但是一旦破裂出血可引发明显的颅内压增高。

**5. 颅脑先天性疾病**　狭颅症导致颅腔狭小，限制脑发育引发颅内压增高，小脑扁桃体下疝可以影响脑脊液回流，引发颅内压增高。

**6. 脑缺氧**　常见于溺水、呼吸心搏骤停等患者，脑缺氧导致脑水肿引发颅内压增高。

**7. 脑寄生虫病**　尽管随着国家预防医学发展，脑寄生虫病的发生率大幅度下降，但是在牧区仍有散发，脑寄生虫本身可导致占位性病变，同时可以引发脑积水导致颅内压增高。

**8. 良性颅内压增高**　脑蛛网膜炎、静脉窦血栓和部分代谢性疾病可以导致良性颅内压增高。

## 四、临　床　表　现

**1. 头痛**　多为持续性的胀痛，可阵发性加剧，咳嗽、打喷嚏或用力等均可使头痛症状加重，这是颅内压增高刺激或牵扯血管、脑膜和神经所致。头痛清晨加重，可能是夜间较久的平卧、呼吸抑制使二氧化碳分压升高。

**2. 呕吐**　常伴随头痛而发生，呕吐多呈喷射性，但呕吐后头痛也随之有所缓解。

**3. 视神经盘水肿**　是可靠的诊断颅内高压的客观指标，这是由于颅内压经过视神经鞘传至眼内，导致眼底静脉回流受阻所致，长时间视神经盘水肿会引发视神经萎缩与视力下降，甚至导致失明。

**4. 意识障碍**　颅内压增高可导致不同程度的意识障碍，目前常用格拉斯哥昏迷评分进行评估。

**5. 生命体征变化**　较重的颅内高压可出现血压升高、脉搏缓慢及呼吸不规则，称为脑缺血反应，乃因脑干缺血所致，可见于 1/3 的枕骨大孔疝的患者。

头痛、呕吐与视神经盘水肿是颅内高压的三大主要症状。但三大主症与颅内高压的程度并非完全一致的相关。在诊断时应有所警惕。

## 五、特殊检查方法

行特殊检查的目的是明确是否存在颅内压增高和了解颅内压增高的程度，进一步找到造成颅内压增高的病因。宜先根据患者的临床症状和体格检查结果，经过详细分析后，对导致颅内压增高病变的定位、定性有了初步了解，针对性地选用不同的特殊检查方法，才能取得良好的效果。目前这些检查方法包括腰椎穿刺测压与留取脑脊液进行相关化验、颅内压监测、经颅多普勒、颅骨 X 线检查、头颅 CT、头颅 MRI、单光子发射计算机体层摄影和正电子发射体层摄影等。

## 六、治　　疗

颅内压增高的治疗目的是尽可能降低颅内压，维持足够的脑灌注压与能量供应，预防和减轻脑移位或脑疝。

## （一）一般治疗

目的是保证颅内压增高患者充足的脑供血供氧和降低机体对氧的消耗，力争保持平衡的生理状态。

**1. 镇静** 颅内压增高患者应保持安静，躁动可以增大机体的氧耗，不利于病情恢复，应首先消除引起不适的病因，如尿潴留等，必要时可应用镇静剂控制。

**2. 体位** 颅内压增高患者应取头高位，一般头部抬高 20°～30°，以利于静脉回流，有助于降低颅内压。

**3. 氧疗** 因为中枢神经系统对缺血缺氧高度敏感，所以颅内压增高患者保证充足的氧气供应至关重要。首先要保证呼吸道通畅，对呼吸道分泌物较多者要尽早清除分泌物，必要时行气管插管或切开，氧气吸入。

**4. 维持内环境稳定** 力争保持血糖、血压、血 pH、血氧与二氧化碳分压、电解质均在正常范围。维持正常血容量与血渗透压。

## （二）降低颅内压增高的药物治疗

凡颅内压高于 2.7kPa（20mmHg）者，应开始进行降低颅内压的处理。如果颅内压超过 5.3kPa（40mmHg）者，应尽快采取更得力的措施来降低颅内压。

**1. 甘露醇** 是目前应用最广泛、安全有效的制剂。其作用机制是快速注入后，血浆渗透压会迅速增高，在血-脑屏障作用下，于脑组织液和血浆之间形成渗透压梯度，使脑组织液体转移至血管内，同时甘露醇可以抑制脉络膜丛分泌，减少脑脊液生成，降低颅内压。临床常用 20%的甘露醇溶液，成人用量每次 0.25～1g/kg，静脉缓慢推注或滴注，15～30 分钟内滴完。一般在用药 5 分钟后起效，30 分钟后到达高峰，3～6 小时作用消失。

甘露醇有快速降低颅内压的作用，但也有一定的副作用，分述如下。

（1）水电解质紊乱：甘露醇应用后可以导致脱水、血容量不足和电解质紊乱，如低血钠、低血钾或低血钙。

（2）肾功能损害：甘露醇用量过大或过久，可发生肾功能损害甚至肾衰竭。

（3）血栓性静脉炎：为甘露醇导致血管内皮细胞脱水，血小板局部聚集释放活性物质，导致静脉通透性增高，白细胞浸润，产生无菌性静脉炎。

**2. 甘油** 同样作为高渗性脱水剂，静脉滴注后通过改变脑组织液和血浆之间的渗透压而发挥降压作用。有学者比较 10%甘油与 20%甘露醇静脉注射脱水效果，发现甘露醇和甘油降低颅内压的效果相似，但应用甘油降颅内压开始的时间与高峰时间比甘露醇稍晚，降低颅内压的持续时间比甘露醇持续时间稍久。

**3. 高渗性盐水** 其降低颅内压的效果与甘露醇相似，但升血压、扩容与改善脑灌注压作用优于甘露醇，且副作用较少较轻，获得越来越广泛应用。另外高渗性盐水无利尿作用，从而避免了低血压的发生。动物实验阐明高渗性盐水主要是通过对正常脑组织的脱水作用来降低颅内压的，但是其对异常脑组织脱水作用较差，所以脑组织损伤范围越大，其脱水效果越差。

**4. 呋塞米** 为利尿性脱水剂，其机制是增加肾小球滤过率，减少肾小管对 $K^+$、$Na^+$ 等的重吸收而起到利尿和脱水作用。成人每次 20～40mg 口服、肌内注射或静脉滴注，每 2～8 小时 1 次。

**5. 人血清蛋白** 通过增加血容量和维持血浆渗透压起脱水作用。每 5g 人血清蛋白溶解后，其维持人体渗透压的作用相当于约 200ml 全血或 100ml 血浆的功能。

呋塞米与人血清蛋白联合应用，呋塞米通过利尿作用导致脱水，不会引起心脏负荷的增加，人血清蛋白能够提高血浆胶体渗透压吸收水肿液进入血管中，以维持血容量；两者联合应用脱水作用较甘露醇脱水效果缓和但更持久，Albright 将两者联合应用称为"正常血容量脱水"。因其副作用较少，尤其适用于有心、肾功能障碍的患者。

### （三）降低颅内压增高的手术治疗

**1. 脑室脑脊液引流** 既可以引流出脑脊液降低颅内压，又可以廓清脑水肿液、脑组织和脑脊液代谢物。水肿的脑组织压力高于邻近脑组织和脑室，形成压力梯度，脑水肿液流向压力较低的脑室内，再从引流导管缓慢流出。

严重脑缺血、缺氧或颅脑创伤常伴有脑组织和脑脊液中乳酸蓄积，脑室脑脊液引流又可清除脑脊液的乳酸及其他代谢产物；颅内的血液与凝血酶等均可加重脑水肿，引流出血性脑脊液也可避免脑水肿的加重，同时可减少脑积水的发生。

**2. 减压性颅骨切除术** 对于严重颅内高压，当应用其他降压措施无效时，可予减压性颅骨切除术以降低颅内压，可降低病死率，但会增加病残率。当前尚无较为肯定的研究结果证明此手术能够改善预后。

### （四）降低颅内压增高的其他治疗

**1. 亚低温的应用** 亚低温疗法是通过减少脑耗氧量和脑血管收缩而降低颅内压。有研究表明体温每降低 1℃，脑耗氧量和颅内压将下降 5%～6%。亚低温治疗有望降低损伤的脑组织变性与坏死程度，使病理损害不再发展，有利于后期神经组织的恢复。

Clifton 等分别对 102 例与 392 例随机分组的亚低温治疗（≤35℃）组和对照组相比，治疗效果无明显差异。但 45 岁以下的严重颅脑损伤的患者入院后即行亚低温治疗，与对照组比较疗效较好，有明显差异。

**2. 过度通气** 过度通气使血液中二氧化碳分压降低，将引起低碳酸血症，导致脑血管收缩和脑血流量减少，颅内压下降。

过度通气是通过降低脑血流量而降低颅内压，其副作用是脑缺氧。Meixensberger 应用过度通气治疗 28 例颅脑损伤患者，发现其中 54%已有脑血流量减少，治疗后脑血流量减少得更多，因此提出应选择性地应用过度通气治疗。

**3. 巴比妥盐昏迷** 大剂量的巴比妥令全身麻醉抑制脑的代谢活动，从而导致脑血流量降低和颅内压下降。在治疗的过程中最常见的并发症是低血压，所以仅能用于血流动力学较稳定的患者。最常用的药物是硫喷妥钠和戊巴比妥。

# 第二节 脑 疝

大脑镰与小脑幕将颅腔分为三个腔，分别容纳左右大脑半球和小脑。当某分腔颅内压增高到一定程度时，脑组织通过颅内各个分腔之间的裂隙或孔洞向压力相对较低的分腔移位，从而产生一系列临床症状，导致脑疝。根据脑疝发生的部位与疝出组织的不同，可分为许多类型并有不同的命名，如小脑幕裂孔疝、枕骨大孔疝、扣带回疝及蝶骨嵴疝等。

临床上以小脑幕裂孔疝和枕骨大孔疝导致的颅内压增高危象最为常见。颅内压增高危象是由于移位的脑组织嵌顿在分腔之间的裂隙，压迫脑干、神经和血管造成的，可同时阻断脑脊液的循环通路，且病情进展迅速，危及生命。

小脑幕裂孔疝多见于幕上占位病变，枕骨大孔疝多见于幕下占位病变。

## 一、小脑幕裂孔疝

幕切迹与中脑之间有蛛网膜下池环绕，前方脚间池发生的脑疝称为前疝；后方四叠体池发生的脑疝称为后疝。幕上弥漫性颅内高压，则脑疝常为双侧性的，可形成完全性的环形疝。

### （一）幕切迹前疝

颞叶的钩回部疝发生于脚间池，它是小脑幕疝中最常发生的疝。

幕切迹前疝表现为患者意识障碍呈进行性加重，与脑干网状结构受到累及有关。一侧半球占位性病变引发幕切迹前疝，先出现同侧瞳孔缩小，原因为颞叶钩回从上部压迫动眼神经，刺激作用导致短暂的瞳孔缩小，很快发生患侧瞳孔扩大，直接对光反射和间接对光反射均消失，这是因为动眼神经麻痹。病情进一步进展，脑干动眼神经核缺血导致对侧瞳孔散大。可压迫同侧的大脑脚而致对侧肢体运动功能障碍，也有少数患者与同侧运动区受累有关。由于中脑受到挤压，患者表现为去大脑皮质状态。因为呼吸中枢受到累及，呼吸逐渐变慢而深，甚至发生呼吸停止。

部分发生小脑幕裂孔疝而抢救成功的患者，出现对侧的同向偏盲系脑疝时压迫同侧大脑后动脉引发枕叶梗死所致。

### （二）幕切迹后疝

颞叶内侧后部疝入四叠体池。因为四叠体池后方空间较窄，所以后疝的发生率明显低于前疝。如果四叠体的上丘受到累及，可出现帕里诺综合征，表现为双眼上视不能。

### （三）幕切迹上疝

后颅凹出现占位性病变时，小脑的上蚓部可向上经小脑幕裂孔疝入四叠体池，也可出现上视不能的症状。与后疝不同的是患者常常同时存在后颅凹占位性病变症状和体征。

## 二、枕骨大孔疝

枕骨大孔疝常见于后颅凹的占位性病变。小脑扁桃体通过枕骨大孔后缘疝入椎管，致使延髓与上颈髓受压并被推向枕骨大孔的前方。病变位于小脑蚓部者，则两侧扁桃体为对称性下疝；病变位于一侧小脑半球者，则以同侧扁桃体下疝为主。扁桃体疝因主要是压迫延髓与上颈髓，危象发作时的主要表现为呼吸浅而慢，可突然呼吸停止，心脏停搏的出现常较天幕疝来得快些。可无意识障碍，或昏迷仅发生在死亡前数分钟或数小时。脑缺血反应见于约 1/3 的扁桃体疝患者。慢性患者约半数出现颈部活动受限，或保持为一强迫位置。一般认为是与颈段神经根受累有关，或患者有意识地采取某一特定的位置以免脑干受压。这种现象亦可见于天幕疝患者，但发生率较低。

由于枕大池的阻塞，使脑脊液至脊髓腔的流动受阻，降低了颅内的顺应性，加之延髓与上颈段受压，病情常急转直下，抢救工作刻不容缓。当枕骨大孔疝与上疝同时存在时，则情况更为复杂、紧急些。

## 三、脑干轴性移位

幕上或幕下病变致颅内压增高时均可导致脑干下移，称为脑干轴性移位。它可单独存在或与脑疝并存，更多的是与天幕疝并存。当颅内压增高时，许多病理生理的改变和临床症状均与脑干轴性移位有关。

由于脑干下移受到颈髓齿状韧带的限制，脑干下端移位少而上端移位多，其上的间脑也同时下移，将会造成整个脑干向前成角弯曲而受损。同时脑干受到疝组织的挤压，又由于基底动脉相对固定，而其分支脑干中央穿通支随脑干下移而受到牵拉，造成脑干的出血与缺血，则可出现一些复杂的脑干受损症状。

## 四、大脑镰疝

一侧大脑半球的占位性病变可使脑组织越过大脑镰下方向对侧移位。由于前部最宽，因此移位主要发生在前部。向对侧移位的主要是扣带回、额叶和顶叶内侧面的部分，同侧或两侧的大脑前动脉的胼胝体周围支受压，使其供血区产生缺血或坏死，可导致一侧或双侧下肢轻瘫，后者称为脑性截瘫。大脑镰疝常与天幕疝同时存在。

## 五、蝶骨嵴疝

蝶骨嵴疝的产生可因额叶的占位病变迫使额叶的脑组织向下越过侧裂池而进入颅中窝，反之，颞叶的占位病变也可使颞叶的脑组织进入颅前窝。这种不同部位脑组织的移位可使行经侧裂池的大脑中动脉发生相应的向下或向上移位，这些可在影像学的改变中发现。

## 六、脑疝的急救

一旦脑疝危象发生，主要是脑干受挤压，加之脑脊液的循环受阻，颅内顺应性明显降低，病情将急转直下，若延误急救，患者将很快死亡。反之，通过急救，减少颅内容物体积，即使少量，也可收到"起死回生"的效果。这是因为颅内顺应性很差时，颅内少量容积的增加即可使颅内压显著增高，促使危象发生，以致死亡。反之，少量容积减少也将使颅内压明显下降，脑疝危象可以得到暂时缓解，从而为进行进一步治疗如清除颅内占位病变的手术等争得时间。所以急救成功后，应尽快将原发病的治疗进行到底，否则第二次脑疝危象发生情况常较第一次更为紧迫（危象再发的间隔期短些，危象进展更快些），抢救更困难。

无论是哪种脑疝，急救均为减少颅内的容量，短期内可以减少的颅腔内容物是脑脊液与脑水肿液，方法简单而效果良好。

减少脑脊液的方法是行快速的脑室穿刺放出脑脊液，放出速度应稍慢些，以免引起或加重幕切迹上疝与脑室塌陷。减少脑水肿液的方法是静脉注射甘露醇或同时加用肌内注射呋塞米。选用药物的种类与剂量，应根据患者当时的脱水情况而定。一般而言，争取在患者双侧瞳孔扩大与呼吸停止之前采取这些措施，效果常非常明显。患者常很快清醒，瞳孔大小也常很快恢复。

# 第二篇 颅脑疾病诊疗

# 第七章 颅脑损伤

## 第一节 概　述

　　颅脑损伤是指暴力作用于头颅引起的一系列损伤,是目前世界上威胁人类健康最主要的创伤,其发病率仅次于四肢损伤,但是死亡率和致残率居各损伤之首。和平时期颅脑损伤的常见原因为车祸、摔倒、高处坠落和工伤等,偶见产伤引起。

### 一、导致颅脑损伤的方式

**（一）直接损伤**

暴力直接作用于头部造成的损伤。

（1）加速性损伤：运动的物体撞击静止的头部引发的损伤（图 7-1）。

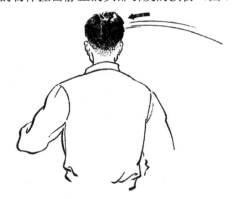

图 7-1　加速性损伤

（2）减速性损伤：头部在运动中碰撞到静止的物体引发的损伤（图 7-2）。

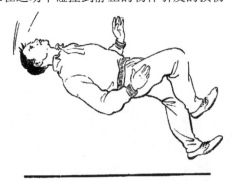

图 7-2　减速性损伤

（3）挤压性损伤：物体从两侧同时向内侧挤压头部所导致的脑损伤（图 7-3）。

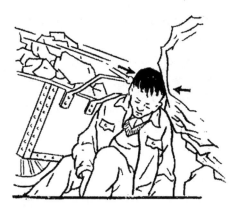

图 7-3 挤压性损伤

## （二）间接损伤

（1）挥鞭样损伤：身体进行加速或减速运动时，头部和躯干的运动不同步，头部运动落后于躯干所致的脑损伤。

（2）传递性损伤：如高处坠落时下肢着地，头部不直接受力，暴力沿脊柱向上传导到头部，引起头部的损伤。

（3）胸部挤压伤：胸部受到挤压后导致胸腔内压上升，静脉压上升，引起脑损伤。

## 二、发生机制及其病理特点

根据颅脑损伤累及范围，可将其分为局灶性脑损伤和弥漫性脑损伤。根据颅脑损伤发生的先后因果关系，目前将颅脑损伤分为原发性脑损伤和继发性脑损伤，两者具有不同的发生机制。本节介绍原发性脑损伤的发生机制。

颅脑损伤是暴力作用于头部造成头皮、颅骨、硬脑膜和脑组织的损伤。原发性脑损伤是暴力作用于头部即刻产生的颅脑损伤，常见脑震荡、原发性脑干损伤、脑挫裂伤和弥漫性轴索损伤等，主要为神经纤维的断裂和传出功能障碍，伴或不伴脑血管的损伤。继发性脑损伤是伤后一段时间后发生的颅脑损伤，常见颅内血肿、脑缺血、脑水肿和颅内压增高等，继发性颅脑损伤是由原发性脑损伤引起的，但又可以加重原发性脑损伤。

## 三、评　价

颅脑损伤的伤情评估目前国际上通常采用的是格拉斯哥昏迷评分。格拉斯哥昏迷评分是 1974 年由 Teasdale 和 Jennet 根据对患者的睁眼、语言和运动评分，计算累计得分，作为评价患者病情的依据。

轻型：格拉斯哥昏迷评分 13～15 分，受到损伤之后发生昏迷时间通常不超过 20 分钟。

中型：格拉斯哥昏迷评分 9～12 分，受到损伤之后发生昏迷时间通常在 20 分钟到 6 小时之间。

重型：格拉斯哥昏迷评分 3～8 分，受到损伤之后发生昏迷时间超过 6 小时或者在 24 小时内意识恶化并且昏迷持续时间超过 6 小时。

## 四、临床诊断及处理

## （一）临床表现

**1. 颅内压增高表现**

（1）头痛、头晕：症状一般以早晨及晚间为主，部位多在额颞部，头痛程度与颅内压的增高程度呈正相关，咳嗽、弯腰或低头活动时引发短暂颅内压增高常常引发头痛症状加重。

（2）恶心、呕吐：头痛剧烈时通常先出现恶心，后出现呕吐，呕吐常呈喷射性。原因是颅内压增高刺激第四脑室底部的呕吐中枢。

（3）视神经盘水肿：是颅内压增高的重要体征之一，常常表现为视神经乳头充血水肿，静脉血管怒张，边缘模糊不清，动脉弯曲扭曲，其原因是颅内压增高通过视神经鞘传递到眼底，引起静脉回流受阻。在早期，患者往往没有视力损害，病情逐渐进展可出现视神经继发性萎缩，通过检眼镜可以观察到视神经盘苍白，视力减退，视野缩小。以上是颅内压增高的典型表现，称其为"三主征"。

**2. 意识障碍**　部分患者受到伤害后很快出现意识障碍。意识障碍的程度由轻到重表现为嗜睡、昏睡、浅昏迷、昏迷和深昏迷。

**3. 瞳孔改变**　颅脑损伤后常发生瞳孔改变。如伤后一侧瞳孔散大，直接、间接对光反应消失，对侧直接、间接对光反应存在，往往提示同侧动眼神经麻痹；若双侧瞳孔时大时小，往往提示中脑受损；如果一侧瞳孔先缩小后散大，继而对侧瞳孔对光反应消失，往往提示小脑幕裂孔疝。

**4. 生命体征**　典型为脑缺血反应，即伤后出现血压升高、心率减慢，继而出现潮式呼吸、脉搏浅弱、节律紊乱、血压下降等。

**2. 特殊表现**

（1）新生儿颅脑损伤：多由产伤所致，表现为颅骨变形、头皮血肿和患儿频繁呕吐，容易出现休克症状。新生儿合并颅内血肿原因是囟门没有闭合，能够减缓颅内压增高上升幅度，临床症状轻，常常表现为迟发性意识障碍，脑疝症状出现也比较晚。

（2）老年人颅脑损伤：轻度颅脑损伤后可缓慢出现颅内压增高表现，可以合并偏瘫和大小便失禁等；重度颅脑损伤后意识障碍时间长，生命体征改变显著，病情发展快。

**（二）辅助检查**

**1. 头颅 X 线检查**　包括正位片、侧位片和受伤部位的切线位平片，对发现颅骨骨折、颅内积气、颅内异物等有诊断价值。颅骨线形骨折应注意与颅骨骨缝相鉴别。

**2. 颅脑 CT 检查**　颅脑 CT 能清楚地显示颅脑不同横断面脑组织结构，能准确地反映颅脑损伤范围及程度，尤其对新鲜出血和颅骨骨折敏感程度较高，目前是颅脑损伤的首选检查手段。当然颅后窝骨质伪影也影响其对轻微损伤的判断。

（1）头皮血肿：头皮软组织损伤的 CT 表现是头皮肿胀，呈高密度影，常常合并颅骨骨折、颅内血肿和脑组织损伤。

（2）颅骨骨折：CT 对颅骨显示较为清晰，骨窗成像能准确诊断颅骨是否骨折及骨折的类型，三维成像对于颅底骨折诊断价值较常规平扫更大，可以明确视神经管、眼眶壁和内听道等的骨折情况。同时 CT 扫描能够对脑组织成像，了解是否合并颅内血肿和（或）脑组织损伤。

（3）颅内血肿

1）创伤性硬脑膜外血肿：CT 扫描表现为脑表面和颅骨内板之间双凸透镜形或新月形密度增高影。

2）创伤性急性硬脑膜下血肿：CT 扫描表现为在脑表面和颅骨内板之间新月形高密度影，可合并中线移位，脑室受压变形移位。

3）慢性硬脑膜下血肿：CT 表现为脑表面和颅骨内板之间新月形等密度或混杂密度影，中线也常有移位。

4）创伤性脑内血肿：CT 扫描表现为在脑组织内高密度或混杂密度影，形状多为不规则形。

（4）脑挫伤和脑裂伤：常见的脑挫伤和脑裂伤多发生于额极和颞极，CT 表现为呈高低混杂密度影，如果合并周围水肿可出现中线移位、脑室和蛛网膜下池受压移位等表现。

**3. 颅脑 MRI 检查**　因为成像速度慢，不适于躁动、不合作或急危重患者，所以不作为颅脑损伤检查的首选。但是对于轻度脑挫裂伤、微小出血、外伤性脑梗死初期和位于颅底的薄层血肿，颅脑 MRI 扫描有较高的诊断价值。

### （三）诊断

头部外伤后，如果出现颅内压增高的症状、意识状态、瞳孔变化和生命体征变化，查体发现运动障碍、感觉障碍、小脑体征和脑脊液漏等。首选颅脑 CT 扫描可以明确诊断。

### （四）治疗

**1. 非手术治疗** 适用于绝大多数轻、中度及部分重度颅脑损伤患者，包括保持呼吸道通畅、营养支持疗法、脱水治疗、高压氧治疗及常见并发症的治疗，如纠正水电解质与酸碱平衡紊乱、抗感染治疗和预防应激性溃疡等。

（1）保持呼吸道通畅：急性颅脑损伤的患者因颅内压增高致频繁恶心、呕吐，可以导致误吸引发窒息，现场应立即清除口、鼻腔的分泌物，保持呼吸道通畅，有条件时可行气管插管；后期患者因意识障碍无自主清除呼吸道分泌物的能力，必要时就地行气管内插管或气管切开，以保持呼吸道的通畅。

（2）预防应激性溃疡：应激性溃疡是重度颅脑损伤常见的并发症。其发生与神经内分泌失调、胃黏膜屏障功能减弱及损伤因素相对增强等多个方面有关。其治疗包括：①去除颅内压增高因素；②应用抑制胃酸分泌药物：如西咪替丁、奥美拉唑等；③应用胃黏膜保护剂：如胶体铋剂、前列腺素及其衍生物或硫糖铝等。

（3）脱水，防治脑水肿：常用的脱水药物有 20%甘露醇、甘油果糖和 3%高渗盐水等。

（4）高压氧治疗：有利于提高颅脑损伤患者的生存率和改善其生活质量，越来越引起人们的重视。

高压氧治疗是指在超过一个大气压环境下吸入高纯度的氧气，因其能够增加血氧分压，所以可以提升血氧含量，因此，既可以纠正脑缺氧状态，又能预防脑水肿的发生，从而使脑组织的能量代谢获得改善，使缺氧所致的脑损伤得以逆转，恢复功能。高压氧治疗时机：颅脑损伤患者如果病情平稳，无颅内活动性出血，可以在伤后 3 天内进行治疗。

高压氧治疗的禁忌证：①未经治疗的气胸；②颅内活动性出血；③肺大疱等。

（5）营养支持治疗：颅脑损伤，尤其是重型颅脑损伤患者创伤早期会出现明显的负氮平衡，代谢明显升高，能量消耗明显增加，蛋白质分解大于合成，机体抵抗能力降低，增加了感染等并发症发生的可能，增加了病残率和病死率。营养支持可增加机体的抵抗力，促进神经功能的康复，越来越引起临床医师的重视。目前早期肠内营养支持已被认为是颅脑损伤患者进行营养支持治疗的首选途径，但当患者出现应激性溃疡、胃肠功能紊乱的情况下可以选择肠外营养。

**2. 手术治疗** 颅脑损伤手术治疗原则为挽救患者生命，保存机体重要神经功能，降低病残率和死亡率。手术治疗主要针对开放性颅脑损伤、闭合性颅脑损伤合并颅内血肿或因颅脑损伤所引起的并发症或后遗症。目前主要手术方式包括开放性颅脑损伤清创术、颅骨凹陷性骨折整复术、颅内血肿清除术、去骨瓣减压术和颅骨缺损修补术等。

## 第二节 头皮损伤

头皮是覆盖在头部的软组织，是颅脑部防御的表面屏障，按照位置可分为额顶枕部和颞部。额顶枕部头皮范围：前方起自眶上缘，两侧到双侧上颞线，后方到枕外隆凸和上项线。自外向里分 5 层结构：①皮肤，内含丰富的汗腺、皮脂腺、头发毛囊、淋巴和血管等。②皮下组织，为致密结缔组织分隔的小叶结构，内含丰富的脂肪、血管和神经。③帽状腱膜，为坚韧的膜状结构，前部起自额肌，两侧和颞浅筋膜相连，后部止于枕肌。④腱膜下层，为一层疏松结缔组织。⑤骨膜。

颞部头皮：该部上起自上颞线，下到颧弓上缘。它自外向里分为 6 层结构：皮肤、皮下组织、颞浅筋膜、颞深筋膜、颞肌和骨膜。

头皮损伤是颅脑损伤中最常见的，因为其往往合并有不同程度的颅骨骨折、颅内血肿及脑组织损伤，其损伤的程度往往也反映颅内损伤的程度，所以对颅脑损伤早期诊断与病情判断有重要意义。

## 一、分　类

当暴力作用在头皮，因为头皮下方有颅骨的衬垫，致使头皮挫伤、头皮血肿和头皮裂伤，严重时可引起颅骨骨折、颅内血肿及脑组织损伤。常见的暴力作用方式主要有以下几种。

### （一）撞击伤

撞击伤既可以是运动着的物体撞击头部所致，也可以是运动着的头部撞击其他物体所致。常见于打击伤、车祸、摔伤、高处坠落伤等。

### （二）切割伤

切割伤是由于锐利的物体切割头皮，造成边缘规则或不规则的头皮伤口，可伴或不伴有开放性颅脑损伤。

### （三）擦伤

擦伤是暴力呈近似切线方向作用于头皮引起头皮擦伤及挫伤。

### （四）牵拉伤

牵拉伤是由于头皮受到牵拉力暴力引起损伤，以往常见的是纺织女工的长发卷入运转的纺织机械中，强大的牵拉力通过头发作用于头皮，将大片头发和头皮牵拉撕脱引起损伤。

### （五）挤压

挤压是由超过 2 个相对方向的暴力同时作用于头皮引起的头皮损伤，常同时合并颅骨骨折、颅内血肿和脑组织损伤。

## 二、临床表现

### （一）头皮血肿

头皮之内含有丰富的血管。如果头皮遭受到钝性暴力后，可以出现头皮结构仍然完整，但是头皮之内的血管破裂出血的情况，从而形成头皮血肿。头皮血肿根据出血的部位从外到内依次分为皮下血肿、帽状腱膜下血肿和骨膜下血肿。

**1. 皮下血肿**　头皮的皮下组织层是为致密结缔组织分隔富含脂肪、血管和神经的小叶。该部位的出血受到皮下纤维隔限制而不易扩张，表现为体积较小、张力较高；因其触诊周边隆起较硬，中心较软，需要与凹陷性骨折相鉴别；因为皮下组织含有丰富的神经，故伤后疼痛十分明显（图 7-4）。

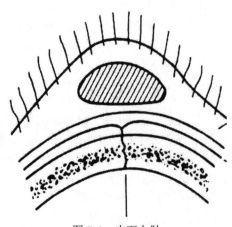

图 7-4　皮下血肿

**2. 帽状腱膜下血肿** 帽状腱膜下层是一层疏松结缔组织,其内包含连接颅骨板障静脉、颅内静脉窦和头皮静脉的导血管。当头部损伤引起帽状腱膜下导血管损伤时,因为帽状腱膜下层比较疏松,出血不易局限,所以形成的血肿量较大。血肿范围前起自额肌,两侧至上颞线,后到枕肌,血肿触诊张力低,波动较为明显,疼痛较轻(图7-5)。

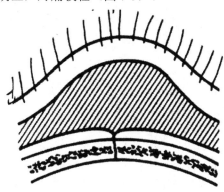

图 7-5 帽状腱膜下血肿

**3. 骨膜下血肿** 其出血多由于颅骨板障出血或骨膜剥离渗血而致,因为骨膜在颅骨处附着不牢固,在颅缝处附着牢固,故血液积聚在骨膜与颅骨表面之间,局限于骨折颅骨的范围,这是骨膜下血肿的特征性表现(图7-6)。

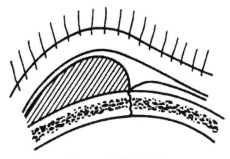

图 7-6 骨膜下血肿

## (二)头皮裂伤

头皮裂伤是钝性或锐性物体通过撞击、切割、摩擦、牵拉或挤压造成头皮组织的裂伤或剥脱伤。表现为头皮组织断裂,伴有不同程度的出血。钝性暴力因为致伤物外形的不同和受力方式的不同而造成的头皮挫裂伤的形态各异。根据伤口形态,可以分为单纯性头皮裂伤、复杂性头皮裂伤和头皮剥脱伤。由于头皮的血管十分丰富,而且头皮纤维比较致密且呈现网状结构,破裂出血后通常难以自行闭合,所以尽管部分头皮伤口不大,但也会出血很多。

**1. 单纯性头皮裂伤** 多因锐性物体的刺伤或切割头皮,裂伤创缘整齐无缺损,除少数锐性物体直接刺穿进入颅内,造成开放性颅脑损伤外,绝大部分损伤仅限于头皮,少伤及颅骨和脑。

**2. 复杂性头皮裂伤** 常为不规则的钝性、锐性物体伤及头部或头部撞击在形状不规则物体上所致,伤口形态多不规则,创缘不整齐,可有头皮部分缺损,而且部分伤口两壁间有组织间桥相连,还可见头发、泥沙或碎砖屑等异物嵌入创腔内,检查时要注意收集保存。严重的复杂性头皮裂伤常常合并粉碎性凹陷骨折进入颅内,故常有毛发、泥沙等异物进入颅内,容易引起颅内感染。而且异物压迫损伤的颅内血管可达到止血作用,故检查伤口时不要轻易移除这些异物,以免引起突发猛烈出血。

### （三）头皮撕脱伤

当头发受到强大暴力牵拉时，可使头皮连同帽状腱膜与帽状腱膜下组织甚至骨膜分离，造成头皮广泛性撕脱伤。此种撕脱伤往往见于纺织女工，因长发卷入转动的机械中所致。头皮的撕脱范围与受到牵扯的发根面积有关，常从枕部发际开始，可撕至额部，往往呈舌状或瓣状，严重时可达整个头皮。一般不伴有颅骨和脑损伤，但失血较多，甚至可以达到休克的程度。

# 三、治　　疗

### （一）头皮血肿

**1. 皮下血肿**　头皮皮下血肿多在数天后自行吸收，早期给予冷敷以减少出血，如果疼痛剧烈无法耐受，可以口服镇痛药物对症治疗。24 小时之后出血已经停止，再改为热敷以促进血肿吸收。

**2. 帽状腱膜下血肿**　对于出血量不大的血肿早期可采用冷敷、加压包扎固定，从而达到止血效果，24 小时后改为热敷，促进其自行吸收。如果血肿量特别大，可以选择在严格皮肤准备和消毒下，分次穿刺抽吸后加压包扎，注意可能将细菌带入血肿腔，引发帽状腱膜下感染，尤其是婴幼儿患者，因其抵抗力较低，尤其需要重视。婴幼儿的帽状腱膜下血肿可导致休克，需要密切注意患者生命体征，定期检查血常规，必要时需及时补充血容量的不足。

**3. 骨膜下血肿**　早期治疗仍以冷敷为宜。因为骨膜下血肿往往合并颅骨的骨折，为防止血液经骨折缝流向颅内引起硬脑膜外血肿，一般不能强力加压包扎。较小的骨膜下血肿，早期可以采用先冷敷，24 小时之后再热敷、等待血肿自行吸收的方法；血肿量较大者可以在严格皮肤准备和消毒情况下，分次穿刺抽吸血肿；婴幼儿骨膜下血肿，就诊时往往已经骨膜下成骨，在血肿外形成骨性包壳，难以自行吸收，对这种血肿宜采取穿刺抽吸，小心加压包扎。

### （二）头皮裂伤

**1. 单纯性头皮裂伤**　应尽早施行清创缝合治疗。因为头皮裂伤血供非常丰富，即使头皮裂伤时间超过 24 小时，只要伤口没有明显的感染征象，在应用抗菌药物的前提下，仍可进行彻底清创并一期缝合。清创缝合方法：剃光裂口周围部分头发，一般采用局部麻醉，用灭菌清水冲洗伤口，然后用消毒软毛刷蘸肥皂水刷净伤口周围头皮，冲洗后，彻底清除伤口内可见的毛发和异物，应用双氧水和生理盐水冲洗创面，以碘伏消毒伤口周围皮肤，铺无菌巾，对伤口再次清创，清除失活组织，修建皮缘，彻底止血，分层缝合。

**2. 复杂性头皮裂伤**　处理的原则是应尽早施行清创缝合，可常规用抗生素及破伤风抗毒素预防感染。清创缝合方法：术前准备和创口的冲洗清创方法见单纯性头皮裂伤。需要注意的是，创缘修剪不可过多，防止较大的头皮缺损无法直接缝合，仅仅将已失去血供的挫裂皮缘切除，以确保伤口的愈合能力。如果合并不同程度的头皮残缺，直接缝合有困难时可将帽状腱膜下疏松层向周围行分离，或将伤口作 S 形、三叉形或瓣形延长切口，以利于缝合，一般不放皮下引流条。对于确实无法直接缝合的伤口，如骨膜完整者，可以直接应用中厚皮片植皮，如果伤口骨膜不完整，可以转移皮瓣闭合伤口，将供皮区保留骨膜，以中厚断层皮片植皮覆盖。

### （三）头皮撕脱伤

创伤现场急救应该首先创面加压包扎止血，并尽量找到撕脱的头皮，有条件的情况下可采取输液、止痛、抗休克等措施，尽快转运到有条件的医院治疗。根据患者伤后就诊时间的长短、撕脱头皮的情况、颅骨骨膜是否完整和有无感染征象而选用针对性的治疗方法。

**1. 头皮瓣复位再植**　在有条件进行显微手术的医疗机构，可以尝试将撕脱的头皮经过清创后行血管吻合、头皮瓣复位再植。头皮瓣复位再植适用于伤后早期，一般为 2～3 小时内，时间延长可能导致手术成功率下降，最长不超过 6 小时，而且头皮瓣完整程度、污染程度和血管断端整齐的程度可以明确影响手术的成功率。手术时要先将头部创面和撕脱头皮冲洗、清创，然后将头皮瓣断裂的主要头皮供血动脉和引流静脉，如颞浅动静脉或枕动静脉解剖出来，行血管吻合。若吻合成功，并能保持通畅，头皮瓣即有可能成活。血管吻合中由于头皮静脉壁薄，往往断端不整，技术难度较大，需要熟练的显微外科医师才能完成。

**2. 清创后自体植皮**　适用于头皮撕脱后时间短，一般不超过 6～8 小时，骨膜完整、创面尚无明显感染征象的病例。可先将头部创面常规冲洗清创，选取合适的中厚皮片，如患者腹部或腿部中厚断层皮片、没有严重挫裂和污染的撕脱皮瓣剃去头发、皮下组织的表皮层，移植到头部创面骨膜上，也常能成活。

**3. 晚期自体植皮**　适用于头皮撕脱伤为时过久、创面已有感染征象的患者。只能先行创面清创后换药，待创面清洁且肉芽组织生长后再行晚期植皮。若颅骨骨膜缺损，颅骨裸露，先行颅骨多处钻孔，要钻破颅骨外板，暴露板障血管，换药后待肉芽生长、覆盖裸露的颅骨后再行晚期植皮，消灭创面。

近年来推广应用皮肤扩张技术，将硅胶制皮肤在扩张囊时期埋藏在伤口邻近的正常头皮，间隔几天向囊内注水，使囊逐渐扩大，头皮随之缓缓扩张。一般经 1～2 个月，利用扩张的皮肤覆盖修复缺损。采用这种方法修复大的头皮缺损效果较好。

# 第三节　颅 骨 骨 折

颅骨骨折是指暴力引起一块或多块颅骨骨质连续性中断，多由于钝性冲击引起。单纯颅骨结构改变而无硬脑膜撕裂、血管破裂出血和脑或脑神经损伤等，则无须特殊处理，但是如果上述损伤合并颅内血肿、神经功能障碍、颅内感染和脑脊液漏等严重并发症，则必须进行治疗。

## 一、分　　类

颅骨骨折按照骨折发生的部位分为颅盖骨骨折与颅底骨折；按照骨折线的形态可以分为线形骨折和凹陷骨折；按照骨折是否与外界相通，分为闭合性骨折和开放性骨折。开放性骨折也包括颅底骨折合并硬脑膜破裂导致的脑脊液漏或颅内积气。

## 二、发病原因与发病机制

颅骨发生骨折的原因是暴力直接作用于颅骨。如果暴力直接作用于颅骨的范围较小、力量较大，则以受伤部位局部骨质变形为主，常造成局部凹陷性骨折，如果暴力作用于颅骨范围较大、力量略小，常造成广泛颅骨变形，形成粉碎性颅骨骨折，常合并脑组织广泛的损伤。

### （一）颅骨局部形变

颅盖骨受暴力直接打击之后，先发生着力部分局部凹陷。如果暴力作用的面积较小且速度较快，没有超过颅骨的弹性范围，那么颅骨发生变形后立即回弹，不产生颅骨骨折；如果超过颅骨的弹性范围，那么颅骨沿着着力部位继续向颅内凹陷，先导致颅骨内板骨质断裂，如果骨质断裂只限于颅骨内板，则仅出现单纯性颅骨内板骨折，后期出现慢性头痛；如果暴力继续作用可引起颅骨外板骨质断裂，则造成局部凹陷骨折；若暴力的动能仍然没有耗尽，可使骨折片继续陷入颅内，常常形成颅内脑组织损伤。

### （二）颅骨整体变形

颅骨受到较大范围暴力以后，颅骨可以产生整体变形。如果暴力从侧方横向作用于头部，骨折线的方向往往垂直于矢状线方向；暴力从前后方向作用于头部之时，骨折线方向常平行于矢状线方向。

## 三、临 床 表 现

### （一）颅盖骨骨折

**1. 单纯线形骨折**　本身症状常不典型，多仅仅表现为外伤后头皮肿胀，常在外伤后行头颅 X 线或 CT 检查偶然发现，常因骨折线穿过翼点引发脑膜中动脉破裂出血形成硬脑膜外血肿，尤以儿童较多见。当发现枕肌或颞肌肿胀而隆起，这一体征往往提示该处有骨折发生，应完善辅助检查，首选 CT 检查，可以明确是否合并颅内血肿和脑损伤。

**2. 凹陷骨折** 多见于额、顶部，其次为颞部，根据是否发生硬脑膜破裂，分为闭合性凹陷骨折和开放性凹陷骨折。单纯性凹陷骨折多见，表现为头皮完整，可伴有颅内出血，甚至引起脑损伤。

（1）闭合性凹陷骨折：如果钝性暴力作用于头部时强度略大、面积小时，造成局部颅骨凹陷骨折，但是又没有导致硬膜破裂，则形成闭合性凹陷骨折。儿童尤其是婴幼儿因为颅骨弹性很好，钝性的暴力可造成颅骨凹陷，但头皮完整没有破损，类似乒乓球样凹陷，称为"乒乓球骨折"。当凹陷范围不大、深度不深时，患儿多没有神经功能障碍，如果凹陷区较深且范围较大，可出现相关区域的神经功能障碍。

（2）开放性凹陷骨折：系体积不大、有突起、强度很大的物体打击头部，或从高处坠落头部跌落在有突起的物体上所致，常常同时损伤头皮、颅骨、硬脑膜与脑组织，从而形成开放性颅脑损伤。因受力面积大小不同造成损伤范围有所不同，需要警惕的是，除局部有外伤之外，常合并对侧对冲性脑挫裂伤或颅内血肿。

### （二）颅底骨折

颅骨可划分为颅盖骨与颅底骨，两者的大致分界线为自枕外隆凸、上项线至两侧的乳突根、外耳门上缘、颞骨颧突根、眶上缘。颅底内面观从前到后有前、中、后阶梯样的三个颅窝。颅前窝由额骨眶板、筛骨筛板及蝶骨体前部和蝶骨小翼上部组成；颅中窝由蝶骨体及蝶骨大翼和颞骨岩部等构成；颅后窝主要由颞骨岩部后面和枕骨构成。

当外力挤压头部致使颅骨发生普遍变形时，或外力直接打击在颅底水平时可引起颅底骨折；有时颅盖骨或外力从下颌骨传递到颅底亦可能造成颅底骨折。颅底骨折依据骨折发生的部位分为颅前窝骨折、颅中窝骨折和颅后窝骨折。

**1. 颅前窝骨折** 颅前窝由额骨眶板、筛骨筛板、蝶骨体前部和蝶骨小翼组成，其中筛骨筛板因为骨质较为菲薄，为骨折的好发部位，而且筛骨筛板有很多筛孔，里面走行了嗅丝，一旦骨折很容易引起嗅神经损伤，导致失嗅，筛板下面是筛窦，与鼻腔相通，骨折后血性脑脊液可经筛窦流向鼻腔，表现为脑脊液鼻漏；眶板骨折往往合并眶壁的骨折，因为血及血性脑脊液从内渗出，表现为眼眶周围肿胀青紫，俗称"熊猫眼征"，常伴有结膜下瘀血，需要与眼外伤相鉴别。

**2. 颅中窝骨折** 颅中窝由蝶骨大翼、蝶骨体、颞骨岩部构成。中间是蝶骨体，内含蝶窦，蝶窦通向鼻腔，蝶窦两侧海绵窦，其内容纳了动眼神经、滑车神经、三叉神经第 1 支和第 2 支、展神经和颈内动脉，一旦颅中窝骨折损伤了海绵窦内神经，可表现为相应神经功能缺失症状，如瞳孔散大固定、面部口角以上感觉缺失等，如果颈内动脉破裂出血进入海绵窦，可出现搏动性突眼、颅内杂音、结膜充血等表现，如果颈内动脉出血通过骨折缝进入蝶窦，可导致致死性鼻出血。前外侧是视神经管，其内容纳视神经，一旦骨折，可引起单眼视力减退甚至失明；视神经管外下侧为眶上裂，动眼神经、滑车神经、三叉神经第 1 支和展神经由此入眶，损伤可以导致单眼运动障碍、上睑下垂、角膜反射消失和额部感觉减退等。颞骨岩部走行着面神经和前庭蜗神经，骨折损伤后可以表现为单侧周围性面瘫、失聪，如果损伤引起鼓膜破裂，血性脑脊液从外耳道流出，表现为脑脊液耳漏。

**3. 颅后窝骨折** 颅后窝前界为鞍背和斜坡，两前外侧为岩骨嵴后部，后壁为枕骨，正中的孔裂为枕骨大孔，容纳着延髓和颈髓的结合部、椎动脉和副神经的脊神经根，枕骨大孔两侧有细小的舌下神经管，容纳舌下神经，枕骨大孔损伤可以导致舌下神经损伤；枕骨与颞骨岩部交界处的不规则裂孔为颈静脉孔，内含颈内静脉、舌咽神经、迷走神经和副神经，损伤后表现为同侧咽反射消失、舌的后 1/3 味觉丧失、同侧咽反射消失和斜方肌麻痹。颞骨岩部受到暴力损伤后，多在之后 1～2 日出现乳突部局部皮下瘀血斑，又称 Battle 征。

## 四、诊断及鉴别诊断

### （一）诊断

**1. 颅盖骨骨折的诊断**　对闭合性颅盖骨骨折，若无明显凹陷仅为单纯性线形骨折时，单靠临床征象难以确诊，常须行 X 线正侧位和切线位检查始得明确。对于开放性骨折，虽然通过对伤口探查可以明确颅骨骨折，但是无法了解骨折的具体情况，也需要行颅脑 X 线正侧位和切线位检查；但是 X 线片只能了解颅骨的情况，对于是否合并颅内血肿和脑损伤，则无法提供有效信息，所以针对颅脑损伤，头颅 CT 就成为首选检查方法。

**2. 颅底骨折的诊断**　主要依靠临床表现，X 线检查不能诊断颅底骨折，常规 CT 扫描因为层厚较大，对颅底骨折诊断的阳性率也不高，CT 薄扫及三维重建技术的应用大大提高了颅底骨折诊断的准确率，获得越来越广泛的应用。对脑脊液漏诊断有疑问时，可收集流出液作葡萄糖定量检测来明确。

**3. 生长性颅骨骨折的诊断**　生长性颅骨骨折是颅骨骨折中较特殊的类型，常继发于婴幼儿，尤其是 1 岁以内多见，原因是颅骨与硬脑膜结合紧密，当颅骨骨折时连同下方硬脑膜一同撕裂，脑搏动使脑脊液、脑组织连同软脑膜和蛛网膜不断冲击骨折，蛛网膜突入骨折缝后有活瓣作用，使脑脊液在骨折线积聚，骨折缝长期受这些冲击力作用，导致骨折缝不断增宽，形成囊性脑膨出或脑膜脑膨出。表现为头部外伤后，初始未发现明显异常，逐渐出现局部颅骨缺损和软组织膨出，可以合并癫痫和局灶性功能障碍，行颅脑 CT 可以明确。

### （二）鉴别诊断

**1. 皮下血肿**　一般体积小，中央软而凹陷，血肿周围组织肿胀隆起，容易误诊为凹陷性颅骨骨折，需用颅骨 X 线或 CT 检查作鉴别。

**2. 眼外伤**　可以引起眶周瘀斑，也可表现为"熊猫眼"，应注意与颅底骨折引起的"熊猫眼"相鉴别。眼部外往往有眼直接外伤史，肿胀主要表现为眼眶周围，可有结膜下出血及眼球内陷，颅前窝骨折引起的"熊猫眼"是自内而外的肿胀，也可合并球结膜下出血，但是往往眼球外凸，可从症状上鉴别；有时颅底骨折合并眼外伤，则需用 CT 薄扫及三维重建技术以明确颅底骨折的诊断。

**3. 鼻炎**　常有流清水涕的表现，这些都应与颅骨骨折引起的脑脊液鼻漏相鉴别。可以从是否有外伤、发热病史、流出液体的性状等相鉴别，确有疑问者可行流出液葡萄糖定量检测以明确诊断。

## 五、治　　疗

颅骨骨折可发生于颅骨任何部位，颅盖骨骨折以顶骨最常见，额骨骨折发生率稍次之，颞骨和枕骨又次之，占颅脑损伤的 15%～20%。骨折所导致的继发性损伤往往比骨折本身严重得多。要警惕颅骨骨折常常合并颅内血肿和脑损伤，应注意观察病情。若患者出现颅内压增高症状或局部性症状体征，应尽早行头颅 CT 检查，及时发现颅内血肿和脑损伤，进行针对性治疗。

### （一）颅盖骨骨折的治疗

单纯性线性骨折如果没有合并颅内血肿和脑损伤多无须手术，可采取镇静、止痛等对症治疗；如果合并颅内血肿和脑损伤，按照颅内血肿和脑损伤的治疗原则治疗（将在后面章节阐述）。

颅骨凹陷骨折的治疗原则是轻型无须特别治疗，严重者需要手术复位。手术指征如下。

（1）合并脑组织损伤，大面积骨折片陷入颅腔导致颅腔容积缩小，从而造成颅内压增高，CT 扫描显示中线移位明显有脑疝可能者。

（2）引起脑功能障碍，如癫痫、肢体瘫痪和失语等。

（3）颅骨凹陷深度成人＞1cm，儿童＞0.5cm。

（4）开放性颅骨骨折。

（5）颅骨静脉窦处骨折，手术应慎重，因为有大出血的风险，但是如果骨折导致静脉回流受阻造成颅内高压者，仍应采取手术治疗。

## （二）颅底骨折的治疗

颅底骨折多数不需要特殊处理，治疗重点应针对颅底骨折引起脑脊液漏、大量鼻出血、颈内动脉海绵窦瘘等并发症和后遗症。

**1. 脑脊液漏** 为防止颅内感染，不可堵塞或冲洗。多数脑脊液漏患者经绝对卧床和对症治疗后，多能在两周左右自行痊愈。如果脑脊液漏持续不愈合超过 1 个月，应及时采取脑脊液漏修补手术治疗，封闭漏口。

**2.** 对骨折片压迫造成视神经损伤者，应在 24 小时内行视神经减压手术治疗。

**3. 致死性鼻出血** 颅中窝底骨折引起颈内动脉破裂出血，血液经海绵窦进入蝶窦，再由蝶窦开口进入鼻腔，可引起致死性鼻出血，应紧急压迫患侧颈总动脉，填塞鼻腔或鼻后孔止血，补充血容量和纠正休克，出血控制后行脑血管造影，根据造影结果决定进一步治疗方案。

**4. 颈内动脉海绵窦瘘** 颅中窝底骨折造成颈内动脉破裂出血，较高压力的动脉血液进入海绵窦内，引起搏动性突眼、颅内血管性杂音、球结膜充血、耳鸣是颈内动脉海绵窦瘘最常见的症状，可行脑血管造影明确诊断，治疗目前多经动脉可脱球囊或弹簧圈栓塞治疗来封闭瘘口，对瘘口较小或动脉途径效果不佳者还可考虑静脉入路栓塞。

**5. 面神经损伤**

（1）依据面神经损伤的程度和损伤后发生的病理变化，Sunderland 将面神经损伤分为 5 度，该分类法有助于判断预后和指导手术时机的选择。

1）1 度损伤：传导阻滞。面神经纤维连续性保持完整，没有沃勒变性。一般不需要特殊处理，在伤后数日或数周内，神经功能多数能够自行痊愈。

2）2 度损伤：面神经轴突断裂，但是面神经内膜管仍然保持完整，面神经损伤远端产生沃勒变性。面神经轴突可从伤处再生至终末器官，而不发生错位生长。

3）3 度损伤：面神经纤维横断，但是其神经束膜尚完整。有自行恢复可能，当面神经轴突再生时，可能长入其他神经鞘，造成错位生长。

4）4 度损伤：面神经束遭到严重破坏，神经干仅通过神经外膜组织保持连续性。自行痊愈的难度较大，常常需要手术治疗。

5）5 度损伤：面神经干完全断裂，合并大量神经周围组织出血，只有手术修复才有恢复的可能。

（2）1～3 度面神经损伤，可以采取非手术治疗。

1）药物治疗：①激素类药物可以有效减少炎性渗出及水肿引起的面神经二次损伤；②神经营养药，如甲钴胺、维生素 $B_1$ 和维生素 $B_{12}$ 等；③血管扩张剂早期可应用。

2）物理疗法：①针灸及神经电刺激治疗。②康复锻炼，主要包括额、眼、鼻、唇等表情肌康复锻炼。

（3）4 度面神经损伤适宜早期行面神经减压手术治疗；5 度面神经损伤可以行面神经吻合或移植手术。

# 六、预  后

颅骨骨折的预后主要取决于骨折的部位、并发症存在与否及处理是否及时。如果颅骨骨折没有造成颅内血管破裂、脑膜损伤和脑组织损害等并发症，保守治疗后大多预后较好。如果并发症没有获得及时处理，可能预后不良。

# 第四节 脑 损 伤

脑损伤是指暴力作用于头颅造成脑组织损伤。根据外伤后脑组织是否与外界相通，分为闭合性脑损伤和开放性脑损伤。根据暴力作用于头颅发生脑损伤时间，分为原发性脑损伤和继发性脑损伤。原发性脑损伤指头颅受到暴力作用之后立即发生的脑损伤，主要包括脑震荡、脑挫裂伤、原发性脑干损伤和弥漫型轴索损伤等。继发性脑损伤指头颅受伤后经过一段时间才出现的脑损伤改变，主要包括颅内血肿和脑水肿。颅内血肿因颅骨板障血管、硬脑膜血管或脑动静脉破裂出血而形成，主要包括硬脑膜外血肿、硬脑膜下血肿和脑内血肿；脑水肿是脑损伤导致脑内水分增加、脑容积增大的病理现象。

## 一、脑 震 荡

### （一）发病机制

1980 年 Maroon 提出脑震荡是颅脑外伤累及脑干后立即出现短暂的神经功能障碍。1986 年 Cantu 提出脑震荡会发生创伤后遗忘。1991 年 Torg 认为典型的脑震荡表现为神经生理功能的紊乱而无解剖学上的损害。1997 年，美国神经病学学会定义脑震荡为创伤导致的神经精神状态改变，强调了意识错乱和遗忘是脑震荡的标志。目前普遍认为，脑震荡是外伤后短暂的意识丧失，时间从几秒钟到几分钟不等，一般不超过半小时，可有逆行性遗忘，不产生永久性损害结果。

### （二）病理生理

脑震荡动物实验模型的研究表明，尽管在大体解剖上看不到明显异常，但是电镜下可见脑组织充血、水肿，白质和灰质细小的弥散性点状出血或小灶坏死，可见神经元胞体肿胀，神经轴索肿胀和破碎，线粒体肿胀等。

### （三）临床表现

颅脑损伤后马上发生短暂的意识丧失，历时几秒钟到几分钟不等，一般不超过半小时；患者可出现大脑、脑干及颈髓功能的短暂抑制，可发生血管神经中枢和自主神经调节功能的紊乱，表现为心率减慢、血压下降、面色苍白、出冷汗及四肢松软等。

### （四）诊断与鉴别诊断

脑震荡主要以颅脑外伤史、伤后短暂意识改变、逆行性遗忘及无神经系统阳性体征为诊断依据。临床上需通过各种辅助检查方法，如颅骨 X 线检查、腰椎穿刺、脑电图检查、头部 CT 或 MRI，与脑挫裂伤、弥漫性轴索损伤等相鉴别。

### （五）治疗

脑震荡急性期患者应注意卧床休息，根据病情需要必要时可以给予镇静、镇痛等对症治疗，并注意患者的心理调节和治疗，多数患者在 1~2 周内痊愈，预后良好。

## 二、脑 挫 裂 伤

### （一）发生机制

脑组织表面的挫伤和裂伤通常发生于暴力作用的直接部位及对冲部位，特别是对冲部位更为常见，常发生于额极、颞极和脑底部，这是由于颅底存在很多隆起的骨嵴，在暴力作用时脑组织在颅腔内的滑动并且与颅底突起的骨嵴发生撞击所致。脑实质深部的挫伤和裂伤，常常是暴力对脑组织造成的变形和剪应力所致。

### （二）病理生理

脑挫裂伤大体所见：轻者可见脑表面有点片状出血灶、水肿，严重时脑灰质和白质挫碎、出血、水肿，脑组织糜烂、坏死，4~5 天后坏死的脑组织逐渐液化，血凝块发生分解，周围脑组织可被血凝块分解出来的铁锈样含铁血黄素染色。伤后 1～3 周之后，局部坏死、液化的脑组织和血凝块逐渐被吸收囊变，周围的胶质细胞发生增生，形成胶质瘢痕块。

脑挫裂伤镜下所见：早期受到损伤的神经元细胞质中产生空泡，可出现尼氏体消失、细胞核改变，轴突肿胀、断裂，胶质细胞肿胀，细胞外间隙水肿明显。此后数日至数周进入修复阶段，局部坏死神经元细胞被吞噬清除，周围胶质细胞增生形成胶质瘢痕。

### （三）临床表现

脑挫裂伤的临床表现因损伤部位和损伤程度的差异而不同，常见颅内压增高表现、局灶性症状体征、意识改变、瞳孔改变和生命体征改变等。

**1. 颅内压增高表现** 头痛、头晕，恶心、呕吐和视神经盘水肿，称为颅内压增高的"三主征"。

**2. 局灶性症状体征** 根据损伤部位和程度表现有所不同，如运动性语言中枢（Broca's area）损伤表现为患者能理解他人的语言但不能用语言同别人交流；感觉性语言中枢损伤表现为患者听力正常但是无法听懂他人的语言；运动区损伤表现为对侧肢体的瘫痪等征象。

**3. 意识改变** 轻症患者可无意识改变，中重度患者可以表现为嗜睡、昏睡、浅昏迷、昏迷和深昏迷，格拉斯哥昏迷评分可以有效评价患者的病情。意识障碍多伤后立即发生。

**4. 瞳孔改变** 脑挫裂伤常发生瞳孔改变。如果伤后一侧瞳孔先缩小后散大，继而对侧瞳孔对光反应消失，往往提示小脑幕裂孔疝；若双侧瞳孔时大时小，往往提示中脑受损。

**5. 生命体征改变** 轻症患者表现为血压下降、脉搏细弱及呼吸浅快，重症患者典型为脑缺血反应，即伤后出现血压升高、心率减慢，继而出现潮式呼吸、脉搏浅弱、节律紊乱、血压下降等。

### （四）诊断与鉴别诊断

患者外伤后立即出现颅内压增高表现、局灶性症状体征、意识改变、瞳孔改变和生命体征改变等，往往提示脑损伤，但是重度颅脑外伤因伤情复杂往往定位诊断困难需 CT 扫描及其他必要的辅助检查做出确切的诊断。

**1. 头颅 X 线片** 只能提供颅骨是否存在骨折，不能直接显示脑损伤的状况，故不作为首选检查手段。

**2. CT 扫描** 成像迅速，又能清楚地显示脑挫裂伤的部位、程度和是否有继发性脑损害，也可根据脑室和蛛网膜下池形态和移位的程度间接估计颅内压高低，对诊断有重要意义，已经成为颅脑损伤诊断的首选检查方法。Stein 等指出在格拉斯哥昏迷评分为 13～15 分危害较小的轻度颅脑损伤中，首次头颅 CT 扫描的阳性发现率约占 18%，约有 5% 需经手术治疗，因此早期头颅 CT 扫描是必要的。

发生在脑干的挫裂伤因颅底骨质伪影影响，CT 一般难以清楚显示，高分辨率 CT 成像虽然因层面薄、伪影少、诊断准确率有明显提升，但对细小脑干挫裂伤进行诊断仍有困难。对 CT 未发现但是临床症状又强烈支持的细小脑干挫裂伤可行 MRI 扫描，进一步明确。

**3. MRI 扫描** 时间长，脑损伤患者病情变化较快而且往往烦躁不能配合，一般不作为急性颅脑创伤的首选检查方法。但对于生命体征平稳又可以配合的患者，MRI 成像不受骨质伪影的影响，在细微组织显像方面优于 CT 成像，在脑干、胼胝体、脑神经损伤的显示方面，MRI 有特殊优势。

**4. 腰椎穿刺** 脑挫裂伤患者中脑脊液会呈血性，可据此与脑震荡相鉴别，同时可测定颅内压的高低，评估患者病情，并能够引流血性脑脊液进行治疗。但需要注意的是，对有明显颅内高压的患者，尤其是未做眼底检查的患者，为防止脑疝，应禁做腰椎穿刺检查。

### （五）治疗

脑挫裂伤的治疗根据病情需要可采取非手术治疗和手术治疗。

**1. 非手术治疗** 非手术治疗的目的：预防脑挫裂伤发生之后继发的脑水肿等病理生理变化引发的二次脑损伤；为中枢神经康复提供一个良好、稳定的内环境，有利于受到损伤的神经细胞修复。

（1）一般处理：对部分轻中型脑挫裂伤患者，主要是对症治疗、防治脑水肿，根据病情变化必要时复查 CT 扫描。对中、重型患者，因头部抬高 10°～30°卧位以利于颅内静脉回流、降低颅内压，吸氧，保持气道通畅，及时清除呼吸道分泌物，必要时可行气管切开，减少呼吸道阻力及无效腔；维持水电解质酸碱平衡，加强营养支持治疗。

（2）脱水降低颅内压：绝大多数的脑挫裂伤患者都会发生不同程度的颅内压增高。常用的脱水药物有 20%甘露醇、甘油果糖和 3%高渗盐水等。甘露醇对血液流变学会有双向影响，即静脉注射甘露醇早期血容量会明显增加，血液黏稠度降低，血液被稀释；而后期因为渗透性利尿作用引起血容量下降，血液黏稠度又相对升高。在反复应用甘露醇之后，血液黏稠度会逐渐增高，出现所谓"反跳现象"，甚至会造成血管源性脑水肿逐渐加重的情况。因此，在对脑损伤患者行脱水治疗时，要密切关注血液黏稠度，目前多以血细胞比容为衡量标准，一般以 0.3～0.4 为最适血细胞比容值，此时血液黏稠度最佳，如果血液黏稠度过高，可以采用低分子右旋糖酐 0.5g/（kg·d）静脉滴注施行等容量或高容量血液稀释疗法，维持血液的黏稠度在最适血细胞比容值水平，以减轻脑水肿及脑继发性损害。

（3）预防并发症：应激性溃疡是重度颅脑损伤常见的并发症。其发生与神经内分泌失调、胃黏膜屏障功能减弱及损伤因素相对增强等多个方面有关。其治疗包括：①去除颅内压增高因素；②应用抑制胃酸分泌药物：如西咪替丁、奥美拉唑等；③应用胃黏膜保护剂，如胶体铋剂、前列腺素及其衍生物或硫糖铝等。

（4）脑功能康复治疗：目的在于，提高生存质量，减少伤残率。脑功能康复治疗包括物理治疗、针灸、按摩、推拿及被动的或主动的功能训练等。脑功能康复治疗主要是针对颅脑损伤的后遗症，如失语、肢体瘫痪、癫痫发作和精神智力等方面进行治疗，故而常常被医师在临床治疗早期忽视。随着康复医学发展和治疗理念的更新，临床医师发现早期康复治疗有利于患者恢复，所以早期康复治疗获得越来越广泛的应用。

**2. 手术治疗** 脑挫裂伤通常不需要采用手术治疗，但是如果存在继发性脑水肿等损害引发神经功能障碍甚至脑疝形成时，需要采用手术治疗，手术治疗分为外减压治疗和内减压治疗。外减压手术目前常用的是去骨瓣减压术，内减压术是根据脑挫裂伤的部位清除碎烂组织甚至清除部分"哑区"健康的脑组织，如颞极、额极切除，以获得更大的空间，对伴有颅内血肿 30ml 以上，中线移位超过 1cm，患者意识状况逐渐恶化或颅内压监护压力超过 4.0kPa（30mmHg）时，应及时手术治疗。

## 三、原发性脑干损伤

原发性脑干损伤占重型颅脑损伤的 7%～10%，占颅脑损伤的 2%～5%，有 10%～20%的重型颅脑损伤合并有脑干损伤。由于脑干是神经传导通路及心血管中枢、呼吸中枢的所在部位，伤后病情常常较为严重，死亡率较高。

### （一）发病机制

头部受到直接或间接暴力，可致脑干与小脑幕裂孔边缘或枕骨的斜坡发生直接碰撞造成脑干损伤，或轴向移位的牵扯力、头部旋转产生的扭转力而造成脑干的损伤；或头部外伤导致从上而下，经颅骨-大脑半球-脑室内脑脊液传递到中脑导水管附近或第四脑室底部导致脑干的损伤。

### （二）病理生理

脑干前下为斜坡，上为双侧大脑半球和间脑，背侧为小脑，当暴力作用于头部时，脑干除了在暴力作用下可直接撞击斜坡骨质外，还可受到双侧大脑半球、间脑和小脑的牵张、挤压及冲击等损伤因素影响，原发性脑干损伤的病理改变常为脑干的挫裂伤合并局灶性脑干出血和水肿，中脑被盖部发生率最高，脑桥和延髓被盖部发生率也较多。

原发性脑干损伤的病理变化可分为以下几种。

**1. 脑干震荡** 存在脑干损伤的症状，但是没有大体病理上的改变。

**2. 脑干挫裂伤** 脑干本身有出血、水肿，可合并脑神经的损伤，多见于颅底骨折。

**3. 脑干出血** 脑干实质内发生点状或灶状出血，出血有轻有重，出血灶较大者病情较重，多数伤后很快死亡。

**4. 脑干软化** 脑干局限性缺血坏死所致，早期出现局限性组织坏死、结构解离，后期出现大量格子细胞，将软化坏死组织吞噬并且清除。

**5. 脑干局限性水肿** 脑干损伤的部位出现明显的水肿改变。

### （三）临床表现

原发性脑干损伤通常在受到损伤后即刻进入昏迷状态，轻度脑干损伤对疼痛刺激可有反应，严重者所有反射消失，呈现深度昏迷状态。原发性脑干损伤受伤后很快表现为双侧瞳孔变化，表现为瞳孔时大时小，生命体征紊乱，表现为心率及血压波动明显、呼吸节律紊乱、四肢肌张力增高、高热不退、应激性溃疡、神经源性肺水肿、去大脑皮质和锥体束征阳性等。

**1. 中脑损伤表现** 受到损伤后即刻出现意识障碍，由于网状结构受损所致。动眼神经核受到损伤较轻时，瞳孔可出现时大时小变化，直接、间接对光反应消失，受到损伤较为严重时出现双瞳散大固定。如果红核与前庭核之间受到损伤后出现去大脑皮质状态，表现为四肢强直、角弓反张，患者呈深昏迷状态，呼吸不规律及全身肌肉抽搐。

**2. 脑桥损伤表现** 脑桥受到损伤后即刻出现意识障碍，角膜反射消失，下颌反射消失，瞳孔极度缩小，呼吸节律紊乱，可表现为抽泣样呼吸，原因为长吸中枢和呼吸调整中枢位于脑桥。如果损伤侧视中枢则会出现凝视麻痹，头眼水平运动反射消失。

**3. 延髓损伤表现** 延髓受到损伤后表现为呼吸抑制和循环紊乱，出现呼吸缓慢、呼吸间断、脉搏快且微弱和血压下降等。如果延髓吸气和呼气中枢受到损伤，患者会很快停止呼吸，在应用呼吸机的条件下心跳还可以维持一段时间，但是其实已经属于脑死亡状态。

## 四、辅 助 检 查

### （一）影像学检查

**1. CT 检查** 因受颅后窝骨伪影干扰，对轻度脑干损伤诊断困难。常见的 CT 表现为环池、基底池消失，脑干内见小的高密度出血灶，或低密度的水肿区。

**2. MRI 检查** MRI 扫描是诊断脑干损伤准确率最高的手段，可清晰显示脑干损伤的部位、范围。MRI 扫描因为耗时比较长，不适合早期病情危重患者。

### （二）其他检查

腰椎穿刺：颅内压多不增高，脑脊液中红细胞增多。

## 五、诊断与鉴别诊断

如果患者伤后早期发生呼吸循环功能衰竭、马上昏迷、瞳孔大小多变、去大脑皮质及锥体束征阳性，则原发性脑干损伤的诊断即可成立。原发性脑干损伤与继发性脑干损伤的主要鉴别点在于临床症状和体征出现时间的早晚。原发性脑干损伤的症状和体征于伤后立即出现，继发性脑干损伤的症状和体征皆在伤后一段时间后产生。

## 六、治 疗 方 法

原发性脑干损伤患者病情重，死亡率很高，治疗主要是减轻脑水肿，防治各种并发症。

**1. 保持呼吸道通畅。** 对于存在严重意识障碍和呼吸功能严重紊乱的患者，尽早实施气管切开是必要的。

**2.** 保护中枢神经系统功能,积极抗脑水肿治疗;必要时采用冬眠疗法,降低脑代谢。

**3.** 积极防治并发症,最常见的并发症是应激性溃疡、肺部感染和褥疮。

**4.** 加强营养支持治疗,预防和纠正水电解质紊乱。

**5.** 高压氧舱治疗,能够增强机体抵抗力和纠正脑缺氧。

## 七、预 后

重度脑干损伤患者病死率和致残率很高,尤其是延髓损伤,救治希望甚微。

# 第五节 颅 内 血 肿

颅内血肿在颅脑损伤中占 10% 左右,指颅骨板障血管、硬脑膜血管和脑血管破裂出血,血液积聚于硬膜外、硬膜下和脑内,并对脑组织产生压迫,形成颅内血肿。

## 一、分 类

### (一)按颅内血肿在颅内不同结构解剖层次进行分类

**1.** 硬脑膜外血肿系指血肿形成于颅骨与硬脑膜之间者。出血来源包括:①脑膜中动脉。最常见,此动脉经棘孔入颅后沿脑膜中动脉沟走行,在翼点处分为前、后两支,当颅骨骨折波及该沟时,可撕破该动脉形成血肿。当主干损伤时血肿多在颞部,并可向额部和顶部扩展,前支损伤时血肿多在额顶部,而后支损伤时血肿多在颞顶部。②上矢状窦或横窦。比较少见,血肿可位于单侧矢状窦旁,也可同时发生于矢状窦两侧;横窦损伤,血肿多位于颅后窝,也可同时发生在枕部;有时可发生骑跨性血肿,即血肿发生在上矢状窦的两侧或横窦的上下。③脑膜中静脉。比较少见,此静脉与脑膜中动脉伴行,损伤后也可发生血肿。④板障静脉血管。颅骨板障内有板障静脉和穿通颅骨的血管,损伤后出血可沿骨折线流到硬脑膜外形成血肿。⑤脑膜前动脉和筛前、后动脉。很少见,多在前颅底骨折时损伤血管所致。

**2.** 硬脑膜下血肿系指血肿形成于硬脑膜与脑组织之间者。出血来源主要是脑皮质血管。占颅内血肿的 40% 左右。由于常伴有较重的原发性脑损伤,故死亡率较高。出血来源多为皮层的动脉和静脉,常位于着力部位的脑凸面,以及对冲部位的额叶、颞叶底部和极部。此类血肿多合并有脑挫裂伤,即复合型硬脑膜下血肿。另有一种少见的急性硬脑膜下血肿,即单纯性硬脑膜下血肿,是由于大脑皮质表面回流到静脉窦的脑桥静脉被撕裂所致。

**3.** 脑内(包括脑室内)血肿系指血肿形成于脑实质内或脑室内者。脑内血肿约占颅内血肿的10%,可分为浅部与深部两型。脑内浅部血肿多是局部浅层的脑皮质血管破裂出血所致,常常合并硬脑膜下血肿;脑内深部血肿是脑深部血管破裂出血所致。脑内浅部血肿往往与脑挫裂伤及硬脑膜下血肿相伴发,出血多由挫裂的皮层血管破裂形成,血肿向脑内扩展所引起,也可由凹陷骨折所致。深部血肿多位于脑白质内,系脑深部血管撕裂出血所致,脑表面无明显的挫伤或仅轻度挫伤。

颅后窝血肿:比较少见,占颅内血肿的 2.6%~6.3%。既可发生于硬脑膜外,也可发生在硬脑膜下及脑内,但以硬脑膜外血肿最多见,并可伴发枕部血肿和形成前述的骑跨性血肿。颅后窝血肿多因枕部着力的损伤所致,并伴有枕部骨折、骨折线常常跨越横窦或窦汇。

**4.** 多发性血肿指颅内同时存在两个以上不同部位或类型的血肿,占颅内血肿的 14.4%~21.4%,可进一步分为以下几种。

(1)同一部位不同类型的多发性血肿:见于急性硬脑膜下血肿伴脑内血肿,或硬脑膜外血肿伴硬脑膜下血肿。

(2)不同部位同一类型的多发性血肿:多见于双侧急性硬脑膜下血肿,当着力部位越接近中线双侧,血肿的机会越多。

（3）不同部位不同类型的多发性血肿：属于头部一侧着力的减速性损伤，着力处多为硬脑膜外血肿，而对冲部位则为硬脑膜下血肿。

## （二）按症状出现时间的早晚不同分类

**1. 急性颅内血肿**　症状出现在受伤后 1～3 日内，其中大部分发生在受伤后 24 小时以内。

**2. 亚急性颅内血肿**　症状出现在受伤后 4～21 日。

**3. 慢性颅内血肿**　症状出现在受伤 3 周后。

# 二、硬脑膜外血肿

硬脑膜外血肿发生于硬脑膜上血管、静脉窦和（或）颅骨板障血管，由于血液积聚在颅骨内板与硬脑膜之间形成，发病率仅次于硬脑膜下血肿，约占外伤性颅内血肿的 1/3。临床统计资料显示，外伤性硬脑膜外血肿以急性多见，约占 85%，亚急性硬脑膜外血肿占 11%，慢性硬脑膜外血肿约占 4%。硬脑膜外血肿发病年龄以 15～50 岁的青壮年较为多见。婴幼儿时期因为颅骨有机质较多、韧性大，骨折多为"乒乓球"样骨折，不易发生板障出血，且颅骨血管沟较浅、脑膜血管与颅骨无紧密连接，骨折时损伤脑膜血管的现象较少，所以硬脑膜外血肿发生率较成人低。

## （一）出血来源

硬脑膜外血肿出血来源于硬脑膜上血管、静脉窦和（或）颅骨板障血管。

### 1. 硬脑膜上血管

（1）脑膜中动脉破裂出血是发生硬脑膜外血肿的主要原因。脑膜中动脉起自上颌动脉，经棘孔入颅，沿脑膜中动脉沟走行，在靠近翼点处分为前、后两支，多数脑膜中动脉沟在蝶骨嵴外部常形成骨性管道，脑膜中动脉的前支就走行在此骨性管道内。翼点是由蝶、顶、额、颞四骨汇合成的"H"形缝，骨质较薄，在外力的作用下容易发生骨折，可损伤脑膜中动脉分支，骨折延续到蝶骨嵴外部骨性管道也容易撕破骨管内动脉，形成颞部硬脑膜外血肿。少数外伤性骨折仅损伤与脑膜中动脉伴行的脑膜中静脉，此类出血较缓慢。

（2）脑膜前动脉和筛动脉：该两处动脉破裂出血也是硬脑膜外血肿形成的常见原因，见于额骨骨折和颅前窝骨折。骨折损伤脑膜前动脉和筛前动脉，常出现额极或额底部的硬脑膜外血肿。

（3）脑膜静脉出血：当暴力不大，只引起脑膜静脉损伤，而动脉未有损伤时，也可形成硬脑膜外血肿，但是出血缓慢，体积不大。

### 2. 静脉窦　

上矢状窦和横窦破裂出血是引起硬脑膜外血肿出血的重要原因，头顶中线部位的骨折多为凹陷性骨折，骨折片刺入上矢状窦造成损伤形成一侧或两侧上矢状窦的硬脑膜外血肿，枕部的线形骨折可引起横窦损伤，形成一侧横窦旁的血肿或横窦上、下的骑跨性血肿。

### 3. 板障静脉或导血管　

颅骨骨折可引起颅骨板障静脉或穿通颅骨的导血管损伤而发生出血，出血积聚在颅骨外面形成骨膜下血肿，积聚在颅内与硬脑膜外之间形成硬脑膜外血肿。板障静脉出血速度较为缓慢，穿通颅骨的导血管损伤出血速度较快。

## （二）临床表现

**1. 伤处**　局部多为头部一侧着力致伤，常有局部头皮血肿和头皮裂伤。

**2. 颅内压增高症状**　表现为头痛、头晕，恶心、呕吐和视神经盘水肿，称为颅内压增高的"三主征"。

**3. 意识改变**　典型的硬脑膜外血肿者表现为早期原发性脑损伤导致的一段时间昏迷，醒后持续一段时间后又再次昏迷，即"昏迷-清醒-昏迷"，如果原发性脑损伤较轻，伤后昏迷时间较短或无昏迷，中间清醒期较为明显，继发性昏迷出现时间的早晚与损伤血管出血速度有关，出血迅猛，继发性昏迷发生较早；出血较慢的，昏迷出现较晚。原发性脑损伤严重者，伤后持续昏迷，未进入清醒期或仅有意识好转期，就再次进入继发性昏迷

**4. 瞳孔的改变** 颞部硬脑膜外血肿容易引起小脑幕裂孔疝，表现为伤后一侧瞳孔先缩小后散大，继而对侧瞳孔对光反应消失。

**5. 生命体征改变** 轻症患者表现为血压下降、脉搏细弱及呼吸浅快，重症患者典型为脑缺血反应，即伤后出现血压升高、心率减慢，继而出现潮式呼吸、脉搏浅弱、节律紊乱、血压下降等。

**6. 锥体束征** 表现为硬脑膜外血肿对侧肢体肌力减退、偏瘫和病理征阳性。

**（三）辅助检查**

**1. 颅骨 X 线检查** 硬脑膜外血肿合并颅骨骨折者占 95% 以上，经颅骨 X 线正侧位和切线位摄片见到不同类型的骨折，当骨折线通过脑膜中动脉沟或上矢状窦和横窦时，多可考虑有硬脑膜外血肿的可能。

**2. CT 扫描** 头颅 CT 扫描目前是诊断颅脑外伤首选的手段，因为成像迅速并能清晰地显示颅骨骨折情况、血肿的部位、大小及合并脑损伤的程度，在颅脑损伤的诊断中获得广泛应用。

**3. MRI 扫描** MRI 成像时间长，脑损伤患者病情变化较快而且往往烦躁不能配合，一般不作为急性颅脑创伤的首选检查方法。但是因骨质对其成像影响小，对颅底和颅后窝硬脑膜外血肿诊断有较大价值。

**（四）诊断与鉴别诊断**

根据头部外伤史、着力部位及受伤性质、伤后临床表现，结合影像学检查，对硬脑膜外血肿常可做出明确的诊断。

硬脑膜外血肿应与硬脑膜下血肿进行鉴别诊断。

硬脑膜下血肿：与硬脑膜外血肿比较，受伤时的暴力作用较重，以顶枕及颞后部着力的对冲性脑损伤多见。患者的意识障碍多呈进行性加重，中间清醒期不明显。CT 扫描显示硬脑膜下新月形高密度影。

**（五）治疗**

根据病情需要可采取非手术治疗和手术治疗。

**1. 非手术治疗** 对于出血量不大、临床症状不重的硬脑膜外血肿患者可采用非手术疗法。

（1）一般处理：吸氧，保持气道通畅，及时清除呼吸道分泌物，维持水电解质酸碱平衡，加强营养支持治疗。

（2）脱水降低颅内压：几乎所有的脑挫裂伤患者都有不同程度的颅内压增高。常用的脱水药物有 20% 甘露醇、甘油果糖和 3% 高渗盐水等。

（3）预防并发症：常见的并发症为应激性溃疡、坠积性肺炎。预防应激性溃疡包括：①去除颅内压增高因素；②应用抑制胃酸分泌药物；③应用胃黏膜保护剂。预防坠积性肺炎应要加强翻身拍背、吸痰等肺部护理。

**2. 手术治疗**

（1）血肿穿刺抽吸术：对急性硬脑膜外液态血肿，可采用血肿穿刺抽吸术。通过快速地穿刺并抽吸出部分血液，能迅速地缓解急性颅内高压所引起的症状；在亚急性及慢性期内行钻孔穿刺治疗有较好的作用，此期内血肿已有部分液化，将其抽出之后必要时可以应用尿激酶血肿腔灌洗治疗，效果良好。

（2）开颅血肿清除术：在血肿所在位置开颅可取得足够的显露，便于彻底地清除血肿和止血，适用于各型硬脑膜外血肿。

**（六）预后**

颅内血肿中治疗疗效最好、死亡率最低的为硬脑膜外血肿，目前经过治疗的硬脑膜外血肿患者的死亡率已降到 5% 以下。常见导致死亡的主要因素有：①出血快，血肿量巨大，来不及抢救便已发生了呼吸停止、心脏停搏者；②诊断延迟，血肿形成时间过久，以致脑干出现不可逆的损害；③手术止血不完善，术后出现继发性颅内出血；④颅内其他部位损伤导致的继发性损害；⑤合并身体其他部位的损伤；⑥老年人或婴幼儿，并伴有其他疾病者。

# 三、硬脑膜下血肿

硬脑膜下血肿为颅内出血积聚于硬脑膜和脑组织之间形成，占外伤性颅内血肿的40%左右。

## （一）分类

根据硬脑膜下血肿出现症状的早晚，将硬脑膜下血肿分为急性、亚急性和慢性三种类型。

**1. 急性硬脑膜下血肿**　症状出现在伤后3天内。

**2. 亚急性硬脑膜下血肿**　症状出现在伤后4～21天。

**3. 慢性硬脑膜下血肿**　症状出现在伤后22天以上。

## （二）出血来源

硬脑膜下血肿出血来源多系皮质的小动脉或静脉。

## （三）临床表现

急性硬脑膜下血肿和亚急性硬脑膜下血肿多伴有较重的脑损伤，故其临床表现的特点为在脑挫裂伤症状的基础上，又伴有脑受压的表现。

合并有脑挫裂伤的急性或亚急性硬脑膜下血肿者，其临床症状常较重，伤后原发性昏迷多较深。硬脑膜下血肿的中间清醒（意识好转）期不明显，多数表现为原发性昏迷与继发性昏迷相重叠，昏迷的程度逐渐加深。在脑挫裂伤的基础上，随着血肿体积的不断增大，可在较短时间内发生脑疝而转入深度昏迷状态。与单纯脑挫裂伤比较，其颅内压增高更加显著，生命体征不稳。神经系统局灶性体征较多，如中枢性面瘫、舌瘫和肢体瘫痪、失语和癫痫发作等。如果发生小脑幕裂孔疝时，出现同侧瞳孔直接对光反应、间接对光反应消失，眼球固定，对侧肢体瘫痪和病理征阳性，如治疗不及时可使病情迅速恶化，尤其是特急性（或急性）硬脑膜下血肿，患者一侧瞳孔散大后不久，对侧瞳孔亦随之散大，即伤后仅1～2小时便可进入濒危状态。

慢性硬脑膜下血肿多发生于老年患者，发病前3～4周常有轻微外伤病史，表现以颅内压增高症状为主，部分患者出现淡漠和智力迟钝等精神症状，少数可有偏瘫、失语和大小便失禁等症状。

## （四）辅助检查

**1. 颅骨X线检查**　硬脑膜下血肿合并颅骨骨折的发生率约为50%，但是骨折线与硬脑膜下血肿的位置往往不一致。

**2. CT扫描**　急性硬脑膜下血肿表现为脑组织之外、颅骨内板下方新月形高密度影，CT值70～80Hu，亚急性血肿多为混杂密度或低密度，也可为高密度。血肿内侧皮层内可见点状、片状出血灶和低密度的脑水肿区；血肿量较大时可以压迫同侧侧脑室，导致其变形，中线也受压向对侧移位。慢性硬脑膜下血肿多为等密度，同侧侧脑室受压、变形，中线向对侧移位。

**3. MRI扫描**　MRI显示硬脑膜下血肿其信号演变与血肿的变化规律相似，在$T_1$和$T_2$加权像上，可表现为等、高或低信号，有的为混杂信号的多种改变，应结合具体情况进行分析与判断。

## （五）诊断与鉴别诊断

**1. 诊断**　急性硬脑膜下血肿和亚急性硬脑膜下血肿依据头部外伤史，原发昏迷时间较长或意识障碍不断加深，出现颅内压增高表现，早期出现神经系统局灶体征者，应怀疑存在硬脑膜下血肿的可能。需要及时进行辅助检查（首选CT扫描），以协助诊断。

慢性硬脑膜下血肿发病较慢，前3～4周常有轻微外伤史，表现以颅内压增高症状为主，部分患者有淡漠和智力迟钝等精神症状，少数可有偏瘫、失语和大小便失禁等症状，结合头颅 CT 和 MRI 扫描，可明确诊断。

**2. 鉴别诊断**

（1）硬脑膜外血肿：典型的临床表现是受伤早期出现短暂的意识障碍，随后出现中间清醒期或意识好转期，最后又再次出现昏迷，CT 扫描见颅骨内板下有呈双凸形高密度影的血肿。

（2）脑内血肿：脑内血肿的受伤机制、临床表现与硬脑膜下血肿极为相似，CT、MRI 均可对两者做出鉴别。

**（六）治疗**

**1. 非手术治疗**　对于出血量不大、临床症状不重的硬脑膜下血肿可采用非手术疗法。

（1）一般处理：吸氧，保持气道通畅，及时清除呼吸道分泌物，维持水电解质酸碱平衡，加强营养支持治疗。

（2）脱水降低颅内压：几乎所有的脑挫裂伤患者都有不同程度的颅内压增高。常用的脱水药物有 20%甘露醇、甘油果糖和 3%高渗盐水等。

（3）预防并发症：常见的并发症为应激性溃疡、坠积性肺炎。预防应激性溃疡包括：①去除颅内压增高因素；②应用抑制胃酸分泌药物；③应用胃黏膜保护剂。预防坠积性肺炎：要加强翻身拍背、吸痰等肺部护理。

**2. 手术治疗**

急性硬脑膜下血肿和亚急性硬脑膜下血肿与硬脑膜外血肿手术治疗原则类似。硬脑膜外血肿常见于暴力直接作用的部位，而硬脑膜下血肿的好发部位既常见于直接暴力着力部位，又常见于暴力作用的对冲部位。如果因患者病情危急或医疗条件所限，无法进行头颅 CT 扫描而只能选择钻孔探查时，暴力直接作用部位和对冲部位均应被钻孔探查。

不管急性硬脑膜下血肿患者的格拉斯哥昏迷评分如何，只要头颅 CT 扫描显示硬脑膜下血肿厚度超过 10mm 或中线移位超过 5mm，就有指征行手术清除血肿。所有处于昏迷状态（格拉斯哥昏迷评分小于 9 分）的急性硬脑膜下血肿患者，均应监测颅内压。血肿厚度小于 10mm、中线移位小于 5mm 且处于昏迷状态（格拉斯哥昏迷评分小于 9 分）的急性硬脑膜下血肿患者，若出现入院时的格拉斯哥昏迷评分比受伤时下降 2 分或更多和（或）瞳孔不等大或瞳孔固定散大和（或）颅内压超过 20mmHg，则应行手术清除血肿。

急性硬脑膜下血肿和亚急性硬脑膜下血肿患者因为多伴有较严重的脑损伤，所以治疗效果较硬脑膜外血肿患者差。

**3. 慢性硬脑膜下血肿手术治疗**　慢性硬脑膜下血肿的手术治疗指征：①患者出现颅内压增高的症状和体征，可伴有或不伴有意识情况改变和大脑半球受压体征；②头颅 CT 或磁共振扫描显示单侧或双侧硬脑膜下血肿厚度超过 10mm，单侧硬脑膜下血肿导致中线移位超过 10mm。

手术方式：双孔血肿引流多选择在硬脑膜下血肿同侧额部和顶结节处。单孔血肿引流选取硬脑膜下血肿最厚处，颅骨钻孔完毕后，可用咬骨钳咬除骨孔附近部分骨质，形成直径 2~2.5cm 的骨窗，防止因骨孔过小导致放置引流管时因角度过小而损伤脑组织。"+"字形切开硬脑膜，应用脑棉片控制陈旧血液流出速度，然后置入引流管，调整引流管方向，将各个方向血肿冲出，直至冲洗液清亮为止，另戳孔固定引流管，切口缝合。

对于慢性硬脑膜下血肿包膜已经肥厚或形成钙化或反复钻孔引流失败的患者可开颅行血肿清除术，开颅后将血肿外膜和硬脑膜一并剪开，并将肥厚或形成钙化的血肿包膜一并切除，通常不要切除血肿的脏层包膜，以免损伤皮层组织，置管引流后，颅骨复位，逐层缝合。

## 四、脑内血肿

脑内（包括脑室内）血肿是指于脑实质内或脑室内形成血肿者，可分为浅部与深部两型。浅部脑内血肿往往与脑挫裂伤及硬脑膜下血肿相伴发，出血多由挫裂的皮层血管破裂形成，血肿向脑内扩展所引起，也可由凹陷骨折所致。深部血肿多位于脑白质内，系脑深部血管撕裂出血所致，脑表面无明显的挫伤或仅轻度挫伤。

## （一）分类

根据脑内血肿出现症状的早晚，将脑内血肿分为急性、亚急性和慢性三种类型。

**1. 急性脑内血肿** 出血急，症状发生在伤后 3 天内。

**2. 亚急性脑内血肿** 症状发生在伤后 4～21 天。

**3. 慢性脑内血肿** 症状发生在伤后 22 天以后。

## （二）出血来源

脑内血肿出血来源多系脑组织内的小动脉或静脉。

## （三）临床表现

急性脑内血肿和亚急性脑内血肿多伴有较重的脑损伤，故其临床表现的特点为以下几种。

**1. 颅内压增高表现**

（1）头痛、头晕：症状一般以早晨及晚间为主，部位多在额颞部，头痛的严重程度和颅内压的增高程度密切相关，咳嗽、排便等使颅内压短暂增高的因素常导致头痛症状也加重。

（2）恶心、呕吐：头痛剧烈时患者通常先出现恶心症状，病情继续进展后出现呕吐，呕吐常呈喷射性，由于颅内压增高刺激第四脑室底部的呕吐中枢所致。

（3）视神经盘水肿：是颅内压增高非常重要的客观体征，表现为视神经盘充血水肿，边缘模糊不清，静脉血管怒张，动脉曲张扭曲，由于颅内压增高通过视神经鞘传递到眼底，引起静脉回流受阻所致。在早期，患者往往没有视力损害，病情逐渐进展出现视神经继发性萎缩，通过检眼镜可以观察到视神经盘苍白，视力减退，视野缩小。

**2. 意识障碍** 部分患者伤后很快出现意识障碍。意识障碍由轻到重表现为嗜睡、昏睡、浅昏迷、昏迷和深昏迷。

**3. 瞳孔改变** 颅脑损伤后常发生瞳孔改变。如伤后一侧瞳孔散大、固定，直接、间接对光反应均消失，而对侧瞳孔直接、间接对光反应存在，往往提示同侧动眼神经麻痹；若双侧瞳孔时大时小，往往提示中脑受损；如果一侧瞳孔先缩小后散大，继而对侧瞳孔对光反应消失，往往提示小脑幕裂孔疝。

**4. 生命体征** 典型为脑缺血反应，即伤后出现血压升高、心率减慢，继而出现潮式呼吸、脉搏浅弱、节律紊乱、血压下降等。

**5. 局灶性症状体征** 根据出血的部位导致局灶性功能障碍，如运动区损伤导致对侧肢体运动障碍，语言中枢损伤导致患者失语，小脑损伤导致患者眼球震颤和共济失调等。

## （四）辅助检查

**1. 头颅 CT 扫描** 脑内血肿表现为脑内可见类圆形或不规则形高密度影，CT 值 70～80Hu，亚急性血肿多为混杂密度或低密度，也可为高密度。血肿周围有低密度区的脑水肿带；同侧侧脑室受压、变形，中线向对侧移位。

**2. MRI 扫描** MRI 显示硬脑膜下血肿其信号演变与血肿的变化规律相似，在 $T_1$ 和 $T_2$ 加权像上，可表现为等、高或低信号，有的为混杂信号的多种改变，应结合具体情况进行分析与判断。

## （五）诊断与鉴别诊断

**1. 诊断** 急性脑内血肿和亚急性脑内血肿依据头部外伤史，原发昏迷持续时间较长（多超过半小时）或意识障碍程度不断加深，出现颅内压增高征象，早期表现神经系统局灶症状和体征者，结合头颅 CT 和 MRI 扫描，可明确诊断。

**2. 鉴别诊断**

（1）硬脑膜外血肿：典型的表现为受伤后早期出现短暂的意识障碍，之后出现中间清醒期或意识好转期，最后又再次出现昏迷，CT 扫描见颅骨内板下有呈双凸形高密度影的血肿。

（2）硬脑膜下血肿：硬脑膜下血肿的受伤机制、临床表现与脑内血肿极为相似，CT、MRI 均可对两者做出鉴别。

**（六）治疗**

**1. 非手术治疗** 对于出血量不大、临床症状不重的脑内血肿可采用非手术疗法。

（1）一般处理：吸氧，保持气道通畅，及时清除呼吸道分泌物，维持水电解质酸碱平衡，加强营养支持治疗。

（2）脱水降低颅内压：几乎所有的脑挫裂伤患者都有不同程度的颅内压增高。常用的脱水药物有 20%甘露醇、甘油果糖和 3%高渗盐水等。

（3）预防并发症：常见的并发症为应激性溃疡、坠积性肺炎。预防应激性溃疡包括：①去除颅内压增高因素；②应用抑制胃酸分泌药物；③应用胃黏膜保护剂。预防坠积性肺炎：要加强翻身拍背、吸痰等肺部护理。

**2. 手术治疗** 急性脑内血肿患者如果患者意识障碍进行性加重，颅内压进行性增高，小脑幕以上脑内血肿量超过 30ml 或中线移位超过 10mm，小脑幕以下血肿量超过 10ml，或有局灶性症状体征，就可行手术清除术。

脑内血肿的手术禁忌证：患者全身系统疾病不能耐受手术者，病情进展已经到生命垂危阶段，如呼吸停止、心律不规则者，血肿量很小无须手术者。

手术操作注意事项：

（1）开颅：根据血肿的部位，决定骨窗的位置和大小。

（2）清除血肿：当皮层显露于视野中，应观察脑回脑沟情况，扪及囊性感后可用脑穿针穿刺明确，而后可选择非功能区切开皮层，到达血肿腔内，直视下吸出血肿并将可见活动性出血电凝止血，较小的渗血可以应用止血纱布或明胶海绵覆盖，常可以获得满意止血效果。

（3）引流：于血肿腔放置引流管，缝合硬脑膜或减张缝合硬脑膜，根据病情选择是否行去骨瓣减压术，逐层缝合头皮。

# 第八章 颅内肿瘤

## 第一节 概　述

脑肿瘤分类曾经很大程度上依赖组织学特征,脑肿瘤诊断指南加入分子学结果是 2014 年国际神经病理学会议上确立的。分子学特征被 2016 版分类标准引入,作为对中枢神经系统肿瘤分类,首先以描述必需诊断标准的斜体定义名开始,其后为相关特征的表述,如"少突胶质细胞瘤,IDH 突变和 1p/19q 联合缺失"中包含第一句"一种弥漫浸润、缓慢生长伴 IDH1 或 IDH2 突变和 1p/19q 染色体臂联合缺失的胶质瘤",后面跟着如"有典型微钙化和易损伤的分支毛细管网"等肿瘤实体高度特异性但非诊断必需的内容。在紧随诊断标准和特征的疾病概况中给出其他具有显著意义的临床、病理学和分子结果。对于某些肿瘤,最后的评论部分提供一些有关分类的信息,对被评估遗传参量本质进行阐明并提供区分重叠组织学实体的基因分型信息。特别测试技术分类并不进行要求,可由个人从业者和机构决定。尽管如此,某些基因解读评论部分仍阐明了,如 1p/19q 联合缺失和 IDH 野生型的确定有利于预后的情况(联合性整臂缺失,甚至在 IDH 突变和具有经典组织学表现的肿瘤中经 FISH 测定的每个体臂单个基因位点改变)。许多新近公认的肿瘤、亚型和模式被增加进来,公认肿瘤的亚类是亚型,其分类有充分良好病理学特征支持,临床应用价值大。模式易于辨认但组织学特征往往没有明确临床病理意义。

## 一、流 行 病 学

现有的流行病学调查表明,颅内肿瘤的发病随年龄、性别、种族、地域、时间的不同而变化。这些资料是否能真实地反映出颅内肿瘤发病状况,有赖于降低流行病学调查方法中人为因素的干扰程度。

一般认为,原发性颅内肿瘤的年发病率为 10/10 万左右。据美国脑肿瘤集中登记报道 1990～1994 年,原发性脑肿瘤的年发病率为 11.47/10 万人口。

颅内肿瘤约占身体各部位肿瘤的 1.8%。但在儿童肿瘤中,脑肿瘤所占比例可高达 7%,发病率与致死率仅次于白血病,据统计约 1/4 儿童肿瘤的死因是脑肿瘤。随着儿童白血病治疗水平的提高,近年来脑肿瘤在某些发达国家事实上已跃居儿童肿瘤致死病因的首位。脑肿瘤占一般尸检材料的 1.4%～6%。在全身恶性肿瘤引起的死亡中占 2.35%,为第十位。

一般来说,颅内肿瘤的总体发病率并无显著的性别差异,或男性略多于女性。但根据我国 12 个医院神经外科 22 547 例颅内肿瘤的统计结果,男女之比为 1.89∶1。某些颅内肿瘤具有明显的性别优势,如脑膜瘤、垂体腺瘤以女性多见,松果体区生殖细胞瘤以男性儿童多见,而蝶鞍区生殖细胞瘤以女性儿童多见。

颅内肿瘤的年龄分布表明,从新生儿到老年人均可发生颅内肿瘤,患病第一个高峰期为 10 岁左右,20～50 岁的成年人最常发生。从颅内肿瘤发病的构成比看,按我国先期统计资料并依当时神经系统肿瘤分类法,以弥漫性星形及少突胶质细胞肿瘤最常见,其次为脑膜瘤、垂体腺瘤、神经鞘瘤、神经纤维瘤、先天性肿瘤、转移性肿瘤和血管源性肿瘤。星形细胞肿瘤在弥漫性星形细胞肿瘤及少突胶质细胞肿瘤中所有构成比调查中均居首位。

儿童期颅内肿瘤以星形细胞肿瘤、室管膜瘤、髓母细胞瘤、颅咽管瘤多见;青年人以室管膜瘤、垂体腺瘤、颅咽管瘤等多见;中年人以星形细胞肿瘤、脑膜瘤、雪旺细胞瘤多见;老年人则以多形性胶质母细胞瘤、转移瘤为多见。

颅内肿瘤的好发部位与年龄有关。成人颅内肿瘤中,幕上肿瘤占71%,幕下肿瘤占29%;而在儿童组则以幕下及中线部位肿瘤多见，幕下与幕上肿瘤之比约为3:1，其中髓母细胞瘤占幕下肿瘤的多数，一般发生于小脑蚓部，星形细胞肿瘤常发生于小脑半球与脑干。

## 二、临 床 表 现

病史和神经系统检查仍然是诊断颅脑疾病最重要的基本依据。仔细地询问病史和症状，有重点、有系统地进行神经系统检查，对颅脑肿瘤的诊断极为重要。

### （一）病史

采集病史时应全面，不仅应注意与神经科有关的症状，还应注意症状与体征发生的次序，因首发症状常更有定位意义。应追问有无中耳炎及其他感染史、结核病史、寄生虫史、头外伤史、其他器官癌肿史，以便与炎症及其他颅内非肿瘤性病变相鉴别。

### （二）症状与体征

颅内肿瘤本身可致患者出现临床症状，肿瘤相关的继发因素也可以引起，包括瘤周水肿、脑积水、颅内重要结构的移位。症状、体征的出现及进展与肿瘤所在部位及病理性质有关。

**1. 一般症状与体征** 一般症状主要由颅内压增高所引起，为颅内各部位、各类型肿瘤所共有。当然这些症状具体到一例患者未必全部出现，且出现顺序也不尽相同。颅内压增高的常见原因：①瘤体本身占位和其导致的脑水肿，颅内容物体积增加，超出了生理调节限度；②瘤体影响正常脑脊液循环造成阻塞性脑积水；③静脉回流因瘤体压迫静脉窦而导致受阻。颅内压增高症状在下面两类人群中出现较晚，脑萎缩的老年人及颅缝未闭的婴幼儿。

（1）头痛：50%~60%的原发性脑肿瘤患者和 35%~50%的颅内转移瘤患者出现头痛。颅内肿瘤的头痛常为发作性，可伴随着肿瘤的逐渐增长而头痛逐渐加重，清晨或睡眠尤甚，低头、用力大便、咳嗽时明显，呕吐后或站立坐位姿势可暂时减轻或缓解头痛。在头痛初期止痛药可能有一定效果，但随着病情的加重，头痛不能缓解或出现其他症状后，往往会督促患者就诊。一般头痛的部位对肿瘤的定位诊断无明确意义，额颞部疼痛多是幕上肿瘤患者的常见症状，疼痛以病变侧为重；垂体腺瘤即使还局限在鞍内，也会由于鞍膈受到压迫和牵张而反射性地出现双颞侧痛；幕下肿瘤则枕颈部疼痛显著，偶尔出现头顶或眶后疼痛。

对脑实质的破坏和刺激并不引起头痛。当颅内压增高或肿瘤直接压迫，使一些颅内痛敏结构受到压迫、牵拉时才会引起头痛，如颅内硬脑膜（包括大脑镰、鞍膈及天幕）、脑膜动脉、静脉窦、颅底动脉环及脑神经。幕上的痛敏结构大多是由三叉神经分布；幕下痛敏结构的神经支配为舌咽神经、迷走神经和上颈神经。

（2）恶心、呕吐：呕吐多在早上出现，剧烈头痛时呕吐明显。出现呕吐症状的原因主要有以下几点。

1）瘤体引起颅内压增高，导致大脑皮质的兴奋性降低，从而下丘脑自主神经中枢抑制作用下降。

2）神经迷路因颅内压增高而出现水肿。

3）第四脑室底呕吐中枢即迷走神经核，在脑积水时被扩张牵拉刺激。

4）第四脑室底受颅脑肿瘤直接刺激等。小脑或脑干的肿瘤常较早出现呕吐症状，并可能由于直接压迫了呕吐中枢，而出现特征性的喷射性呕吐。

（3）视力障碍：颅内压增高三主征为视神经盘水肿与头痛及呕吐，其为诊断颅内肿瘤的重要依据。视神经盘水肿、进一步出现视力减退，是颅脑肿瘤视力受损的主要表现。早期多仅仅是视神经盘水肿，当颅内压急剧增高时可出现视力下降，多为一过性。此时行视野检查多发现生理盲点扩大。存在数周或数月以上持续视神经盘水肿，视神经盘继发性萎缩，向心性缩小视野，严重者双眼丧失光感。

（4）癫痫发作：约30%的脑肿瘤患者出现癫痫，较常见于累及皮质或皮质下的肿瘤，如星形细胞瘤、少突胶质细胞瘤。而累及深部灰质的肿瘤如原发性恶性淋巴瘤、脑室内肿瘤则较少见。

（5）复视：由于眼球运动神经麻痹所致，其中以展神经麻痹多见。

（6）精神及意识障碍：颅内肿瘤的精神症状有表现形式及程度的不同，病因是颅内压增高和脑水肿等损害了高级神经活动，或肿瘤本身刺激或破坏了某些精神功能区。多表现为对外界事物漠不关心、思维迟缓、神志淡漠、记忆力减退、反应迟钝、活动减少、定向力障碍，少数表现为精神症状。意识障碍意味着疾病进展至晚期，表现为嗜睡甚至昏迷。

（7）生命体征改变：颅内压升高的急性期出现血压上升、脉搏减慢及呼吸不规律，尤其儿童易出现，系由脑干缺血、缺氧引起，此现象称为脑缺血反应。

**2. 局灶性的定位体征** 肿瘤瘤体引起局部血供障碍，瘤体压迫、刺激或破坏正常颅内脑组织，神经缺陷体征相应的出现，对于定位诊断非常有帮助，称为定位体征。最先出现的体征一般认为尤其有定位意义。

（1）额部肿瘤：思维、情感、智能、意识、人格和记忆力的改变为位于前部的额叶肿瘤常见的表现。功能区受肿瘤累及可出现以下相应的症状缺失：①运动性失语多在 Broca 区受累出现；②书写不能多因额中回后部肿瘤出现，同时可出现双眼向对侧不能同向注视，强握及摸索反射多出现在对侧；③额叶性共济失调可出现在额叶脑桥小脑束受累，表现为直立和行走障碍；④不同程度的中枢性面瘫、肢体瘫痪和锥体束征因肿瘤累及中央前回时多出现在对侧；⑤运动性癫痫多在接近中央前回肿瘤时产生，多为局限性；⑥嗅神经障碍多因额叶底部病变压迫，多为单侧或双侧；⑦视神经萎缩可因额叶底面肿瘤压迫引起，在病灶同侧，视神经盘水肿在对侧；⑧双下肢瘫痪多因中央旁小叶受到损害时发生，多为痉挛性，同时出现大小便障碍。

（2）顶部肿瘤：常常表现为感觉的障碍，对侧深感觉障碍、皮质感觉及浅感觉障碍多见；癫痫，多为局限性，感觉性；因左角回和缘上回受累引起的左右不分、失算、失读、失用等格斯特曼综合征；对侧下四分之一象限盲，多在顶叶深部肿瘤累及视放射时出现。

（3）颞部肿瘤：瘤体累及颞叶内侧可产生颞叶性癫痫；瘤体累及岛叶时产生胸部、上腹部及内脏疼痛，患者主诉内脏绞痛、烧灼感或刺痛等。感觉性失语提示瘤体累及左侧颞上回后部。

（4）枕叶肿瘤：偏盲为对侧同向，中心视野常保存，即所谓黄斑回避。

（5）蝶鞍部位肿瘤：神经受压及内分泌紊乱为常见表现。生长较大或鞍上延伸肿瘤，出现视力减退、眼球运动障碍、视野缺损等神经受压症状。分泌性垂体腺瘤多见巨人症、库欣病、肢端肥大症、闭经-泌乳-不育等相应激素分泌过多而致的临床综合征；以发育迟缓、性功能障碍最为突出的垂体功能低下表现，多因非分泌性垂体腺瘤或其他蝶鞍区肿瘤压迫正常脑垂体引起。

（6）第三脑室肿瘤：除早期可堵塞室间孔，产生脑积水外，第三脑室前部肿瘤可引起如肥胖、尿崩症、嗜睡、性功能减退等下丘脑功能不全症状，还出现视力、视野及眼底改变等视神经、视交叉受压迫症状。后部肿瘤可出现共济失调等小脑体征，提示小脑受累；出现帕里诺综合征（两眼上视障碍、瞳孔对光反应迟缓或消失）、两耳听力下降，提示瘤体压迫四叠体。

（7）第四脑室肿瘤：早期即出现颅内压增高，剧烈头痛、眩晕及呕吐，即 Bruns 征，第四脑室出口体位变换时被第四脑室内肿瘤飘移阻塞所致。

（8）小脑肿瘤：出现以躯干为主的共济失调，多为小脑蚓部肿瘤，以双下肢共济失调更明显，出现四肢僵直呈角弓反张状、阵发性头后仰等表现，为强直性发作，即小脑性抽搐，提示肿瘤晚期。

（9）小脑脑桥角肿瘤：耳鸣、眩晕多在早期出现，逐渐出现听力下降，面部感觉障碍随之发生，逐渐继发周围性面瘫、小脑损害体征。出现声音嘶哑、吞咽困难提示肿瘤晚期累及后组脑神经，肢体感觉障碍、对侧锥体束征等症状可伴发出现。

（10）脑干肿瘤：发作性意识障碍、两眼运动障碍等多见于中脑肿瘤；面部感觉障碍、周围性面瘫、单侧或双侧展神经麻痹等表现多见于脑桥肿瘤，合并长传导束受损体征，对侧或双侧；当肿瘤累及小脑脚时则出现小脑症状；延髓肿瘤则出现声音嘶哑、进食易呛、咽反射消失及双侧长传导束受损的体征；特征性的交叉性麻痹，病灶侧脑神经损害及对侧肢体感觉和运动长传导束损害体征，多为一侧脑干髓内肿瘤引起。

## 三、辅 助 检 查

### （一）颅骨 X 线检查

颅骨 X 线检查常能反映累及颅骨的颅脑病理改变。脑回压迹增多、鞍背及后床突萎缩、脱钙、颅腔轻度扩大、骨缝分离（在儿童明显，成人多为人字缝）都是颅内压增高的 X 线表现。松果体钙化的移位有助于大脑半球肿瘤的定位。有些肿瘤本身可有钙化，如鞍区钙化多为颅咽管瘤，少突胶质细胞瘤也常有钙化，部分星形细胞瘤、脑膜瘤、脊索瘤等亦可有钙化。

### （二）脑血管造影

脑血管造影主要根据脑血管的变形、移位进行肿瘤的定位，有时能定性。对血管性病变或供血丰富的肿瘤，通过造影可显示供血动脉，术前可预估手术的难易，制定手术方案，甚至能人工栓塞主要供血动脉，以减少术中出血，给手术顺利进行创造良好条件；对于肿瘤合并出血的患者，血管造影可以用于排除血管畸形和动脉瘤。

### （三）颅脑 CT 检查

颅脑 CT 检查对颅内肿瘤定位诊断有极大帮助，蛛网膜下池、脑室、颅骨、硬膜等及其结构与肿瘤之间关系可同时显示，对于肿瘤诊断非常有意义。对比颅脑 CT 增强扫描检查可以进一步了解血-脑屏障因肿瘤遭到破坏情况和瘤体血供情况，对于肿瘤的显示和定性有进一步意义。

螺旋 CT 的应用使得冠状位及矢状位重建图像的分辨力同轴位重建图像的分辨力相同，以使肿瘤的显示更为清楚。亚秒级快速扫描与快速的图像重建、连续波层面和大范围的扫描及计算机后期处理功能的应用，可使三维重建得到更清晰的成像及更加完善的分割成像，并可逐步提高颅脑 CT 血管造影检查技术，且颅内肿瘤诊断正确率也随着这些技术的发展得到进一步提高。

### （四）磁共振成像

磁共振成像（MRI）对病变定位更准确，主要是因为其多平面成像及软组织分辨力对比优良，血管流空效应及多种成像方法与脉冲序列技术促进了颅内肿瘤的定性诊断。颅脑 MRI 存在以下不利因素：对钙化及骨质不敏感；需要比颅脑 CT 长的检查时间；急症危重患者在检查时可能不能配合或者检查过程中出现危及生命的病情变化等，所以应根据情况与其他辅助检查手段配合使用。

除了选用不同的脉冲序列突出不同组织间的对比，MRI 增强扫描通过使局部磁场增强而缩短周围质子的弛豫时间，在 $T_1WI$ 上产生明显的高信号，形成增强效应。从而提高病变的显著性，以发现平扫 MRI 上阴性或易被忽视的病变。使用对比剂前要先做平扫，包括 $T_1WI$ 和 $T_2WI$，因造影增强可掩盖病变固有的弛豫特性，影响鉴别诊断。

### （五）正电子发射体层成像

正电子发射体层成像（PET）可在分子水平检测和识别人体在疾病状态下与新陈代谢有关的组织细胞内的生理和生化改变。

通过示踪技术 PET 可以得到脑的三维影像，原理是在体内引入具有选择性聚集在特定脏器病变的正电子核素或其标志化合物，由探测器收集光子密度（正电子组织器官湮灭、辐射到体表的），通过计算机处理重建断层投影成像。PET 常用的示踪剂如测定糖代谢的 $^{18}F$-脱氧葡萄糖（$^{18}F$-FDG），测定血流量的 $^{13}NH_3$、$C^{15}O$，测定不同受体的 $^{18}F$-螺环哌喹酮、$^{11}C$-吗啡，测定蛋白合成 $^{11}C$-蛋氨酸等。PET 在神经肿瘤领域主要应用如下。

早期诊断脑肿瘤并区分良恶性肿瘤，残余肿瘤或瘢痕 FDG-PET 通过探测组织标记的 FDG 摄取情况，形成肿瘤代谢图像，判断糖代谢率的高低。高恶性度的脑肿瘤糖代谢率高，低恶度者代谢率低；肿瘤残存或复发呈高代谢，肿瘤术后或放疗后瘢痕呈低代谢。应用 $^{18}$F-脱氧尿嘧啶（$^{18}$F-FDdR）-PET 检查，还可以从核酸代谢情况区别良恶性肿瘤，判断肿瘤边界。

## 四、诊断与鉴别诊断

### （一）诊断

依靠详细的病史和查体，选择合适的辅助检查手段，最后将临床资料全面整理，主要评估以下方面：瘤体位置、大小、性质、瘤体周围结构累及程度、瘤体发展方向，从而做出肿瘤定位定性诊断，并进行鉴别诊断，选择适当的治疗方法。

### （二）鉴别诊断

颅内肿瘤有时需与下列疾病相鉴别。

**1. 颅内炎症**  化脓性脑炎：常急性或亚急性发病，引起化脓性脑炎的感染病灶，最常见的是慢性中耳乳突炎，其他如副鼻窦炎、面部感染、胸腔或盆腔感染、颅脑外伤后继发感染及身体其他部位感染等。因多数患者在早期有全身感染的症状，如发热、白细胞增高、脑膜刺激征等，可与颅内肿瘤相区别。但少数患者局部感染灶不明确，全身症状不明显，在急性脑炎期影像学表现类似于低级别星形细胞瘤，在脓肿形成期影像学表现类似于高级别星形细胞瘤。但急性脑炎期的病灶常出现片状或脑回样强化，病变常不仅局限于白质；脓肿形成期的环状强化一般较规则，壁薄且均匀，无壁结节。

对于环形不规则并伴有水肿的脑脓肿同高级别星形细胞瘤的鉴别还可通过以下两种检查方式相鉴别。

（1）磁共振波谱分析：脑脓肿的磁共振波谱与肿瘤波谱不同，它无胆碱、乳酸和脂质波，而显示炎症的波谱，如乙酸盐、丁二酸盐和不同的氨基酸，这些均来自细胞外蛋白分解或细菌代谢产物。

（2）MRI 扩散加权成像：囊肿或肿瘤坏死在 MRI 扩散加权成像上为低信号而呈明显的高扩散系数，脓液在扩散加权像上呈高信号，扩散系数低。

**2. 脑囊虫病**  患者有便绦虫或有皮下结节存在，常有癫痫、精神症状及颅内压增高等表现。血、脑脊液囊虫补体结合试验和酶联免疫吸附试验有助于本病的诊断，最后需 CT 或 MRI 来诊断。

**3. 脑血管病**  少数颅内肿瘤患者由于瘤内出血或坏死，使症状发展迅速，此时需与脑血管意外相鉴别。脑血管意外患者一般年岁较大，既往有高血压史、动脉硬化史，多突然发病，很快出现意识障碍、偏瘫等症状与体征。出血性脑血管病及少数缺血性脑血管病都能引起颅内压增高，甚至脑疝，还可引起眼底视神经盘水肿。可行脑血管造影或 CT 检查帮助鉴别。

## 五、颅内肿瘤的治疗原则及预后

基本的治疗原则是以手术为主，辅助放疗、化疗等。针对患者的具体情况还要采取包括控制颅内压增高、纠正代谢异常、防治癫痫及其他支持治疗等治疗措施。

### （一）手术治疗

手术治疗是颅内肿瘤最基本、最有效的治疗方法，可分为两大类：一类是直接手术切除肿瘤；另一类是姑息性手术，目的仅为暂时降低颅内压，缓解病情，方法包括内减压术、外减压术、脑脊液分流术。

颅内肿瘤精确病理诊断的获得基础是手术标本，许多辅助治疗也可在手术中同步进行。虽然最大限度地切除肿瘤，但可为其他辅助治疗创造一定的有利条件，同时也可以使患者症状有效缓解、延长患者生存期。若恶性肿瘤浸润性生长，且肿瘤位于重要颅脑功能区，或者肿瘤位于手术不能切除的部位，切除效果不理想时，则只能次全切除、部分切除，或仅仅取病理作一定的活检。

采用术中超声可以明显提高颅内肿瘤的手术切除水平和手术治疗效果。

**1. 术中超声的发展历程** 术中超声技术是应用于外科领域内的一项术中影像技术，相对较新。其发展有三个主要阶段：①A 型超声和非实时的 B 型超声开始应用，其时间在 20 世纪 60 年代；②实时的 B 型超声，在 20 世纪 70 年代末期和 80 年代，此阶段迅速发展；③20 世纪 90 年代应用术中腹腔镜和彩色多普勒成像等新技术。

20 世纪 50 年代早期，French 等对尸体标本和切除的脑组织肿瘤应用 A 型超声脉冲信号进行检测。外科手术中第一次应用是由 Wild 和 Reid 进行的，对一例颅脑恶性肿瘤通过 A 型超声准确诊断。20 世纪 60 年代中期相关文章陆续发表，通过 2～5MHz 传感器扫描湿润硬脑膜表面，积累了脑肿瘤、脑积水、脑囊肿、出血和脓肿等大量研究病例。A 型超声有无创、相对简单、定位快速的优点，但因为其一维的振幅峰值难以区分和解释，并不能被临床医师广泛接受，并且其手术中可应用超声的病变和器官也有限。准确术中定位检测技术的必要性受到了外科医生的重视。

20 世纪 70 年代中期随着超声技术不断发展和仪器设备不断更新改进，二维 B 型实时超声出现，提供了更精细分辨率的图像，尤其是"小零部件"高频超声。其即时性和准确性方面较前具有明显优异性。因此外科领域再度激起对术中超声的研究。

神经外科手术医师手术时面对颅脑病变定位和检测是有一定困难的，神经外科手术中高频 B 型超声被迅速尝试应用。在 1980 年 Rubin 等利用 3MHz 传感器对颅脑解剖和颅脑肿瘤进行了显示。其后出现很多与脑血肿、动脉瘤、动静脉畸形、肿瘤、脓肿、脑积水、感染性病变、囊肿、骨折及异物等相关的研究和报道，也证实了术中超声辅助切除肿瘤、导引仪器、判断残余肿瘤、病变部位准确定位、手术夹闭动脉瘤等的应用价值。Dohrmann 和 Rubin 最早在脊髓囊肿、肿瘤、椎间盘脱出、脊髓空洞症等脊髓手术中应用超声。在欧洲、南北美洲和亚洲神经术中超声成为 20 世纪 80 年代超声学领域内最为广泛的研究之一，也是最普遍的研究之一。

**2. 应用术中超声** 术中超声频率在脊髓外科和颅脑外科意义重大。恰当选择频率将获得病变位置、大小和深度高分辨率的影像；否则容易出现错误，严重者致病变遗漏。了解正常的颅脑超声扫描图像，充分利用形态学标志物作为定位，对各种伪迹进行理解，对超声诊断也是作用非凡。放射科医师协助完成手术室内超声设备操作，熟练放射科技术员图像解释。这样依病变的复杂程度不同总体操作时间差异明显，并未因超声扫描使总体手术时间延长；相反，手术时间可有效缩短，同时也提高了外科手术的安全性和精确度。

**3. 术中超声未来** 随着超声扫描技术的不断开发，先进超声成像在神经外科术中应用成为可能。其他如 MR、CT 及神经内镜等影像技术和不同类型探头、新型阵列技术、影像模式结合。在脑与脊髓不同解剖部位和不同需要的手术显露中"高分辨率"和"高频"的新型传感器的应用也日趋完善。

整合相关影像技术，Hata 等最早报道连接无框架立体定向导航系统超声注册，利用计算机系统进行叠加术中超声图像及重新格式化后的 CT/MRI 数据，术前影像资料实时矫正。Vince 等报道，无框架和无臂的被动红外相机系统能够通过在超声探头上的参考框架连接，使重新建立的 CT/MR 图像与相关超声图像进行匹配。近年来以镊子或其他工具作为指针，术中超声扫描通过声学、磁性和光学追踪方法，手术轨迹导航不断完善。"迷你 CT"是 Resch 等对神经内镜超声扫描图像的称呼，也对这项技术进行了最佳的阐释。MR/CT 兼容层面通过 3D 术中超声重建，相应容积校正测定。组织谐波超声、对比谐波超声等其他技术也是其技术之一。

**（二）放射治疗**

颅内肿瘤的一项重要辅助治疗即是俗称的放疗。应用范围包括中枢神经系统内播散、防止肿瘤切除术后复发或肿瘤未能全切。放疗宜在术后及早开始以提高疗效。适用的肿瘤包括间变性星形细胞瘤、胶质母细胞瘤、室管膜瘤、胚胎性肿瘤、松果体实质性肿瘤、血管网状细胞瘤、恶性淋巴瘤及肉瘤等，以及未能全切除的良性及亚恶性肿瘤如垂体腺瘤、颅咽管瘤、脑膜瘤、少突胶质细胞瘤、脊索瘤、弥漫性星形细胞瘤等。髓母细胞瘤、间变性室管膜瘤、生殖细胞瘤等可沿脑脊液循环通路播散，还应考虑实施全脑全脊髓放疗。

### （三）化学治疗

传统的化学治疗主要是应用各类细胞毒性制剂对恶性颅内肿瘤细胞直接进行杀灭（以下简称化疗）。细胞毒性药物对多数恶性颅内肿瘤包括胶质母细胞瘤，能够起到延长患者生存期的作用。成人的少突胶质细胞瘤和中枢神经系统恶性淋巴瘤常对化疗有较好的反应性。对于颅内转移瘤，化疗药物最好选择对原发癌最有效的药物。儿童期髓母细胞瘤，可以向骨和骨髓转移，化疗可显著降低颅外转移率、延长生存期。化疗宜在术后尽早开始。目前多采用术后放疗前先进行化疗或两者并用，因放疗可能引起肿瘤局部血管闭塞，影响药物渗入，而且常规放疗需5～6周，化疗疗程间隔一般也需6周左右，对于平均生存期较短的恶性胶质瘤患者来说，这6周时间也是需要争取的。

使用联合化疗方案，并与放疗交叉配合对提高疗效有利，尤其是对年轻患者。由于放疗对发育中的脑具有严重的副作用，化疗还在3～6岁以下的患儿中使用，以推迟放疗的施予时间，甚至可以替代放疗。

细胞毒性制剂很少用于良性肿瘤的治疗，但非细胞毒性化学药物可应用在某些颅内良性肿瘤的控制与治疗。如孕激素受体拮抗剂米非司酮可以抑制脑膜瘤的生长；溴隐亭与生长抑素可分别用于泌乳素瘤和生长激素腺瘤的生长控制。

### （四）其他辅助治疗

**1. 免疫治疗** 包括：①制备各种瘤苗；②抗肿瘤免疫通过激活肿瘤浸润淋巴细胞、白细胞介素-2或自体淋巴细胞的杀伤细胞；③应用干扰素；④单抗导向治疗；⑤采用局部微波或射频加热治疗。

**2. 光动力学疗法** 根据光敏剂血卟啉衍生物可选择性地被肿瘤摄取并潴留的特点，于术前4～24小时内静脉注射血卟啉衍生物，保持避光，在开颅切除肿瘤后用激光照射瘤腔。

**3. 基因治疗** 包括：①瘤细胞凋亡诱导；②抗肿瘤免疫促进；③胶质细胞恶性增殖受到抑制；④胶质细胞分化促进；⑤肿瘤的血管形成与增殖抑制；⑥抗耐药基因表达抑制；⑦胶质瘤微侵袭性降低；⑧放疗敏感性及化疗耐受性增加。

## 第二节　神经上皮组织肿瘤

神经上皮肿瘤（neuroepithelial tumors）发生于神经外胚层，是最常见的颅内肿瘤，约占颅内肿瘤总数的44%。肿瘤的发病年龄大多为21～50岁，其中以31～40岁为高峰；此外在10岁左右儿童亦较多见，为另一个发病小高峰，各型神经上皮肿瘤的好发部位不同。

### 一、脑　胶　质　瘤

#### （一）病因

脑胶质瘤同其他肿瘤没有多大差异，也是由于环境中致癌因素和先天遗传高危因素相互影响引起。结核性硬化疾病及I型神经纤维瘤病等一些已知的遗传疾病，被认为是其发病的遗传易感因素，相比普通人群，此类人群发生机会大很多。使用手机等的电磁辐射，可能与胶质瘤的产生相关，这是环境的致癌因素。但是，这两者之间存在必然的因果关系目前并没有证据表明。胶质母细胞瘤大部分的患者都曾感染巨噬细胞病毒，且病理标本都发现巨噬细胞病毒感染，但目前也不十分清楚两者之间的关系。

#### （二）相关分类

**1. 按肿瘤细胞形态学分类** 根据其正常脑胶质细胞与肿瘤细胞形态学相似程度，主要分类如下：

（1）星形细胞——星形细胞瘤。

（2）少枝细胞——少枝细胞瘤。

（3）室管膜细胞——室管膜瘤。

（4）混杂类型的胶质细胞——混合胶质瘤，如少枝星形细胞瘤。

**2. 按照肿瘤细胞恶性程度分类** 关于胶质瘤分级目前有很多，最为常用的是世界卫生组织（WHO）分级系统，将脑胶质瘤分为 4 级，恶性程度最高、预后最差为 4 级，1 级为预后最好、恶性程度最低。传统细胞病理学所谓的间变性胶质瘤是 WHO 分级 3 级的胶质瘤；而胶质母细胞瘤相对应于 WHO 4 级。进一步分类如下：

（1）WHO 1～2 级，低级别胶质瘤，分化良好，虽并不属于良性肿瘤，但有相对较好的预后。

（2）WHO 3～4 级，高级别胶质瘤，低分化，恶性肿瘤，预后较差。

**3. 按照肿瘤位置分类**

（1）小脑幕上胶质瘤，成人最常见的脑胶质瘤，约占 70%，主要见于大脑半球。

（2）小脑幕下胶质瘤，为小儿最常见脑胶质瘤，约占 70%，主要见于小脑半球。

（3）脑桥、中脑及延髓等处脑干胶质瘤。

**（三）临床症状**

脑胶质瘤患者相应的体征及出现的临床表现，主要与受影响的颅脑部位脑区功能及瘤体占位效应关系密切。脑胶质瘤患者由于瘤体所谓"占位"效应，头痛、癫痫、恶心、呕吐、视物模糊等症状常见。此外，还可有其他的表现，这是由于局部脑组织的功能受瘤体的影响所致。运动与感觉障碍瘤体部位多为中央区；语言理解表达困难多由于患者胶质瘤位于语言区引起；视神经胶质瘤可致失明；脊髓胶质瘤可引起患者肢体肌力弱、疼痛麻木等症状。胶质瘤所产生症状的速度由于不同恶性程度而不同。例如，患者的病史短，发病迅速，往往在几个星期至几个月发病的多是高级别胶质瘤，相反为低级别胶质瘤，患者病史多数较长，往往在几个月甚至几年才发病。患者病史、临床表现及体征，可使我们对肿瘤病变部位及其恶性程度进行初步推断。

**（四）辅助检查**

患者出现相应症状体征后来医院就诊时，头颅 CT 与颅脑 MRI 检查是最常见的检查。

**1. 颅脑 CT 检查** 检查方便，时间短，对是否有颅内占位可以进行初步判定。患者脑胶质瘤往往在颅脑 CT 上病灶呈低信号改变，一般低级别脑胶质瘤者无瘤周水肿，高级别脑胶质瘤者往往明显伴有肿瘤周围水肿。此外，相比于颅脑 MRI，判定肿瘤卒中出血与否及钙化，颅脑 CT 明显占优。肿瘤卒中出血，肿瘤相对较高恶性程度往往颅脑 CT 检查呈高信号改变。检查提示瘤体伴有钙化往往病理类型为少枝肿瘤。

**2. 颅脑 MRI 检查** 相比于颅脑 CT，颅脑 MRI 检查在肿瘤部位、性质等方面的显示具有优异性。在磁共振上胶质瘤低级别者多数表现为低信号 $T_1$、高信号 $T_2$，主要白质内瘤体与周围边界较为清晰，病变一般不强化，瘤周水肿往往较轻。一般胶质瘤高级别者表现为低信号 $T_1$、高信号 $T_2$，呈不均一信号；瘤体周围水肿较为严重；$T_1$ 高信号存在多提示出血存在；强化时信号明显不均一；界限不清。当出现炎症、缺血等其他病变时，胶质瘤与其不易区分。

**3. 其他检查** 有可能需要做包括 PET、磁共振波谱（MRS）等其他检查，他分子代谢及其糖代谢情况可以对病变进一步了解，有助于进一步区分鉴别诊断。有时 fMR 即所谓的功能磁共振检查还要进行，以明确病变与周围脑组织功能关系。肿瘤诊断最终确诊要取决于病理诊断。但是一般术前完善上述相关检查，可以有个临床初步判断，并对胶质瘤的部位及恶性程度级别有个初步分析。

**（五）诊断**

一个患者诊断胶质瘤，除了分析患者病史、临床表现外，还要综合考虑和判断并结合患者相关体征，完善相关辅助检查，结合术后病理等进行。

## （六）治疗

脑胶质瘤治疗方法繁多，手术切除、放疗及辅助药物化疗，以及应用 X 刀、γ 刀等是目前国内外治疗胶质瘤的普遍方法。

**1. 手术治疗** 手术切除可以迅速缓解患者症状，除去大部分肿瘤细胞，切除标本提供最终病理诊断，利于进行下一步治疗。因此手术往往是胶质瘤治疗的第一步，手术禁忌者除外。完整手术切除毛细胞星形细胞瘤等低级别胶质瘤瘤体，使患者长期存活，可以根治疾病。神经外科胶质瘤手术与以前不同，目前已进入了一个肿瘤切除更为完全、创伤更小、更为安全的微创时代。脑胶质瘤的切除应用神经显微镜，周围重要的神经血管等结构、肿瘤与脑组织的边界能够清晰地辨别，切除瘤体不但能够最大化，而且相对安全。胶质瘤手术切除高度随着神经导航的应用又达到一个新的境界。类似于汽车导航，外科医生在手术前，从切口的设计、手术切除方式的选择及术中功能脑区的辨认等方面更加细化与精准。术中 MRI 在最近几年被广泛应用，使肿瘤完整切除程度进一步提高，术后功能损害等并发症的产生也逐渐减少。对于辨认术中语言区、运动区，应用术中皮层刺激电极使神经外科医生对重要的脑功能区保护得更好。

脑胶质瘤生长具有浸润性生长的特点。基于肿瘤多数不限于一个脑叶，与周围分解不清，呈指状向肿瘤外深入破坏，完全切除在手术理论上是不可能实现的。重要部位脑干等肿瘤手术是根本不可能的。手术目的目前主要有以下 5 个方面：取得标本病理确诊；使患者生存时间延长，从而创造时机随后其他综合治疗；改善缓解颅内压增高等症状；使肿瘤体积通过切除减小从而减少肿瘤细胞数量；获得有效治疗提供依据的肿瘤细胞动力学资料。

**2. 放疗** 包括立体定向放疗和局部放疗。多数各型胶质瘤虽然可以常规治疗，但治疗效果评价不尽相同。对放疗中度敏感的是室管膜瘤，高度敏感的是髓母细胞瘤。有学者通过对比发现，放疗者与非放疗者其他类型肿瘤预后基本相同，因为这些肿瘤对放疗没有敏感性。不可低估和忽视放疗带来的脑功能放射性坏死等问题。在接受外科手术治疗后，首次发现胶质瘤，一般不采用立体定向放疗。低级别胶质瘤患者存在不能全切、瘤体大于 6cm 等高危因素，要考虑放疗。高级别胶质瘤患者，进一步放疗多是必需的。对于复发和功能区胶质瘤，立体定向放疗也是一个很好的选择。新的放疗措施的尝试，如近距离放疗，瘤（腔）内 $^{125}$I 或 $^{131}$I 等放置，治疗疗效及其伴随的副损伤影响尚在进一步观察探索中。

**3. 药物化疗** 化疗原则上恶性肿瘤都可以。目前常用药物有洛莫司汀、替尼泊苷、替莫唑胺、卡莫司汀等，因药物作用受限于血-脑屏障，并且大部分药物毒副作用明显，疗效尚不肯定。经动脉选择性区域灌注化疗及瘤（腔）内间质化疗是一些新的尝试，可使肿瘤局部药物浓度提高，但具体效果仍有待进一步验证。在胶质瘤的治疗中靶向治疗的作用逐渐重要。脑胶质瘤唯一疗效明确的化疗药物是替莫唑胺。长时间服用替莫唑胺可以显著改善高级别胶质瘤患者的症状及生存预后。对于初治者，在同步放化疗阶段后即与放疗同时应用后，6～12 周期内还应继续单独服用替莫唑胺。复发胶质瘤治疗，尼莫司汀可能有一定疗效。对于胶质瘤复发高级别，阿伐斯汀，作为一种新近出现的血管靶向药物，可使患者的生存期显著延长，且已经证明疗效确定。

**4. X 刀、γ 刀应用于脑胶质瘤** 严格来说，X 刀、γ 刀属于放疗范畴。肿瘤大小（一般限于 3cm 以下）对 X 刀、γ 刀治疗有一定限制，此外还受限于肿瘤部位（重要功能区者慎重）及瘤体对射线敏感程度，因此治疗范畴局限。目前认为 γ 刀治疗对胶质母细胞瘤或恶性星形胶质细胞瘤 Ⅲ～Ⅳ级者不适合。

**5. 中医治疗** 颅脑肿瘤特有生理特征，发展规律具有异变性、转移性及其异质性，专家组可以用国药中成药胶囊及抗肿瘤系列组方与配伍应用，采用传统中医学与现代医学相结合的方法，精选研制名贵中草药、稀有动物药，从而通过血-脑屏障使中药归精入脑，使脑部微循环得到改善，使瘤体缩小软化，血氧代谢增强。根据病情不同辨证施治，分期、不同方法治疗。尤其对于部分手术切除、手术禁忌、复发、放化疗后的患者，出现头痛、恶心、耳鸣、精神障碍、呕吐、肢体麻木、肢体抽搐、视物不清重影等肿瘤占位效应症状者效果更为明显。

**6.** 新兴的脑胶质瘤基因治疗学、分子生物学由于脑胶质瘤与其他部位肿瘤生物学特性明显不同，因而至今还有许多问题悬而未决。

综上所述，治疗脑胶质瘤应该重视以下几点：选择恰当的治疗方案，重视第一次精准打击；强调患者的个体化治疗；积极稳妥地探索新技术。

### （七）预后

脑胶质瘤往往容易复发，因此根治非常困难。身体状况能够耐受，再次手术、放化疗等治疗对于复发者都是可以考虑的。经过综合治疗后，高级别脑瘤胶质母细胞瘤（WHO 4 级）可有 14.6～17 个月中位生存期；WHO 3 级间变胶质瘤患者的中位生存期在 3～4 年；WHO 1～2 级低级别胶质瘤患者的中位生存期在 8～10 年。通过替莫唑胺化疗方案与新出现的放疗结合治疗，存活 5 年以上胶质母细胞瘤患者近 10%，这需要引起临床医师的注意；此前可以存活 5 年的患者不足 1%。

## 二、髓母细胞瘤

髓母细胞瘤为颅内恶性肿瘤的一种，好发于儿童，是恶性程度最高的中枢神经系统神经上皮性肿瘤之一，于 1925 年被 Bailey 与 Cushing 首先报道。少数见于 20 岁以上者，主要发生于 14 岁以下的儿童。高度恶性主要表现在：手术不易全部切除；生长迅速，肿瘤细胞由脑脊液播散性种植。其发生原因不明确，有人认为是未继续分化原始髓样上皮导致的。绝大多数生长于小脑蚓部，可发生在任何部位脑组织。在儿童几乎均位于小脑蚓部。在成人小脑多见。

髓母细胞瘤的发病率根据费城及多伦多儿童医院的报道：儿童颅后窝肿瘤中位于第一位的是小脑星形细胞瘤，髓母细胞瘤次之。在儿童颅内肿瘤中占 7.6%，在神经胶质瘤中占 10.7%。根据相关文献可知，该病平均发病年龄为 14 岁，该病患者 69% 为 12 岁以下儿童，男女性别比为 2:1。目前诊断的成人大脑髓母细胞瘤有些学者认为实为神经母细胞瘤。

### （一）病因及发病机制

最新的研究表明，髓母细胞瘤属原始神经外胚叶肿瘤，演化于原始神经干细胞，神经母细胞瘤细胞的一种，具有一定潜能向多种细胞分化（神经胶质细胞及神经元等）。位于颅后窝者又专称为髓母细胞瘤。颅后窝中线处的髓母细胞瘤由下髓帆中向外颗粒层分化的室管膜增殖中心的原始细胞演化而成。出生后数年这些细胞仍然可能存在。髓母细胞瘤儿童多见，原因之一可能是发生于小脑皮质的胚胎颗粒层者的髓母细胞瘤偏于一侧生长，正常情况下出生后 1 年内软膜下小脑分子层表层细胞消失。

显微镜下髓母细胞瘤细胞膜不清、体积小、数目极为丰富。瘤细胞可为圆形、椭圆形、长椭圆形、胡萝卜形等，形状不一，排列密集。大多数细胞裸核外形，细胞质极少，几乎看不到。胞核染色很深，分裂象多，大小不等，呈圆形或卵圆形。聚集成堆的瘤细胞不规则，细胞排列形式大部分肿瘤无特殊性；横切面如腺泡，假菊花样者少数，纵切面无腺腔，如腺管，血管细小，间质很少。说明瘤细胞向神经母细胞分化。交织的双极细胞核神经胶质纤维，在少数肿瘤中可见，表明向成胶质细胞分化。

### （二）临床表现

髓母细胞瘤由于其生物学特性，少数患者病程可达数年，多数患者病程较短，病程在 1 个月内近一半。首先出现呕吐、头痛、步态不稳等症状，以后可出现共济失调等小脑症状及颅内压增高症状，肿瘤侵及脑干引起多种脑神经障碍和复视，肿瘤梗阻第四脑室颅内压增高可出现斜颈，小脑扁桃体疝导致颈强直。

**1. 小脑损害征** 躯干性共济失调多是由于小脑蚓部受损所致，出现步行足间距离增宽，步态蹒跚，甚至站立摇晃，站坐不稳，Romberg 征阳性，轻重程度不同。患者倾倒方位不同提示肿瘤部位不同，小脑下蚓部受侵犯者向后倾倒，小脑上蚓部受侵犯者向前倾倒。因下蚓部受侵犯者多见，故向后倾倒者多。小脑半球症状如患侧肢体共济运动障碍等偏一侧发展肿瘤患者可出现。小脑性语言可因肿瘤原发于小脑半球所致，眼震多水平性，共济失调约 50%，锥体束征和吞咽发呛提示延髓受肿瘤压迫。肿瘤的侵犯部位临床表现也有所不同。

**2. 颅内压增高** 肿瘤不断增长压迫中脑导水管和（或）第四脑室，导致梗阻性积水，出现颅内压增高症状。颅缝裂开者多为小龄儿童，早期的唯一临床表现为呕吐，最为多见，产生呕吐的重要原因之一是第四脑室底迷走神经核受肿瘤直接刺激。呕吐早晨多见，常伴过度换气。儿童期的颅内压增高可通过颅缝分离得以部分代偿，因此儿童患者中视神经盘水肿者较成人少见，在成人几乎皆有视神经盘水肿。

**3. 其他表现** ①复视；②面瘫；③强迫头位；④头颅增大及 McCewen 征；⑤锥体束征；⑥呛咳；⑦小脑危象；⑧蛛网膜下隙出血。

**4. 转移的临床症状** 髓母细胞瘤主要特征为肿瘤转移。脱落的肿瘤细胞沿蛛网膜下隙经脑脊液循环播散性种植，常见累及马尾神经。髓母细胞瘤也常见于颅前窝底，大脑部位转移一小部分，随分流极少数血行播散腹腔种植，也可发生远隔转移。

### （三）辅助检查

**1. 腰椎穿刺检查** 术前腰椎穿刺宜慎用，多数髓母细胞瘤患者有颅内压增高症状，容易导致脑疝的发生。腰椎穿刺可常规化验脑脊液，测试颅内压增高与否，寻找脱落细胞。发现蛋白和白细胞增高者仅占脑脊液生化检查的 20%，术后瘤细胞检查提示了术后需进行全脑及脊髓放疗的必要性。

**2. 头颅 X 线检查** 头颅 X 线检查中肿瘤钙化极为罕见，见有颅缝增宽等颅内高压迹象。

**3. 颅脑 CT 扫描** 髓母细胞瘤多位于颅后窝中线小脑蚓部，典型者一般直径大于 3.5cm，部分累及上蚓部，延伸到幕切迹之上。颅脑 CT 平扫检查，病灶坏死时显示不均匀之混杂密度，一般检查可见边界较清楚，均匀一致的高或等密度病灶。增强颅脑 CT 扫描可见强化均匀一致。病灶中有小坏死灶时，注药后有增强。肿瘤有时钙化多见，病灶周围环绕一薄水肿带，密度低。阻塞性脑积水征在第四脑室被肿瘤向前推移时出现。髓母细胞瘤钙化及囊变少见，病灶密度均一，这是与室管膜瘤相鉴别的主要点之一。脑室周边出现完全或不完全略高密度影像，有明显强化，呈带状，提示脑室膜下移。

**4. 颅脑 MRI** 髓母细胞瘤颅脑 MRI 信号强度上的特点不突出，实质部分表现为长 $T_1$ 和长 $T_2$ 信号，正中矢状扫描图对诊断尤为重要，坏死或囊变时内部见到比肿瘤更长 $T_1$、更长 $T_2$ 的病灶区。肿瘤的实质部分 Gd-DTPA 增强扫描时呈显著增强。检查髓母细胞瘤沿脑脊液发生播散性种植，MRI 冠状扫描或矢状位更有价值，同时 Gd-DTPA 可发现种植病灶显著增强。

**5. 脑室造影** 脑室造影显示导水管以上的脑室系统均匀性扩大，可见导水管下段及第四脑室向前移位，但很少侧移，第四脑室可有充盈缺损甚至不充盈。导水管和第四脑室的充盈情况对术前评估肿瘤的大小和部位有重要的价值，主要表现有以下几种情况：①肿瘤如突出导水管而使之不显影，表现为导水管梗阻，只有靠临床表现及 CT 检查才能鉴别。②上蚓部肿瘤可使导水管变短并成直角向下屈，汤氏位上导水管无左右之移位。③肿瘤位于下蚓部时，导水管呈喇叭口状扩张，第四脑室无侧方移位。

### （四）诊断与鉴别诊断

髓母细胞瘤确诊需要根据病因、临床表现、实验室及影像学检查，以及相关术后病理学检查，应注意与下列疾病相鉴别。

**1. 室管膜瘤** 第四脑室室管膜是其起源，早期刺激第四脑室底致呕吐症状出现较早。相比髓母细胞瘤，小脑实质性损害严重程度低，病程相对长，有些无明显小脑体征。

**2. 星形细胞瘤**　儿童小脑星形细胞瘤偏良性，小脑半球发病者多，发病时间可很长。一侧肢体共济运动障碍和颅内压增高为其主要症状。较髓母细胞瘤在颅骨 X 线检查上钙化率高，其中较小儿童可见肿瘤侧的枕骨鳞部隆起和骨质变薄。导水管脑室造影向前屈，第四脑室在汤氏位向侧方移位等。颅脑 CT 与 MRI 检查可以明确肿瘤的部位甚至性质。

**3. 颅内炎症**　误诊为"脑膜炎"者多因脱落肿瘤细胞种植大脑和脊髓表面，脑脊液中白细胞增多引起脑膜刺激征。但脑膜炎中白细胞数常更多，糖和氯化物常降低等，体温高。儿童脑结核瘤于小脑半球多发，结核接触史及结核病史可寻，并有中毒症状。

### （五）治疗与预后

目前常规小儿髓母细胞瘤术后治疗方案分成高危和低危两组，根据切除程度、患儿的年龄、有无转移、分组不同，采取相应的术后治疗措施。手术切除与术后放疗是髓母细胞瘤的主要治疗手段，部分病例可辅以化疗。

**1. 手术治疗**　颅内压增高显著的髓母细胞瘤患者，应先作脑脊液分流或肿瘤切除手术，使颅内压增高症状缓解，肿瘤应该尽可能切除。考虑广泛切除易导致肿瘤转移播散，部分切除肿瘤被部分学者认可，认为打通第四脑室即足够。枕部正中切开是常用切口，骨质咬除后，可见小脑蚓部膨隆较正常增宽，有时瘤体在枕大池中可见，应用吸引器顺导水管下口方向隧道式吸除。扩张的导水管开口在上极吸透大量涌出的脑脊液后清晰可见。同时可清楚看到第四脑室底与肿瘤分界，以此为标志切除，避免操作影响脑干。肿瘤表面的血管用双极电凝彻底止血，为降温及时用冷盐水冲洗。可用棉片压迫脑干侧瘤床的渗血之处止血。术毕时要重新恢复被肿瘤梗阻的脑脊液循环，逐层缝合伤口，一般不缝合硬脑膜。

**2. 放疗**　及时适宜接受放疗可使患者术后生存时间延长。Bruce 研究发现未经术后放疗髓母细胞瘤患者，所有患者全部较短时间内复发，1 年内相继死亡。目前有关统计显示髓母细胞瘤患者术后放疗达 40%～60% 的 5 年生存率、30%～40% 的 10 年生存率。关于放疗时机，在早期有人主张单纯给予放疗，忽视了以下问题：放疗过程中肿瘤肿胀使颅内压增高、脑干受压而致命；对如星形细胞瘤等较良性肿瘤盲目放疗效果不好，可能造成病情延误。因为目前大家基本形成共识，手术切除肿瘤，待病理诊断确切后再行放疗。

一般手术后 1～2 周内开始早期放疗。考虑肿瘤转移性，放疗要针对全中枢神经系统，放疗剂量病灶局部要增加。美国儿童肿瘤组髓母细胞瘤治疗协调委员会（MPCPOG）推荐的方案是，全脑（包括筛板，后达颈髓，脊髓放疗下界达骶 2 水平）、脊髓及颅后窝三部分剂量分别为，全脑 40Gy（4000rad），颅后窝局部加 15Gy（1500rad），脊髓 35Gy（3500rad），每次不超过 2Gy（200rad），最好在 150～180rad。对于 3 岁以下幼儿的放疗，脊髓 24Gy（2400rad），全脑 35.2Gy（3520rad），颅后窝局部加量至总量为 48Gy（4800rad）。相比 20 世纪 60 年代以前所用剂量，这一方法所用放疗量大大增加，达到耐受的脑脊髓放射极限。

**3. 化疗**　髓母细胞瘤术后单纯化疗未见明确疗效，即使在手术、放疗后应用化疗其结果亦有争议。Mazza 统计了 47 例髓母细胞瘤患者 5 年存活率，未行化疗组 5 年生存率为 37%，远远低于手术+放疗+化疗组的 60%。Thomas 对 8 例复发患者用卡莫司汀和地塞米松及鞘内用甲氨蝶呤联合化疗，其中 5 例同时瘤灶局部加低量放疗，结果所有患者均有不同程度的疗效，其中 6 例明显有效，2 例疗效不显著均为第二次复发肿瘤。但发现化疗对生存无明显影响。

对于化疗的指针，Bloom 认为化疗对肿瘤全切除患者无效，因而主要用于部分切除或仅行活检的患者，或 2 岁以下患儿。多数作者认为复发患者可加用化疗。

Grafts 实验发现亚硝基脲类药物与丙卡巴肼联用时，丙卡巴肼的细胞活性可在相对低的剂量下得到；若在使用亚硝基脲类药物后 12 天用丙卡巴肼，可在不降低药效的条件下大大降低药物的骨髓抑制作用。因而在联合应用化疗药物时，特别要注意其药物间的相互作用，避免增加药物毒性。此外，在化疗期间应随时监测外周血象变化。一旦发现全血细胞减少应予以及时处理甚至暂停化疗。

**4. 预后** 术后平均生存时间为 0.9 年，成人的预后较儿童为好。随着近年来临床医学和基础研究的不断发展，髓母细胞瘤患者的预后得到不断改善。目前统计显示个别者可生存达十年之久，多数 5 年存活率最高统计达 80%，均在 30% 以上。Quest 分析这种疗效与术后对全脑和脊髓轴进行放疗的重视是密切联系的。Bruce 认为，最近几年来对儿童髓母细胞瘤的治疗与结果有明显的进步。他新报道的 15 例中仅 1 例死亡，且 CT 扫描证实无肿瘤复发的征象。多种因素与髓母细胞瘤患者预后相关。目前认为与预后密切相关的是手术切除肿瘤程度。全切除可明显改善患者预后，Raimondi 认为部分切除和单纯活检其生存率无明显差别。

术后放疗是延长生存期的重要手段，辅助化疗也有一定作用。此外患者年龄与预后也有密切关系，多数文献指出较大年龄的儿童及成人髓母细胞瘤患者的预后较好。应注意的是复发和有转移的病例，其预后大大低于第一次治疗，即使使用放疗和化疗，也不会获得满意的疗效。

综上所述，影响预后的因素是多方面的。无疑，彻底切除病灶，术后辅以足够剂量的放疗、适当的辅助化疗等综合措施，可以使患者的生活质量得到明显改善，髓母细胞瘤患者的生存期可能会大大延长。

# 三、室 管 膜 瘤

室管膜瘤是中枢神经系统肿瘤，起源于两种细胞：脑内白质室管膜细胞巢或脑室与脊髓中央管的室管膜细胞。儿童及青年多见，男性多于女性，少数瘤体在脑组织内，大多位于脑室内。

室管膜下室管膜瘤由 Scheinker 于 1945 年首先发现并作描述，较少见，是一种生长缓慢的良性肿瘤。后来许多作者陆续研究发现，部分患者具有家族史，推断该病发病与遗传因素有关。部分作者认为室管膜下室管膜瘤为室管膜局部发育异常所致的一类错构瘤。超微结构观察表明瘤细胞可能来源于具有向室管膜细胞或星形细胞双重分化能力的室管膜下细胞。

## （一）流行病学

恶性室管膜瘤和室管膜瘤以儿童及青年多见，占儿童颅内肿瘤的 6.1%~12.7%，占颅内肿瘤总发病率的 2%~9%；女性和男性之比为 1:1.9，发病高峰年龄为 5~15 岁，占全部神经上皮肿瘤的 8.0%~20.9%。其他部位室管膜瘤患儿的年龄较第四脑室室管膜瘤患儿的年龄大，整体男女比例为 1:1，但幕上室管膜瘤以男性多见。位于幕下肿瘤者占 75%，位于幕上肿瘤者占 25% 左右，位于幕下者绝大多数为儿童。根据对几组儿童室管膜瘤研究资料回顾，低级别的室管膜瘤更多发生在颅后窝（61%:39%），恶性室管膜瘤更多发生于幕上（81%:19%）。室管膜下室管膜瘤约 2% 位于颈胸段脊髓，1/3 肿瘤位于幕上，其余近 2/3 位于幕下，尸检中为 0.4%，占颅内肿瘤的 0.2%~0.7%，男性较多见。发病年龄在 40 岁左右。

## （二）病因

室管膜瘤主瘤体多位于脑室内，少数位于脑组织内。脑室底延髓大多是第四脑室肿瘤起源部位，第四脑室的侧壁凹陷处、底和顶部是颅后窝室管膜瘤主要发生部位。增长瘤体占据第四脑室可引起阻塞性脑积水。部分肿瘤通过中间孔延伸向枕大池，偶可见肿瘤发生于桥小脑角者。少数患者可因肿瘤突入椎管或包绕延髓而压迫上颈髓。部分肿瘤起源于第四脑室顶，可占据小脑半球或蚓部。

幕上室管膜瘤以侧脑室多见，各部位均可起源，常常浸润脑实质内，少见于第三脑室。通过室间孔第三脑室前部肿瘤可延伸向两侧脑室。侧脑室或第三脑室的室管膜上皮常常被认为是幕上室管膜瘤的起源，肿瘤既可能部分在脑室外、部分在脑室内，也可能完全在脑室外或脑室内。神经管内折叠时形成畸形可能导致肿瘤起源于室管膜细胞嵴，第三脑室、额叶和颞叶、顶叶为常见发生部位。

### （三）病理生理

研究发现，50%以上室管膜瘤患者丢失22号染色体片段，但丢失片段基因序列目前尚未清楚，研究证实猿猴空泡病毒（SV40）与之密切相关。其可表达"T抗原"（Tag），使p53蛋白因其与人DNA聚合酶α作用而功能被抑制，病毒DNA受刺激复制。

室管膜肿瘤病理检查表现：

**1. 室管膜瘤** 室管膜瘤质地脆，分叶状，呈红色，边界清，一般有较为丰富的血供。脑室内多见，脑实质内及桥小脑角少部分可见。幕上脑室内肿瘤基底较宽，部分囊变，呈灰红色。光镜下形态不完全一致，核大，少见核分裂象，细胞增殖中度，呈圆形或椭圆形，可有坏死或钙化。室管膜瘤诊断性标志之一是肿瘤切面低倍镜下"豹皮"样。室管膜瘤高倍镜下结构特征有以下两种：一为"假玫瑰花"结节，肿瘤细胞按突起的方向向肿瘤血管壁排列所形成的栅栏样结构。其中央血管周围为由长而内含胶质纤维的细胞突起所构成的无核区，外周由肿瘤细胞核紧密围绕；二为室管膜瘤所特有的真室管膜玫瑰花结节，较假玫瑰花少见且小，但有重要诊断价值，真室管膜玫瑰花结构由少量形态一致的多角瘤细胞放射状排列所成，中央形成一管腔。波形蛋白、胶质细胞原纤维酸性蛋白、纤维粘连蛋白等在免疫组化染色中呈阳性。

**2. 恶性室管膜瘤** 恶性室管膜瘤又称间变性室管膜瘤，占幕上室管膜细胞肿瘤的45%～47%，占幕下室管膜细胞肿瘤的15%～17%，镜下可见肿瘤细胞明显增殖，细胞核不典型，多见分裂象，形态多样，核内染色质丰富。肿瘤丧失室管膜上皮细胞的排列结构，肿瘤内间质排列紊乱，血管增殖明显，可出现坏死。恶性室管膜瘤易出现肿瘤细胞脑脊液播散并种植，一般发生率为8.4%左右，幕下肿瘤发生率高达13%～15.7%，

**3. 室管膜下室管膜瘤** 脑室系统内多见，有清楚的边界，不只生长于脑室内、脊髓中央管内，还可生长于导水管、透明隔。肿瘤常有一血管蒂与脑干或脑室壁相连。光镜下可见肿瘤细胞水肿，内含致密的胶质纤维和纤维基质。细胞核呈椭圆形，核分裂象极少，染色质点状分布，部分瘤内可有钙化或囊变。该病与室管膜下巨细胞型星形胶质瘤鉴别点之一是未见有星形细胞存在。

### （四）临床表现

**1. 不同肿瘤部位的不同表现** 室管膜瘤患者临床症状因部位不同有很大差异性。幕上和幕下肿瘤都有恶心、呕吐和头疼等常见临床症状，没有特异性。癫痫症状的出现占幕上室管膜瘤患儿的25%，其他表现有视力障碍、肢体偏瘫等。颅内压增高症状、步态不稳是颅后窝室管膜瘤常见表现；肿瘤侵犯颈神经根可出现颈部疼痛、僵硬，也是颅后窝室管膜瘤的常见表现。任何部位室管膜瘤患儿最常见的体征是视神经盘水肿，其他体征根据肿瘤部位不同而有相应变化。颅后窝病变常见表现为测距不良、脑膜征、眼球震颤，幕上和幕下病变均可出现共济失调，幕上肿瘤最常见视野异常、偏瘫、腱反射亢进征象。

患儿病程的长短根据肿瘤的级别部位而变化。多数患儿大约持续12个月病程，诊断明确前症状持续期在1.5～36个月。颅后窝室管膜瘤平均病程为9个月（2周至2年），相对较长，幕上肿瘤平均病程为7个月（2周至3年）。一般来说，良性病变比恶性病变有较长的病程，对周围结构有侵犯的颅后窝室管膜瘤出现症状需5.4个月，而大体上没有侵犯的肿瘤出现症状需11个月。有钙化的幕上室管膜瘤比没有钙化的肿瘤的症状出现期限要长，但是颅后窝室管膜瘤中表现有钙化和无钙化者的症状持续期没有显著差异。

**2. 不同类型肿瘤的不同表现** 67%～100%幕上室管膜瘤患者出现颅内压增高症状，表现为嗜睡、头痛、复视、呕吐、厌食等，25%～40%伴有癫痫发作。出现耳聋、耳鸣、后组脑神经症状提示室管膜瘤位于小脑脑桥角。2岁以下的儿童主要表现为激惹、发育迟缓、体重不增、嗜睡、

头围增大、食欲不振、颈项硬、前囟饱满等。

幕下室管膜瘤患者病程较长，平均 10～14 个月。幕下室管膜瘤患者 60%～80%出现发作性恶心、呕吐与头痛，30%～60%以后可出现走路不稳，13%左右出现眩晕，10%出现言语障碍者。体征主要为小脑性共济失调（70%）、脑神经障碍（20%～36%）、视神经盘水肿（72%）、腱反射异常（23%）。步态异常为第四脑室室管膜瘤最常见症状。

间变性室管膜瘤患者合并脑积水者约占 88%。因肿瘤生长迅速病程多较短，可出现明显颅内压增高症状，约 40%患者出现视物模糊、头痛、眩晕及恶心、记忆力减退、走路不稳、眼球震颤、脑神经症状、呕吐等。

**3. 室管膜瘤部位典型临床表现**

（1）第三脑室室管膜瘤：极为少见，第三脑室后部为其主要发病部位。由于第三脑室腔隙狭小，极易阻塞脑脊液循环通路而造成阻塞性脑积水，早期可出现颅内压增高并呈进行性加重。有时由于室间孔及导水管上口被肿瘤的活瓣状阻塞，出现发作性头疼及呕吐等症状，并可伴有低热。肿瘤位于第三脑室后部者多可出现眼球上视障碍等症状。肿瘤位于第三脑室前部者多可出现下丘脑、垂体症状及视神经压迫症状。

（2）第四脑室室管膜瘤：由于肿瘤位于脑室内，极易阻塞脑脊液循环通路，常早期出现颅内压增高症状。当第四脑室底部诸脑神经核被肿瘤压迫时，临床易出现脑神经损害症状。当小脑脚被肿瘤侧方压迫时，临床上可出现小脑症状。

1）小脑症状：因小脑脚或小脑腹侧被沿侧方或背侧生长的肿瘤压迫所致，表现为走行不稳，症状轻微，眼球震颤可见，共济失调和肌力减退在少部分患者可见。

2）颅内压增高症状：具有与头位变化有关、间歇性发作的特点。患者体位改变时第四脑室底部的神经核团（主要是前庭神经核和迷走神经）受到肿瘤刺激，患者可出现脉搏改变、呼吸改变、眩晕、剧烈呕吐、头疼、意识突然丧失等症状；还可由于展神经核受影响而出现眼球震颤、复视等。患者活动时，特别是体位突然改变时，肿瘤位置发生改变，可突然阻塞正中孔或导水管，导致正常脑脊液循环受阻而出现发作性颅内压增高。严重的颅内压增高可引起小脑危象。晚期常头前侧屈或多前屈，呈强迫头位。

3）脑干症状：较少有脑干受损症状，多在颅内压增高之后发生，脑桥和延髓诸神经核因肿瘤压迫或肿瘤向第四脑室底部浸润生长受累，一小部分首发症状以脑神经症状为主。

4）脑神经损害症状：脑神经损害症状的出现、受累过程和范围与肿瘤发生部位和延伸方向关系密切。第 V、Ⅵ、Ⅶ、Ⅷ脑神经核多因肿瘤在第四脑室底上部而受影响，内侧纵束因肿瘤沿中线生长而受影响，可出现眼球向患侧注视麻痹，还可产生眼球运动偏斜扭转。第 Ⅸ、Ⅹ、Ⅺ、Ⅻ脑神经核多因第四脑室底下部的肿瘤受影响，首发症状为呕吐、呃逆，声音嘶哑、吞咽困难随着损害加重而出现。起始于第四脑室侧隐窝的肿瘤，常向同侧脑桥小脑角发展，出现听力减退、颜面部感觉障碍、前庭功能减退和眩晕等以第 V、Ⅶ、Ⅷ脑神经受累为主的受损症状。内脏症状多因为肿瘤刺激迷走神经而出现，有时甚至产生括约肌功能障碍和呼吸困难。颈部疼痛、僵直等症状多见于第四脑室室管膜瘤向下经枕大孔而发展到上颈髓者，最低可达颈 2～3 水平，绕上颈髓一周也可见，多发生后组脑神经麻痹。肿瘤或慢性枕大孔疝压迫脑干时累及脑干长传导束，病理反射常为双侧性，肢体活动不灵活，腱反射低下或消失。

（3）侧脑室室管膜瘤：肿瘤生长缓慢，侧脑室壁为侧脑室室管膜瘤起源，多见于侧脑室额角及体部。通过室间孔少数瘤体可钻入第三脑室内，全部侧脑室被逐渐长大的肿瘤充满。出现如下症状：

1）颅内压增高症状：因肿瘤生长缓慢，在造成脑脊液循环障碍之前症状多不明显。由于肿瘤在脑室内有一定的活动度，可随着体位的改变产生发作性头疼伴呕吐，时轻时重，不易被发觉。可出现强迫头位，即患者将头部保持在一定的位置。当肿瘤的体积增大足以引起脑脊液循环受阻时，才出现持续头疼、呕吐、视神经盘水肿等一系列颅内压增高的症状。儿童患者可因为长期颅内压增高而出现视力减退、头颅增大。颅内压急骤增高，可引起昏迷或死亡。

2）肿瘤的局部症状：少见肿瘤引起癫痫发作者。早期多无明显局部症状，这是因为肿瘤对脑组织压迫较轻微。脑实质、丘脑、内囊和基底节被逐渐增大的肿瘤侵犯时易出现三偏症状，即对侧轻偏瘫、偏侧感觉障碍和中枢性面瘫。

（4）脑内室管膜瘤：部分室管膜瘤不长在脑室内面而位于脑实质中，其组织来源为胚胎异位的室管膜细胞，也可能是起源于脑室壁的肿瘤向脑实质内生长。肿瘤常位于大脑深部邻近脑室，亦显露于脑表面，幕上者多见于额叶和顶叶内。在较小儿童常见，肿瘤多巨大，术前确诊较为困难。

## （五）辅助检查

**1. 实验室检查** 绝大多数患者腰椎穿刺压力增高，特别是幕下肿瘤合并脑积水者。20%患者脑脊液细胞数增高，脑脊液蛋白一半左右增高。镜检脑脊液时需要注意和白细胞相鉴别，这是常有肿瘤细胞脱落于脑脊液中的缘故。

**2. 影像学检查**

（1）在颅脑 CT 平扫上肿瘤边界清楚，呈稍高密度影，其中夹杂有低密度，瘤内常有高密度钙化表现。幕下肿瘤钙化与囊变较幕上肿瘤少见。位于脑实质内的部分幕上肿瘤，可在周围脑组织见轻至中度水肿带。

常见颅脑 CT 表现：①平扫为等密度或混杂密度，呈菜花状。②20%肿瘤有呈单发或多发点状钙化。③第四脑室肿瘤，可见脑室瘤周残存；脑脊液密度区见新月形局限性或呈带状。④阻塞性脑积水可见。⑤肿瘤增强扫描呈中等强化，常有囊性变。⑥侧脑室周边可见局灶性密度增高块影或条状密度增高影，多见于发生室管膜下转移时。

（2）颅脑 MRI 表现：室管膜瘤 MRI 检查，$T_1$ 加权为低、等信号影，质子加权与 $T_2$ 加权呈高信号。肿瘤注射增强剂后部分为不规则强化，大部分呈中度至明显的强化影。在 CT 与 MRI 上间变性室管膜瘤强化明显，肿瘤 MRI 表现 $T_1W$ 为低信号，$T_2W$ 与质子加权像上为高信号，肿瘤内信号不均一，可有坏死囊变。脑室内见等密度或低密度边界清楚的肿瘤影，为室管膜下室管膜瘤在 CT 上的表现。在 MRI 上室管膜下室管膜瘤表现 $T_2W$ 与质子加权呈高信号影，$T_1W$ 为低信号。注射增强剂后部分肿瘤可有不均匀强化。

在 MRI 上特点：①囊变与钙化不增强、肿瘤实质部分往往显著增强。②瘤周水肿一般较轻。③钙化及囊变多见。④肿瘤常好发于颞顶枕交界区，一般紧邻侧脑室。

## （六）诊断与鉴别诊断

一般结合患者临床表现、相应体征及相关检查可做出诊断。颅脑 MRI 或 CT 对诊断室管膜瘤有重要价值。颅脑 MRI 表现特征性，能清楚显示病灶。脑实质室管膜瘤 MRI 具有一定特征性，改变信息显示更丰富，诊断符合率较颅脑 CT 高。但诊断尚需鉴别颅内少突胶质细胞瘤、星形胶质细胞瘤等，还有胶质母细胞瘤、巨大单发淋巴瘤也要考虑，以便从影像学角度做出更准确的诊断。

室管膜瘤与幕上星形胶质细胞瘤有以下 3 个重要鉴别要点：

（1）发病年龄：青少年多为室管膜瘤，后者 40～50 岁多见。

（2）伴较明显水肿多为星形胶质细胞瘤；室管膜瘤周围水肿较轻或无水肿。

（3）钙化在星形胶质细胞瘤中罕见，室管膜瘤肿瘤实质部分有条状或点状钙化。

少突胶质细胞瘤与室管膜瘤主要鉴别点为强化不显著。

胶质母细胞瘤常沿白质束扩展，肿瘤进展快，多发生于 50 岁以上者，通过胼胝体、前连合和后连合扩展到双侧大脑半球，呈蝶样。

巨大单发淋巴瘤一般无钙化，MR 信号较均质，通常呈均质显著强化，而室管膜瘤不均质且强化不规则。

### （七）治疗与预后

室管膜瘤的首选治疗方案为手术全切肿瘤，脑室内者术前为降颅内压可先行脑室外引流。幕上室管膜瘤手术死亡率已降至 0%～2%，而幕下肿瘤手术死亡率为 0%～13%。对于未能行肿瘤全切除的患者，术后应行放疗。尽管对室管膜瘤术后放疗并未有较统一的认识，但多数作者仍建议行剂量为 50～55Gy 放疗。由于绝大多数为瘤床原位复发，故对室管膜瘤不必行脑脊髓预防性照射。

复发患者或不宜行放疗的幼儿，重要辅助手段为化疗。成人术后化疗无显著效果。化疗药物常用环磷酰胺、顺铂，还有洛莫司汀、卡莫司汀、依托泊苷等。3 岁以下婴幼儿术后化疗可在术后 2～4 周开始，下一个疗程开始于休息 4 周后，可延长患儿生存期，从而使患儿可在 3 岁以后接受放疗。

手术是间变性室管膜瘤主要治疗手段，术后放疗宜早，剂量应较大，55～60Gy。另需加预防性脑脊髓放疗。短期内肿瘤生长可通过化疗控制。

手术是根治室管膜下室管膜瘤的主要措施。显微神经外科技术的发展使术后死亡率几乎为零。边界清楚、膨胀性生长等特点决定了大多数肿瘤可以全切除。放疗一般不常规应用，但对于室管膜下室管膜瘤、肿瘤细胞核呈多形性改变的室管膜瘤、混合性室管膜瘤患者，建议放疗。该病复发率非常高，儿童颅后窝肿瘤的预后较差，几乎所有的病例均在术后不同的时间内复发。室管膜瘤易发生椎管内播散种植，部分学者研究发现各年龄组室管膜瘤 436 例中 11%有椎管内种植，幕下室管膜瘤椎管内种植者较幕上多见。室管膜瘤较室管膜母细胞瘤转移发生率较低。仅有个案报道颅外转移，颅内室管膜瘤甚为少见，因为在绝大多数病例中，并没有常规做脊髓成像，所以对于这种现象发生的真实比率临床报道的播散种植常常被低估。对颅后窝室管膜瘤脊髓种植转移患者的临床资料分析表明，脊髓播散种植发生率为 6%，而 21 个系列报道综合发生率为 15%。

蛛网膜下腔种植播散的发生率根据肿瘤的部位而变化，颅后窝管膜瘤种植播散发生率为15%，幕上室管膜瘤出现椎管内播散种植的比率为 8%。在转移播散上随着肿瘤病理级别不同也有显著差异，低级别肿瘤出现播散转移的比率为 9%，大约 20%的高级别室管膜瘤出现椎管内播散种植。一般来说，幕下室管膜瘤比幕上肿瘤的播散转移率要高。此外，高恶性级别的室管膜瘤比低级别的肿瘤更可能出现椎管内种植。放疗范围的确定受软脑膜转移的可能性直接影响，放疗前进行的神经影像学检查显示：肿瘤播散率很低，年幼儿童除外。尸检中检测到的脑脊液播散相对常见。绝大多数软脑膜转移的患者同时合并有原发部位的复发。

手术可能并发症如下：

（1）术后颅内压增高及脑水肿，可应用糖皮质激素减轻脑水肿，用脱水药物降低颅内压。

（2）术中损伤重要功能区及重要结构，出现神经功能缺失，应对症处理。

（3）颅内出血或血肿，随着手术技巧的不断提高而目前少见。术中止血不仔细是主要原因。为避免或减少此种情况，创面关颅前反复冲洗，仔细止血。

室管膜瘤年龄、组织学类型是影响预后的决定性因素，肿瘤的部位、复发的速度等也有一定影响。室管膜母细胞瘤的 5 年生存率仅为 15%。国内资料统计术后复发平均在 20 个月内。手术切除程度是另外一个潜在的重要预后因素。近全切除组存活率显著提高，50%～60%的肿瘤全切除患者 5 年内未见肿瘤复发，而次全切除者仅占 21%。45Gy 以上的术后放射剂量可有效控制肿瘤生长。幕下肿瘤与幕上肿瘤患者的 5 年生存率分别为 59%与 35%。幕下室管膜瘤患者年龄大者预后好，10 岁以下患者平均生存期为 2 年，15 岁以上者达 4.3～6.0 年。复发后肿瘤可出现恶性变，儿童恶性室管膜瘤平均复发期限为 18 个月者预后较差，复发较快。神经影像等显示的脑干受侵犯状况和脑神经受损体征与预后关系密切。室管膜下室管膜瘤术后患者一般预后良好，极少见复发或脑脊液播散。间变性室管膜瘤复发率高，约为 68%，预后较差，并易沿脑脊液播散。5 年生存率为 25%～40%。

# 四、松果体细胞瘤

松果体细胞瘤在任何年龄组都可发生，以 25～35 岁年龄段发病率最高。其实质细胞肿瘤有两种：松果体母细胞瘤、松果体细胞瘤，前者多见于儿童，男女性别无明显差异。松果体区肿瘤体积大小影响病程，位置偏前或偏后和组织学类型。长短不一，一般多在 1 年以内，病程较短。

## （一）发病机制

松果体与性发育、性功能有相当关系。破坏动物松果体可出现性早熟，并抑制促性腺激素分泌。褪黑素降低和抑制可影响正常人血浆黄体生成素水平及生长激素的分泌。褪黑素可被黑暗环境刺激分泌。

节律性松果体的活动可概括为 3 种：①年度节律，特点是生殖力的高潮与垂体，性腺系统静止交替出现，生殖系统因为松果体受日照期长短影响而实现这一交替现象。②月节律，女性血中月经周期同步褪黑素波动，褪黑素下降对排卵可能起"允许"作用。月经来潮时，褪黑素升高至排卵前 5 倍左右，排卵前褪黑素水平则降到最低，黄体生成素达高峰。③近日节律，指 24 小时周期性褪黑素合成分泌，光照刺激是其主要生理因素。褪黑素高峰值多在夜晚，受夜间暗光信号刺激。

## （二）病理生理

肿瘤与周围境界不清，可于基底部浸润性生长，第三脑室内突入生长，囊变、出血等退行性变也多见。肿瘤多质地软，为灰红色，略呈半透明状。镜下观察肿瘤细胞或聚集成小团，退行性松散分布，分化良好，胞质较多，细胞直径较大，多呈不规则形，核浓染，肿瘤细胞之间有少量血管分布。偶见形成类似假菊形团样结构。有时可见肿瘤细胞形成环状排列。肿瘤恶变后以无数突起分隔，突起纤细交错，其与核周质呈疏电子性，核周质丰富，内含神经分泌颗粒，核圆形，核仁结构无边界，空心小泡聚集，局限性增厚于轴突膜桥粒样。超微结构缺乏是松果体母细胞瘤细胞特征，细胞小器少见，核周质少见，胞体密集，呈多形性，拥挤成片。

## （三）临床表现

**1. 内分泌损害表现** 内分泌症状表现为性征发育停滞或不发育，正常松果体腺可分泌褪黑激素，它可抑制腺垂体的功能，降低腺垂体中促性腺激素的含量和其分泌减少，而儿童及青春前期松果体的功能表现活跃，因而抑制了性征的过早发育，至青春期时松果体逐渐退化使得性征发育成熟，故性征发育迟缓者在松果体肿瘤中可见于松果体细胞瘤的患者。

**2. 颅内压增高** 肿瘤突向第三脑室后部梗阻导水管上口，或向前下发展使导水管狭窄或闭锁，以致早期出现呕吐、意识状态改变、头痛和眼底水肿等颅内压增高的临床表现和阻塞性脑积水。

**3. 常见神经系统损害症状**

（1）眼征：Sylvian 导水管综合征及帕里诺综合征常见。肿瘤破坏上丘和顶盖区引起眼球活动障碍，两眼上视不能，瞳孔对光反射障碍。帕里诺综合征即四叠体上丘综合征，由于四叠体受到肿瘤压迫或破坏皮质顶盖束引起，通常只有两眼上视不能，如上丘后半部受损，则两眼下视不能。Sylvian 导水管综合征提示导水管周围包括导水管前部和第三脑室后下部受损，眼球上视不能最常见，其他还有眼球震颤，瞳孔对光反射改变，眼球会聚功能麻痹或痉挛。

（2）丘脑下部损害：症状表现为嗜睡、多饮多尿、向心性肥胖等，可能是肿瘤的直接侵袭或播散性种植到丘脑下部所致。

（3）小脑征：肿瘤向后下发展压迫小脑上脚和上蚓部，引起共济失调、辨距不良和意向性震颤、肌张力降低。

（4）听力障碍：主要表现为听力减退、双侧耳鸣，由肿瘤体积较大时压迫四叠体下丘及内侧膝状体所致。

**4. 其他症状**　恶性松果体区肿瘤可发生远处转移。常见肿瘤转移至脊髓蛛网膜下腔，甚至转移至中枢神经系统以外的结构，行脑室分流患者，瘤细胞沿分流管向远处转移，脊髓播散可造成脊髓和马尾神经损害，引起神经根痛或感觉障碍。部分患者可出现癫痫发作，多是中脑被肿瘤直接压迫，使颅内压增高所致，严重者出现病理反射甚至意识障碍。

### （四）诊断与鉴别诊断

治疗方案和预后因为各型肿瘤的差别很大，所以必须以病理组织学分类作为松果体肿瘤的诊断依据。最大的困难是组织学标本的获取，松果体区病变立体定向活检十分重要。

### （五）治疗与预后

对放疗不十分敏感是松果体肿瘤病理特性，手术治疗是主要方法。虽然部分患者在脑室腹腔分流术后颅内压不增高，但确有明显中脑受压症状，需直接手术切除才可解除受肿瘤压迫的脑干。手术不仅能获得较大肿瘤标本，可最大限度缩小肿瘤体积，利于术后其他辅助治疗，也可对病灶性质有更全面的了解。

手术采用的入路因不同肿瘤发展方向而不同。可根据肿瘤性质、位置、扩展方向和术者对入路的熟悉程度，采取相应入路。常见手术入路包括经纵裂胼胝体后部入路、幕下小脑上入路、枕叶下经天幕入路。脑脊液循环梗阻因肿瘤未能全切除未能解除者,侧脑室-腹腔分流手术非常必要;术后可给予放疗的辅助治疗。

术后并发症因不同的手术方法而不同：

**1. 经胼胝体后入路**

（1）损伤大脑内静脉和大脑大静脉导致昏迷，预后不佳。

（2）胼胝体术中切开不应过多，3~4cm 即可，否则易导致书写和言语困难。对于大脑交叉优势患者应避免采用经胼胝体入路。

（3）中央静脉损伤多导致术后偏瘫，恢复多不完全。

**2. 经侧脑室三角区入路**

（1）下丘脑损害出现应激性溃疡、体温异常、意识障碍等。

（2）视皮质及视放射损伤同向偏盲。

（3）脑室内积血，术中止血要严密，注意根据病情变化随时复查 CT。

（4）脑脊液术后吸收障碍或循环未通畅导致脑积水，必要时行幕上-幕下分流术或脑室-腹腔分流。

松果体肿瘤远期疗效不佳,20 世纪 70 年代该病的病残率高达 65%,手术死亡率达 30%~70%。随着科学技术的发展，目前下降到 5%~10%。

## 五、中枢神经细胞瘤

该病起源于混合神经元神经胶质和神经元肿瘤，2000 年 WHO 公布的中枢神经系统肿瘤中，分级为 Ⅱ 级。中枢神经细胞瘤常见发生部位为透明隔近室间孔处（Monro 孔），小细胞神经元肿瘤生长于第三脑室和侧脑室。临床症状出现时，一般肿瘤已较大。头痛和阻塞性脑积水引起的高颅内高压症状为其主要表现。

## （一）病因

其超微结构的特殊性被 Hassoun 等于 1982 年首先发现，认为是神经细胞起源，但光镜下有别于神经节细胞瘤和神经母细胞瘤，因而另外命名。穿隆小灰质核团颗粒神经元可能是脑室内神经细胞来源，也可能来源于透明隔。中枢神经细胞瘤，缺乏神经丝蛋白及成熟突触，胚胎神经细胞黏附分子过量表达，胚胎期神经细胞基因表达异常、缺乏进一步分化可能是发生原因。

## （二）病理

肿瘤灰红色，呈球形，质地软，有钙化。边界清楚，瘤体主要位于侧脑室内，也可附着于额叶或侵蚀额叶，部分附着于侧脑室壁可起源于透明隔和胼胝体，肿瘤生长侵入第三脑室，阻塞中脑导水管或侵入第四脑室。肿瘤影响第三脑室室间孔或中脑导水管引起阻塞性脑积水。

光镜下肿瘤细胞核圆，质少，不易区分，单一小细胞，核周空晕现象常见。染色质斑点状，局部瘤内有钙化灶。部分含有"假玫瑰花形"结构。肿瘤恶变时多见血管内皮增生，坏死时可见核分裂象。其与少枝胶质瘤和室管膜瘤可通过免疫组化进行鉴别。绝大多数肿瘤胶质纤维酸性蛋白阴性，突触素呈强阳性。可通过电镜对细胞超微结构的观察对少数突触素阴性的肿瘤进行诊断。此外部分肿瘤神经元特异性烯醇化酶（NSE）染色阳性。

## （三）临床表现

该病男女无明显差异，多见于中青年，15～52 岁发病率高，平均发病年龄为 30 岁，平均病程为 3～7 个月。由于肿瘤位于 Monro 孔附近，临床上主要表现为阻塞性脑积水引起的颅内压增高症状。发病初期因瘤体在侧脑室内，部分患者有轻度头痛、头晕等症状，临床症状多不明显；瘤体逐渐增大，上述症状逐渐加重，持续时间也逐渐延长。额叶肿瘤可导致阳性强握反射、摸索现象、反应迟钝等，还可出现嗅觉异常或丧失、幻嗅等。出现偏瘫或偏身感觉障碍提示肿瘤位于侧脑室体部三角区。肿瘤进一步长大使室间孔或中脑导水管阻塞时，出现恶心、持续头痛，频繁呕吐，逐渐出现视物不清，严重时视力丧失。以肿瘤卒中引起蛛网膜下隙出血或闭经为首发症状者也有报道。视神经盘水肿是大多数患者最常见体征。

## （四）辅助检查

**1. 颅脑 CT 检查** 见肿瘤位于一侧脑室内或位于透明隔近脑室内，边界清楚，呈圆形，等密度或略高而不均匀密度影，半数以上肿瘤有点状钙化，X 线片可显示较大钙化灶。增强后幕上可见中度至明显强化。

**2. 颅脑 MRI 检查** 诊断肿瘤范围及所处部位相比于颅脑 CT 检查更具有诊断价值。可见多数肿瘤与透明隔或侧脑室壁有关。部分肿瘤常伴有出血，静脉注入顺磁性显影剂后，可见轻度增强肿瘤与侧脑室壁或透明隔相附着。

颅脑 MRI 特征性的表现：

（1）平扫所见：信号不均匀，囊变、坏死为长 $T_1$ 长 $T_2$ 信号，肿瘤组织为等长 $T_1$ 等长 $T_2$ 混杂信号。肿瘤血管可见无信号区，也可见有些病变钙化。脑室内信号不一、匍行性流空是另一 MRI 特征性表现。

（3）形态：另一特征性影像学表现，肿瘤形态不规则，多呈分叶状。

（4）部位：主要在侧脑室前 2/3、透明隔、Monro 孔区，广基底相连于侧脑室、透明隔是其典型表现，脑积水均有，只是程度不同。

（5）增强扫描多呈轻中度强化。

## （五）诊断与鉴别诊断

**1. 诊断** 头颅 CT 扫描或 MRI 影像发现侧脑室肿瘤伴有点状钙化，颅内压增高起病，中青年应考虑本病。术后光镜检查其与少枝胶质细胞瘤很难区别。透射电镜检查可有助于切片组织学诊断。特异性神经细胞抗原检查可通过免疫组织化学显示。

**2. 鉴别诊断** 本病鉴别诊断主要考虑除外脉络膜丛乳头状瘤、侧脑室内脑膜瘤，还要除外室管膜下巨细胞型星形细胞瘤、室管膜瘤等。发生在侧脑室内上述肿瘤从临床症状和体征上很难与侧脑室神经细胞瘤相区分。该肿瘤瘤体在影像学上显示点状或小片状钙化，发生部位为一侧或双侧透明隔，向脑室其他部位生长时，应疑为神经细胞瘤。根据文献资料报道，其诊断依据主要依靠电镜或免疫组织化学检查。

（1）脉络膜丛乳头状瘤：发生于脉络膜丛，10 岁以前的婴幼儿侧脑室的脉络膜丛乳头状瘤好发，多为良性，缓慢发病，男女发病无差异，好发于侧脑室三角区（50%）、第四脑室（40%）。第三脑室发病者少见，约 5%。可有出血和囊变，肉眼观"菜花样"改变。该病的特征性表现为自一侧脑室突入对侧脑室或侵入桥小脑角区。肿瘤内 MRI 检查血管流空现象常见，多数信号呈等 $T_1$ 短 $T_2$，信号不均匀多由瘤内含有脑脊液所致。明显均一强化为其增强扫描特点。

（2）侧脑室内脑膜瘤：较少见，起源于中间帆腔内蛛网膜帽细胞、脉络组织、脉络丛，良性多数。三角区多发，女性好发，30 岁以上成人常见。检查 MRI 示肿瘤边界清楚，信号为等长 $T_1$ 等长 $T_2$，明显均一强化是其强化特点。

（3）室管膜下巨细胞型星形细胞瘤：几乎所有患者都出现结节性硬化，多见于 20 岁以下青少年。颅脑 MRI 检查均匀信号，$T_1$、$T_2$ 信号较长，边缘清楚，在增强像上也可见室管膜下其他结节，强化明显。

（4）室管膜瘤：室管膜残余部分、脑室外室管膜、脑室内都可是其起源，第四脑室起源者约占 58%，侧脑室和第三脑室起源者占 42%。发生于幕上者平均发病年龄稍高，为 18～24 岁。发生于幕下者多见于儿童，平均发病年龄 6 岁。部分囊变，可沿脑室塑形生长，是其特征性改变。颅脑 MRI 上增强扫描不均匀强化，平扫为等长 $T_2$ 等长 $T_1$ 混杂信号。本病主要诊断依据为位置和形态改变，而非肿瘤信号特征。

综上所述，肿瘤起源于侧脑室、透明隔，应考虑中枢神经细胞瘤可能。患者发病年龄、病史特点，瘤体病变部位、形态、边缘情况、MRI 信号特点等方面为临床早期诊断的依据。最终确诊需依靠电镜和免疫组化检查。

### （六）治疗与预后

**1. 瘤体切除术** 中枢神经细胞瘤对放疗极为敏感有效。手术切除肿瘤的目的在于解除阻塞性脑积水，结合术后放疗可获得长期生存。可采用病变同侧额部开颅入路手术治疗偏向一侧脑室肿瘤。经纵裂入路切开胼胝体从两个较宽桥静脉之间到病变侧脑室。切开透明隔在吸除脑脊液后，也同时吸除对侧脑脊液，然后将肿瘤切除。当肿瘤较大累及第三脑室或第四脑室时，脑组织不可强行切除，否则将增加术中危险和术后功能损害。也可根据肿瘤在侧脑室内位置取左额或右额皮质造瘘入侧脑室行肿瘤切除术。

**2. 放疗** 术后患者应常规放疗。

**3. 分流术** 脑室腹腔分流术适用于术后脑积水不能解除的患者。

应该注意，由于部分患者，蛛网膜颗粒吸收障碍，脑脊液通路粘连狭窄及肿瘤复发等原因，即使肿瘤术后颅内高压缓解，脑积水解除，后期仍可能出现脑积水、急骤颅内压增高等情况，此时需要行分流术。

虽然大多中枢神经细胞瘤为良性，预后不错，但由于有肿瘤浸润生长脑室壁附着处可能，为防止复发，单纯全切肿瘤是不可能的，复发根据相关报道都在 3 年内，多数患者结合术后放疗可得到长期治愈效果。次全切除者可通过放疗有效延长生存期。有报道 20 例中枢神经细胞瘤随访时间最长 19 年。国内作者报道 13 例侧脑室神经细胞瘤，1 例术后未放疗，16 个月后肿瘤复发。随访 1～8 年术后放疗患者，6 例患者未见肿瘤复发，1 例只做活检术后放疗的患者肿瘤完全消失，2 年随访未见肿瘤复发迹象。中枢神经细胞瘤患者 5 年生存率一般为 81%，全切者可达 90%。

## 第三节 脑膜及其有关组织的肿瘤

脑膜及其有关组织的肿瘤最常见的就是脑膜瘤，本节下面作着重介绍。

脑膜及脑膜间隙的衍生物是脑膜瘤起源，在颅脑肿瘤中发病率为 19.2%，仅次于胶质瘤。男女发病病例为 1∶2，45 岁为发病高峰，少见于儿童。文献中有家族史的报道。脑膜瘤可见于颅内任何部位，但幕上较幕下多见，约为 8∶1。矢状窦旁发病者为 50%，其他大脑凸面好发，按照发病率多少排列为大脑镰旁、蝶骨嵴、嗅沟、鞍结节、小脑桥脑角、小脑幕，部分可出现在硬脑膜外，生长在脑室内者很少，偶见于其他部位，多发脑膜瘤偶尔可见，无症状脑膜瘤多为偶然发现。

### 一、病　因

迄今不完全清楚脑膜瘤的具体发病病因。临床发现，病毒感染、遗传因素、颅脑外伤、放射照射、激素、生长因子等内源性因素均可能是致病因素。

### 二、病理及分型

#### （一）病理

肿瘤与脑组织边界清楚，膨胀性生长，外观呈暗红色或灰黄色，周围骨质可因肿瘤压迫变薄或因肿瘤刺激骨质增厚。特点：①质地，脑膜瘤有些质地较韧，有些质地较软，还有一些有囊性的改变及钙化，呈砂粒样改变。②颜色与大小，脑膜瘤大部分是红色，阻断血运以后变成灰白色；脑膜瘤可小如花生米，大如鸭蛋、苹果，重达 500～600g，占颅内体积的 1/3 以上。③生长方式，脑膜瘤大部分呈球形膨胀性生长，压迫周围脑组织；少部分向外生长，引起骨质增生，甚至引起骨质破坏；在颅底以匍匐状生长，甚至从一个区域生长到另外一个区域，蔓延生长。④恶变，良性脑膜瘤反复手术以后，会往恶性方向发展。

病理常见的病理类型有下列几种：

**1. 内皮型脑膜瘤**　由蛛网膜上皮细胞构成，细胞形态多变，呈向心性排列或条索状，是最常见的类型（图 8-1）。

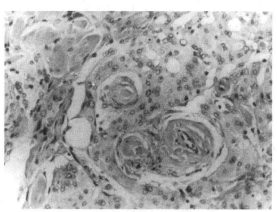

图 8-1　内皮型脑膜瘤

**2. 成纤维型脑膜瘤**　成纤维型脑膜瘤中纵行排列的肿瘤细胞间可见大量胶原纤维，肿瘤细胞为成纤维细胞，常见砂粒小体（图 8-2）。

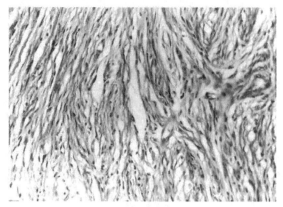

图 8-2　成纤维型脑膜瘤

**3. 血管型脑膜瘤**　血管型脑膜瘤内部血管、血窦丰富，条索状排列的蛛网膜上皮细胞分布在血管外壁和间质中（图 8-3）。

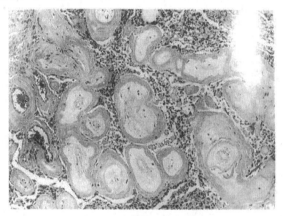

图 8-3　血管型脑膜瘤

**4. 砂粒型脑膜瘤**　砂粒型脑膜瘤中含有大量砂粒体，呈旋涡状，可有钙化（图 8-4）。

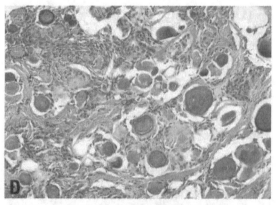

图 8-4　砂粒型脑膜瘤

**5. 混合型脑膜瘤**　含有前 4 种成分，无法确定主要成分（图 8-5）。

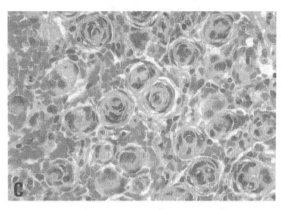

图 8-5 混合型脑膜瘤

**6. 恶性脑膜瘤** 具有恶性肿瘤特点，可以转移，甚至向颅外转移，多见肺转移。血管型脑膜瘤最易恶变（图 8-6）。

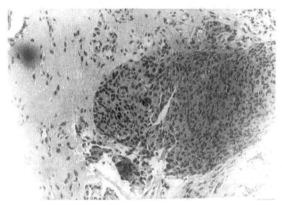

图 8-6 恶性脑膜瘤

**7. 脑膜肉瘤** 为原发性恶性肿瘤，多见于 10 岁以下儿童，临床少见，有纤维型、梭状细胞型、多形细胞型三种，纤维型恶性度最高，病情发展快，复发快。肿瘤边界不清，质地脆，瘤内常见坏死、出血、囊变。

**（二）临床表现**

肿瘤良恶性不同，临床症状不同。良性者平均在 2.5 年出现早期症状，肿瘤生长慢，病程长，6 年之久者也有。首发症状多为头痛和癫痫，突眼、视力受损、嗅觉减退、听觉障碍及肢体运动障碍等也多见。

**1. 局灶症状** 肿瘤生长缓慢，常以头痛和癫痫为首发症状，特别是老年人，癫痫多见。此外还可表现为肿瘤生长部位脑功能障碍，如视力受损，嗅觉减退，听力下降，肢体感觉、运动障碍等。

**2. 颅内高压症状** 多无明显症状，可见视神经盘水肿严重，甚至视神经萎缩，但头痛、呕吐不明显。巨大脑膜瘤超过代偿能力后可有明显症状，且进展迅速，可短期内发展为脑疝。

**3. 常见脑膜瘤种类及特殊表现** 脑膜瘤按照肿瘤附着点确定肿瘤部位。如肿瘤基底位于颅前窝、颅中窝、颅后窝底的肿瘤统称为颅底脑膜瘤。

（1）大脑凸面脑膜瘤：肿瘤基底与硬脑膜窦及颅底硬膜无关的脑膜瘤。一般分为四种类型：前区（额叶）、中央区（中央前后回）、后区（顶后叶、枕叶）、颞区。前两者发生率最高。主要表现为头痛、精神症状、运动障碍。颞区肿瘤可有视野缺损，优势半球还可有语言功能障碍。皮质运动区可有杰克癫痫。

（2）矢状窦旁脑膜瘤：肿瘤基底附着于上矢状窦，可有肿瘤充满矢状窦角。常见的首发症状为癫痫，尤其是肿瘤者位于中央区。部分肿瘤可伴有较大的囊性变。矢状窦前 1/3 肿瘤患者常见精神症状。中央区肿瘤首发症状多为偏侧肢体肌力减弱和感觉障碍，矢状窦前 1/3 和后 1/3 肿瘤患者常有颅内高压。枕叶肿瘤患者常有视野缺损。

（3）镰旁脑膜瘤：肿瘤基底位于大脑镰，肿瘤位于纵裂中，瘤体可向大脑镰两侧生长，其位置深，常深入脑实质内。局灶症状较轻，运动障碍先从足部开始，向上发展，最后影响头面部。向两侧生长者可致脑性截瘫（又称三瘫双侧肌力减弱伴排尿困难）。

（4）脑室内脑膜瘤：临床较少见，是源于脑室内脉络丛的脑膜瘤，常见于侧脑室，多见于女性，变换体位时如肿瘤移动可有发作性头痛，压迫内囊可致对侧肢体偏瘫。

（5）多发脑膜瘤：指颅内有两个以上不相连的脑膜瘤。女性多见，约半数病患是老年人。症状取决于体积大的肿瘤所在位置。

（6）蝶骨嵴脑膜瘤：属颅底脑膜瘤，基底位于蝶骨大小翼，内达前床突，外到翼点，分为内侧型和外侧型。内侧型早期即可有明显症状。如视力下降，眼球突出，瞳孔散大，对光反射消失，眼球运动障碍，嗅觉障碍，精神症状等第 Ⅰ 、 Ⅱ 、 Ⅲ 、 Ⅳ 、 Ⅴ 、 Ⅵ 第一支脑神经症状。外侧型症状出现晚，且缺少定位体征，可有颞叶癫痫表现。血供主要来自颈外动脉的脑膜中动脉等分支。

（7）鞍结节脑膜瘤：包括起自鞍结节、前床突、鞍膈、蝶骨平台的肿瘤，多数首发症状为视力障碍，头痛也是常见症状，此外还可有精神症状及垂体内分泌障碍表现。局部骨质可有增生。血供主要来自眼动脉分支。

（8）嗅沟脑膜瘤：起自颅前窝底筛板及后方硬脑膜处的肿瘤。早期症状为嗅觉逐渐减退，易被患者忽视或误认为鼻炎而延误诊断。肿瘤较大后可有视觉障碍和颅内高压表现。

（9）颅中窝底脑膜瘤：起自颅中窝底蝶骨大翼内侧硬脑膜的肿瘤。早期即可因三叉神经第二支、第三支受累引起的三叉神经痛和患侧面部麻木痛觉减退，患侧动眼神经麻痹。肿瘤较大累及海绵窦或眶上裂后可有眼球活动障碍，眼睑下垂，复视，患侧视力下降，累及面神经和前庭蜗神经可有听力下降和中枢性面瘫，累及视束可有同向性偏盲，部分患者有颞叶癫痫。

（10）桥小脑角肿瘤：源于颅后窝岩骨后面硬脑膜，可侵犯天幕。主要表现为三叉神经、面神经、前庭蜗神经损害和小脑功能障碍，影响脑脊液循环可有颅内高压。

（11）天幕脑膜瘤：肿瘤基底位于天幕，包括天幕切迹和窦汇区，可向天幕上和（或）天幕下生长，分为幕上型、幕下型、哑铃型，因此可有颞枕和（或）小脑的症状。

（12）岩骨-斜坡脑膜瘤：位于颞骨、蝶骨、枕骨区域内。位置深，神经、血管丰富，手术难度大。一般分为以下三种类型。

1）蝶岩-斜坡型：沿着岩骨斜坡裂处肿瘤向外侧生长，达蝶鞍旁、颅中窝、岩骨尖，并可经天幕裂孔向鞍背发展，表现为Ⅲ、Ⅳ、Ⅴ、Ⅵ脑神经损害，对侧锥体束征，颅内高压等。

2）岩斜型：岩骨斜坡裂处起源，瘤体向一侧生长，位于桥小脑角及中斜坡，主要表现为一侧第Ⅴ、Ⅵ、Ⅶ、Ⅷ、Ⅸ、Ⅹ脑神经受累和一侧小脑症状及颅内高压。

3）斜坡型：肿瘤源于岩骨斜坡裂处，并向对侧生长，瘤体位于中上斜坡，压迫中脑、脑桥。可引起双侧展神经、滑车神经麻痹和双侧锥体束征。

（13）枕骨大孔脑膜瘤：临床少见，肿瘤基底位于枕骨大孔。发病缓慢，早期表现为颈部疼痛、上肢麻木，病情进展后可有第Ⅹ、Ⅺ脑神经症状，压迫延髓后可表现从上肢开始向下发展的肢体肌力减弱。向上生长者可出现步态不稳、平衡障碍等。

## （三）辅助检查

**1. X 线检查** 常见颅内高压表现，此外还有局部颅骨破坏或增生；脑膜动脉沟增粗，板障静脉增粗和增多，棘孔可扩大；肿瘤钙化，钙化较密集，可显示整个肿瘤块影，见于砂粒型。

**2. 头部 CT** 因对脑膜瘤与邻近骨性结构的关系、钙化位置等的显示明显优于颅脑 MRI，故仍是诊断本病的主要方法。

脑膜瘤颅脑 CT 的常见表现：

（1）半数患者见瘤周水肿。

（2）瘤内钙化多均匀，可不规则。

（3）瘤内囊变或坏死多为不均匀和低密度。

（4）增强检查可见密度均匀增高。

（5）骨质增生或破坏，可见脑膜尾征。

（6）边界清晰，呈分叶状、圆形或扁平状。

**3. 颅脑 MRI 检查**

（1）硬脑膜基底是瘤体最大直径处。

（2）在 $T_1$ 加权像上 60% 为等信号，约 30% 为低信号。

（3）$T_2$ 加权像上肿瘤低至高信号，纤维型信号多低，内皮型信号多高。

（4）瘤周水肿在 $T_2$ 加权像可清晰显示。

（5）脑膜尾征，反映肿瘤附着的硬脑膜和邻近硬脑膜的通透性增大，并不是肿瘤浸润。

（6）受压蛛网膜或静脉丛在肿瘤和脑组织间 $T_1$ 和 $T_2$ 加权像上有一低信号界面。蛛网膜界面被破坏则该界面消失。

**4. 血管造影**

（1）可以显示肿瘤血供，一般肿瘤为双重血供：①颅前窝肿瘤常见眼动脉、大脑前动脉、筛动脉供血；②颅中窝肿瘤多见咽升动脉和脑膜中动脉供血；③颅后窝肿瘤多为枕动脉、椎动脉脑膜前支、脑膜后动脉供血。

（2）肿瘤周围血管被肿瘤推挤呈"抱球状"。

（3）肿瘤迟发染色：肿瘤的血流速度较正常脑组织慢，造影剂有滞留，在静脉期仍可见肿瘤染色。

（4）术前肿瘤栓塞：术前利用超选择性血管造影技术可以对肿瘤进行栓塞，以减少术中出血。

**5. 脑电图** 肿瘤周围脑组织水肿时可见慢波，肿瘤表现为局限性异常 δ 波，与肿瘤血供多少成正比。

**（四）诊断与鉴别诊断**

影像学检查是诊断脑膜瘤的主要依据。主要根据以下方面：①形态学方面（肿瘤外形、部位、占位效应等）。②颅脑 CT 及 MRI 平扫及强化的信号强度；如血管扩张受压、颅骨受累、钙化等其他发现，引流静脉和供血动脉确认。等密度区或稍高密度区为脑膜瘤 CT 的典型表现。颅脑 MRI 检查时肿瘤呈类圆形或圆形，边界清楚，多数边缘有一条弧形或环形低信号边。强化均匀明显于增强后。在 $T_1$ 加权像上肿瘤 30% 低于灰质信号，60% 与灰质信号相同。在 $T_2$ 加权像上，可为混杂信号，40% 为中度高信号，50% 为等信号或高信号。

**1. 诊断要点**

（1）好发于大脑凸面、矢状窦旁、蝶骨嵴。

（2）定位于脑外非常重要，主要依据：以宽基底与硬脑膜相连，周围见脑脊液环绕，皮质塌陷。

（3）均匀病灶密度，在 CT 图像上一般呈稍高密度，钙化常见，一般看不到出血、坏死征象，周围骨质增生性改变常见；颅脑 MRI 平扫 $T_2WI$ 呈等信号，$T_1WI$ 呈等或稍低信号，增强后"脑膜尾征"可见，强化均匀明显。

**2. 鉴别诊断**

（1）血管外皮瘤：呈分叶状，常有坏死和囊变，周围流空血管影较明显，以窄基底与硬脑膜相连，骨质破坏较常见。

（2）星形细胞瘤：大脑凸面脑膜瘤需与此病相鉴别，其强化程度不如脑膜瘤明显，密度或信号不均匀。

（3）垂体瘤：鞍上脑膜瘤需与此病相鉴别，垂体瘤从鞍内向鞍上生长，密度/信号欠均匀，出血、坏死及囊变较常见。

### （五）治疗

脑膜瘤的治疗非常棘手。手术切除是首选方法。其特性决定了对药物治疗和放疗均不敏感。手术时机和入路取决于肿瘤原发位置、患者年龄和健康状况、患眼视力、肿瘤范围等方面。为达到手术根治，以瘤体完全切除和一并切除受侵犯的脑膜与骨质为手术原则。脑膜瘤属实质外生长，良性者居多。因此周围的脑组织尚未被肿瘤侵及，重要脑神经、血管尚未损害前，早期诊断，能够达到全切除目的。晚期肿瘤不可勉强全切除，特别是深部、巨大者，与血管、神经、丘脑下部及脑干粘连紧，或包围这些神经、血管不易分离，术中大出血危险性大，可致脑组织和脑神经损伤术后加重，甚至导致严重残废或死亡。因此分期切除或次全切除比较适合，缩小体积，减压，缓解颅内压力，减少对脑的压迫，保护视力。晚期肿瘤确属无法手术切除者实行减压并活检，不失为延长生命的一种选择。由于原发于眶内的视神经鞘脑膜瘤向颅内蔓延，最终将视力完全破坏，甚至导致死亡，早期发现和早期彻底切除是较为妥善的治疗方法。恶性者可辅以放疗。可采用射波刀治疗对于手术有顾虑及视力较好的病例，但不易完全切除。原发于眼眶的脑膜瘤可相当长时间静止，缓慢进展，对视力无甚大影响且仅限于视神经鞘肿瘤，无须任何治疗。也有学者提倡行视神经鞘减压术保存视力。

**1. 手术治疗** 大多数脑膜瘤通过外科手术可治愈，也能逆转神经系统体征，这是由肿瘤本身可治愈性特点决定的。

瘤体部位、血管结构、侵袭静脉窦和包裹动脉及颅后窝脑膜瘤术前脑神经损伤情况等都是影响手术的因素。脑膜瘤手术原则：肿瘤位于蝶骨嵴、鞍结节、嗅沟、桥小脑角等者应早期手术；非颅底肿瘤应争取早期行全切手术； 如无颅内高压症、斜坡脑膜瘤扁平型、蝶骨嵴扁平脑膜瘤，暂缓手术。

全切肿瘤及切除受累硬膜是治疗大脑凸面脑膜瘤减少复发机会的方法。如患者无症状，全切有难以接受的功能丧失的危险，应部分切除。脑室、蝶骨翼内侧、脑桥小脑角、矢状窦、视神经鞘的脑膜瘤可能难以完全切除。

**2. 立体定向放射外科** 适用于海绵窦内肿瘤、术后颅底肿瘤、肿瘤残留、最大直径≤3cm肿瘤、术后复发肿瘤。常用手段有粒子刀、X刀、γ刀。γ刀治疗优点为安全、无手术风险，4年肿瘤控制率为89%。但是长期疗效还有待观察。

**3. 栓塞疗法** 只限于颈外动脉供血为主的脑膜瘤，包括物理、化学性栓塞两种。两法均作为术前的辅助疗法。化学性栓塞作用于血管壁内皮细胞，诱发血栓形成；物理性栓塞阻塞肿瘤供血动脉，促使血栓形成，从而达到减少脑膜瘤血供的目的。

**4. 放疗** 可作为术前血供丰富的脑膜瘤的辅助治疗，范围：①辅助治疗术后恶性脑膜瘤和非典型脑膜瘤，可延缓复发；②瘤内供血动脉分支不呈放射状；③肿瘤局部骨质破坏而无增生；④肿瘤主要供血动脉为脑实质动脉。一般40Gy放射剂量术前治疗1个疗程，照射对头皮的影响消退后即可施行手术。

## 第四节 胚胎残余组织肿瘤

胚胎残余组织肿瘤常见的有颅咽管瘤、表皮样囊肿、脊索瘤、皮样囊肿，下面分别介绍。

# 一、颅咽管瘤

颅咽管瘤为颅内最常见的先天性胚胎残余组织肿瘤，是由外胚叶形成的颅咽管残余的上皮细胞发展而来的。该肿瘤占颅内肿瘤的 1%～5%，多见于 20 岁以内的青少年。大多数颅咽管瘤位于蝶鞍上，也可位于蝶鞍外沿颅咽管的各部位。其主要临床特点有颅内压增高、下丘脑-垂体功能紊乱、尿崩症、视力及视野障碍、神经和精神症状等，CT 检查可明确诊断。鞍内型肿瘤早期限于鞍内，体积较小，大多为实质性，可直接压迫垂体，视神经、视交叉及第三脑室可受渐渐向上生长的肿瘤影响。脑积水多由丘脑下部、视神经交叉、脑垂体、第三脑室底部等受累导致一侧或两侧的室间孔阻塞所致。

## （一）病因

目前比较普遍被人们接受的有关颅咽管瘤的发病机制，有下面两种学说。

（1）鳞状上皮化生学说：Luse 和 Kernohan1955 年发现，随着年龄的增长，鳞状上皮细胞巢出现的概率增高，20 岁以下者仅占 24%，比较低。由此得出鳞状上皮细胞巢非胚胎残留，而是垂体细胞化生的产物。部分学者研究发现，鳞状上皮细胞和垂体腺细胞两者之间有过渡，是一种混合，也支持这一学说。

（2）先天性剩余学说：Erdheim 最早在正常垂体的结节部观察到鳞状上皮细胞残余，由此认为其是颅咽管瘤的起源。原始口腔顶在胚胎时期第 2 周向上突起形成一个深的盲袋。下方随着发育逐渐变窄呈细管状，即为所谓的"颅咽管或垂体管"。胚胎 7～8 周正常情况逐渐消失，上皮细胞小巢常有遗留，成为该病组织来源。这一组织发生学说被人们广泛接受。

## （二）病理生理

颅咽管瘤肿瘤形态各异，不规则多见，体积大，呈结节状或球形，生长呈扩张性，包膜不明显，范围大小有明显差异，界限清楚，少数为实质性，只含少数小囊腔，大多为多房状囊性或部分囊性。囊液可为棕色、黄色、褐色或无色，瘤体呈灰红色。囊性者囊性部分常处于实质部的上方，多位于鞍上。退变液化的上皮细胞碎屑（角蛋白样物）为其内容物，囊液 10～30ml，胆固醇结晶闪烁漂浮其内，可见机油状或金黄色液体，多者可达 100ml 以上。囊壁表面光滑，厚薄不等，薄者可如半透明状，有蛋壳样骨化，可见多处黄褐色或灰白色钙化斑。后下方为肿瘤实质部位，致密，内含钙化灶，呈结节状，有些坚硬，常常粘连压迫垂体柄、视路、颅内重要血管及第三脑室前部等。实质性肿瘤体积较囊性者为小，多位于鞍内或第三脑室内，可形成假包膜，脑组织因肿瘤引起的胶质反应带，有时可突入丘脑下部呈乳头状，丘脑下部可因手术牵拉造成损伤。

颅咽管瘤肿瘤组织形态可分为以下两种：

**1. 釉质型**　多见于儿童患者。由柱状上皮细胞构成最外层，向中心逐渐移行为外层，呈栅栏状，星状细胞构成内层，疏松排列。脱落的囊内细胞吸收钙后形成很多散在钙化灶为其显著特征，瘤组织常有退行性变、角化及小囊肿，几乎所有颅咽管瘤在镜下都可见到钙化灶。

**2. 乳头型**　此型多为实体性肿瘤。一般无釉质型的角化珠、钙化、炎性反应及胆固醇沉积，组成的扁平上皮细胞分化良好，突出的假乳头状于病变裂开或自然裂开，细胞被膜形成。偶有报道颅咽管瘤生长迅速，多数学者并不认为其是恶性变，且多呈侵袭性复发，在组织培养中有成囊的倾向，一些电镜下有间变表现的肿瘤，有丝分裂几乎无活性。

不同部位的瘤体血供也不同。鞍内肿瘤血供来自海绵窦内颈内动脉的小穿透动脉。鞍上肿瘤的血供主要来自 Willis 环前循环的小动脉。但颅咽管瘤除非肿瘤接近该血管供血的第三脑室底部，否则不接受来自大脑后动脉（或基底动脉）的供血。

## （三）临床表现

颅咽管瘤以 6～14 岁最多见，可见于任何年龄。总体上颅咽管瘤大多数间歇性生长，症状缓慢发展，瘤体增大也比较缓慢。少部分患者病情进展较快，肿瘤生长也快。

主要有以下 5 个方面临床症状：

**1. 视神经受累症状**　主要表现为视力改变、眼底变化、视野改变等。儿童患者视野缺损早期多不被重视，发觉时已经进展为严重视力障碍。肿瘤压迫方向及部位不同，视野缺损程度也不同：视交叉受压大多导致两颞侧偏盲；由上向下压迫导致双颞侧上象限性偏盲。两侧受损程度多不一致。鞍上型肿瘤出现视野缺损变异很大，多由生长方向无一定规律从而压迫部位不同所致，偏盲、象限性缺损、暗点等都可见。肿瘤鞍内型对视交叉压迫可由下向上，与垂体瘤视野缺损相同，视神经萎缩导致视力减退。多在视交叉处血液循环障碍、出血、梗死时出现突然失明。多在视交叉压迫严重时出现原发性视神经萎缩；一侧视束受肿瘤影响，同向偏盲发生。第三脑室被肿瘤侵入，可发生颅内压增高和脑积水，继发性视神经萎缩。肿瘤可累及动眼神经，出现复视等表现。一般视神经盘水肿在原发性视神经萎缩患者中很少再发生。福-肯综合征多在肿瘤向一侧生长时出现。

**2. 邻近组织受损表现**　颅咽管瘤体可向四周发展，产生不同症状：向下扩展，侵及脑脚，导致痉挛性偏瘫，严重者出现去大脑皮质状态；向周边发展，出现海绵窦综合征，引起Ⅲ、Ⅳ、Ⅵ对脑神经障碍等；向两侧发展，颞叶被侵入，引起颞叶癫痫，情感淡漠，记忆力减退、甚至丧失，部分患者常见，严重时也多见神志模糊或痴呆；向颅前窝发展，出现定向力差、记忆力减退、大小便不能自理等精神症状，嗅觉障碍、癫痫等也多发生；脑脊液鼻漏、鼻出血等多出现在瘤体向蝶窦、筛窦发展时；幻嗅、幻味等精神症状和颞叶癫痫多见于瘤体向颅中窝发展时；少数患者嗅神经和面神经也可受累，表现为嗅觉丧失和面瘫。肿瘤一小部分向后生长出现脑干症状，颅后窝被侵入时出现小脑症状等。

**3. 颅内压增高表现**　体积较大的颅咽管瘤患者出现颅内压增高的直接原因为占位效应。引起颅内高压最主要的原因是颅咽管瘤还可压迫第三脑室，阻塞室间孔而使颅内压增高。颅内压增高症状在儿童多见，在儿童骨缝未闭前叩击为破罐声，可见骨缝分开，查体见头皮静脉怒张、头围增大等。最常见的表现为头痛，可轻可重，多于清晨发生。头痛位置多为眶后，也可为弥漫性并向后颈、背部放射。由于囊肿内压力可自行改变，有时使颅内高压症状可自动缓解。较大的囊肿压迫第三脑室，阻塞室间孔时，可引起阻塞性脑积水。晚期颅内高压加重可致昏迷。蛛网膜炎和化学性脑膜蛛网膜下隙被破裂瘤内囊肿溢出的囊液渗入时发生，可出现脑膜刺激征、克氏征阳性，突然剧烈头痛、呕吐，如颈项抵抗，脑脊液中白细胞增多，发热等。

**4. 下丘脑症状**　下丘脑及垂体受颅咽管瘤压迫还可出现下丘脑功能障碍和多种内分泌代谢紊乱：有些患者出现嗜睡、精神失常、肥胖、血管舒缩功能紊乱等症状；垂体功能亢进在下丘脑抑制性神经元被肿瘤损及时出现，肢端肥大症、皮肤色素加深、性早熟、皮质醇增多症等多见；口渴感丧失在下丘脑口渴中枢被肿瘤侵及时可出现，有些表现为烦渴多饮；发热可在肿瘤侵及体温调节中枢时出现；饱食中枢被肿瘤侵及易导致多食或厌食；约 20%肿瘤破坏视上核或神经垂体，可引起尿崩症；腺垂体功能减退出现在腺垂体被直接侵及或垂体门脉系统被肿瘤损及时；促甲状腺素、促肾上腺皮质激素和促性腺激素的不足发生在下丘脑促甲状腺激素释放激素、促肾上腺皮质激素释放激素、促性腺激素释放激素神经元被肿瘤破坏。

（1）尿崩表现：尿崩症多是由抗利尿激素分泌减少或缺乏所致，室旁核、视上核、神经垂体、下丘脑-垂体束受肿瘤侵及时出现。

（2）精神症状：与下丘脑-边缘系统或下丘脑-额叶损伤有关，出现注意力不集中、健忘、虚构等表现，成人较多见。

（3）体温调节失常：丘脑前部受影响可致中枢性高热（39～40℃）；35～36℃较低体温多出现在下丘脑后部受损时，寒战部分患者可出现。

（4）嗜睡：轻者尚可唤醒，重者终日沉睡，见于晚期病例。

（5）高催乳素血症：出现于少部分患者，下丘脑或垂体柄被肿瘤压迫垂体前叶，催乳素细胞被影响，分泌催乳素抑制因子减少，催乳素分泌增加，出现溢乳-闭经综合征。

（6）拒食或贪食症：临床较少见到。腹外侧核中的嗜食中枢破坏可引起厌食症或拒食症，导致患者消瘦；下丘脑腹内侧核的饱食中枢破坏可引起贪食症，导致患者肥胖。

（7）促垂体激素分泌丧失：临床表现为甲状腺、肾上腺皮质功能障碍及影响生长，原因为下丘脑受影响可导致生长激素释放激素、促甲状腺激素释放激素、促肾上腺皮质激素释放激素分泌功能丧失。

**5. 垂体功能障碍症状**　性发育不全伴明显矮小症约 10% 患儿可见，生长延迟约 50% 儿童患者出现。腺垂体功能减退比亢进常见，尤多见黄体生成素/卵泡刺激素和生长激素缺乏。约 25% 患者因促甲状腺素不足，出现甲状腺功能继发性减退，肾上腺皮质功能继发性减退多由促肾上腺皮质激素不足，临床少见。成年患者 30% 以上出现性功能减退，多无突出的生长激素缺乏表现。

垂体功能不足在儿童患者和成年患者症状不一样。身体瘦弱、体格发育迟缓、矮小、易乏力怠倦、活动减少等症状和面色发黄、皮肤光滑苍白并有皱纹等貌似老年体征，早期在儿童多见。血压偏低、怕冷、轻度黏液水肿部分患者可见，Simmond 恶病质病情比较严重时可见。部分儿童出现骨骼不联合或推迟联合，牙齿及骨骼停止发育，无第二性征，性器官呈婴儿型，亦有表现为类无睾症者。月经失调、不孕或停经、早衰成年女性多见。男性则为性欲减退、血压偏低、毛发脱落，35% 患者出现新陈代谢低下等。

以上各种症状发生频率在成人与儿童及青年患者中有一定差别，视神经压迫症状成人多见，首发颅内高压儿童多见，所有患者均有可能出现内分泌改变，但成人发现较早（图 8-7）。

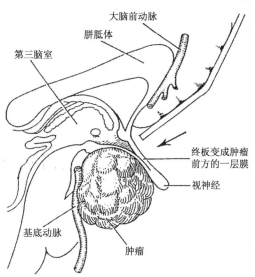

图 8-7　肿瘤对周围血管神经下丘脑等压迫图

### （四）辅助检查

普通实验室检查无特殊。大多数表现为程度不等的腺垂体及相应靶腺功能减退。少数表现为腺垂体功能亢进。内分泌功能检查，多数患者可出现血 T3、甲状腺素（T4）、卵泡刺激素、黄体生成素、生长激素等下降，糖耐量曲线低平或下降延迟。

**1. 催乳素测定**　催乳素分泌及释放因催乳素释放抑制激素进入垂体被肿瘤阻断而增加，患者血清催乳素水平升高。

**2. 黄体生成素测定，促性腺激素、卵泡刺激素和促性腺激素释放激素兴奋试验**　多在肿瘤侵及下丘脑-垂体区时，促性腺激素释放激素（常用的为促黄体素释放激素）兴奋试验无明显升高反应，血清卵泡刺激素、黄体生成素水平降低。

**3. 生长激素兴奋和测定试验** 患者精氨酸、左旋多巴、胰岛素低血糖等兴奋试验，无明显升高反应，血清生长激素值降低。

**4. 血清学检查** 垂体组织肿瘤严重压迫导致萎缩时血清促甲状腺素、促肾上腺皮质激素均降低。

**5. 抗利尿激素测定** 血清抗利尿激素常降低。

**6. 腰椎穿刺** 脑脊液常规及生化等实验室检查多无明显变化，测压压力增高多因患者颅内压增高。

**7. 颅脑 X 线检查、CT 及 MRI 影像表现**

（1）颅骨 X 线检查：异常改变者为 80%～90%。成人异常改变占 60%，儿童占 94%。主要异常 X 线片表现：①X 线片上颅咽管瘤显著特征为各种形态钙化，其他鞍部病变极少出现钙化，鞍上型和鞍内型肿瘤均有钙化；②颅骨骨缝分离等小儿多见，颅底变平、颅骨内板脑回压迹明显、鞍背脱钙等颅内压增高的征象 60% 患者可见；③蝶鞍改变，绝大多数可发现床突受损、蝶鞍变扁平，蝶鞍被上部肿瘤向下压迫。儿童患者骨 X 线片显示骨龄减小，原因是促甲状腺素和生长激素缺乏。少数位于鞍内的颅咽管瘤，在头颅平片上可见蝶鞍扩大。

（2）CT 检查：颅脑 CT 扫描显示为鞍区肿瘤改变，非增强扫描者囊性者呈低密度像，因瘤内含胆固醇，−40～10HuCT 值，等密度囊壁；实质性肿瘤表现为高密度或等密度影像，钙化斑为高密度。占位边界清楚，形状为圆形、卵圆形或分叶状，可见扩大的两侧侧脑室。不同程度的增强在强化扫描时约 2/3 病例可见，CT 值一般增加 12～14Hu。中心低密度区囊性者无强化；多环状或环状强化区，不强化者少数。

（3）颅脑 MRI 检查：若为实质性颅咽管瘤，则呈长 $T_1$ 与长 $T_2$ 信号；颅咽管瘤多数 $T_1$ 加权像上呈低信号、短 $T_1$ 与长 $T_2$ 为囊性部分，但也可见 $T_2$ 加权像上呈高信号。钙化斑呈低信号区。

对于肿瘤有无囊变、位置、大小，颅脑 CT 和 MRI 检查可显示，也可显示肿瘤对邻近脑组织侵袭情况、有无脑积水等，因此对诊断具有重要意义。一般来说，MRI 不能像 CT 那样显示钙化灶，但颅脑 CT 在肿瘤结构及与邻近脑组织（如视交叉）的关系方面等显示差于颅脑 MRI。

**8. 脑室造影** 对于手术意义重大，肿瘤对颅底动脉的影响及变化可通过脑室造影显示。肿瘤囊腔可通过脑室造影直接穿刺，也可检查肿瘤囊腔与脑室是否相通。

**9. 脑电图** 检查多见额部或广泛的 δ 波或 θ 波。

**（五）诊断与鉴别诊断**

**1. 诊断** 表现典型者诊断并不困难。对于来诊的颅内压增高、下丘脑-垂体功能紊乱、神经眼科症状的任何年龄患者均应考虑该病可能。成人出现性功能障碍或头痛、视力及视野障碍；青少年儿童出现肥胖、发育矮小、多饮多尿、生殖器发育不良等内分泌功能障碍；鞍上或鞍内可见钙化斑均应首先考虑本病。关键是要提高对本病的警惕性。少数临床症状轻微者及不典型者诊断不易。实验室检查、CT 和 MRI 对诊断具有重要意义。普通实验室检查无特殊。内分泌功能检查多数患者可出现血 T3、T4、卵泡刺激素、黄体生成素、生长激素等下降，糖耐量曲线低平或下降延迟。大多数表现为程度不等的腺垂体及相应靶腺功能减退，少数表现为腺垂体功能亢进。

**2. 鉴别诊断** 本病应根据患者主要症状体征及影像学改变进行相应鉴别诊断。

鞍部病变可损及视交叉、视神经及视束而出现相似症状，以视力、视野改变为主者需与其他鞍部病变等相鉴别。

以腺垂体功能减退为主要表现者，需与其他引起腺垂体功能减退的疾病相鉴别。

以颅内高压为主要表现者需要与其他颅内占位性病变相鉴别。

（1）垂体腺瘤：两者症状相近，均能引起内分泌及视力障碍，在颅脑 CT 上难以与实质性颅咽管瘤鞍内型相区别，因此颅咽管瘤应首先与垂体腺瘤相鉴别。垂体腺瘤多见于 20～50 岁人群，主要表现为视力、视野障碍，偏盲多为双颞侧。一般不产生颅内压增高，无生长发育迟缓，主要为垂体前叶功能低下。蝶鞍呈球形扩大，多无钙化。肿块密度 CT 扫描呈等密度或略高密度，均匀增强于强化扫描时。

（2）鞍结节部位脑膜瘤：为排名第三位的鞍区肿瘤。患者年龄多为 25～50 岁。内分泌障碍早期一般无，蝶鞍改变不明显。视力障碍及头痛可见。视野障碍为晚期表现，眼底检查可见原发性视神经盘萎缩。有时可见鞍结节增生或破坏，钙化少见。肿块密度 CT 扫描呈略高密度或等密度，强化均匀明显。

（3）生殖细胞瘤（鞍区）：排名鞍区第四位，属于异位松果体瘤，7～20 岁患者约占 70%。以尿崩症为突出症状者多有内分泌障碍，蝶鞍正常，可伴有性早熟，亦可有视力、视野改变。

（4）脊索瘤：常见发病年龄为 35 岁左右，多以多条脑神经损伤症状来诊，检查可见明显骨质破坏，多为蝶鞍部及斜坡部，常有钙化。颅脑 CT 检查肿块不规则，呈略高密度，内有钙化点，少数可有均匀轻度强化，多数不发生强化。

（5）视交叉胶质瘤：少见内分泌症状，多以视力改变为主，发病高峰为 7～20 岁，患者就诊原因多为单眼突出、头痛、视力障碍等。瘤体一般无钙化，视神经孔检查多发现扩大。颅脑 CT 扫描为低密度肿块，强化不明显。

（6）鞍区动脉瘤：发病突然，比较罕见，多见于中年人，蝶鞍一般无改变，常见症状为动眼神经麻痹、头痛。脑血管造影检查能确诊。

（7）视交叉蛛网膜炎：成年人多发，一般无内分泌障碍及颅内压增高，主要表现为视力、视野改变，视野改变呈不规则变化，一般无规律，视野缩小。蝶鞍正常，CT 扫描无鞍区占位性病变。

（8）鞍区蛛网膜囊肿：脑积水引起的颅内高压症状为其主要表现，以小儿多见，亦可见于成人，相对罕见。视力、视野改变症状多见，有内分泌症状者少见，蝶鞍扩大或双鞍底。颅脑 CT 扫描显示同脑脊液密度的圆形低密度区。

（9）原发性空蝶鞍：患者可出现内分泌症状，以头痛、视力障碍、视野障碍为主要表现，CT 扫描显示鞍内为空腔，临床上有时很难与颅咽管瘤相鉴别。

（10）第三脑室前部胶质瘤：主要症状为颅内压增高，一般无内分泌症状，多发生于成年人。肿瘤很少有钙化，蝶鞍一般无改变，CT 扫描可以鉴别。

（11）鞍区表皮样囊肿：很少见，绝大多数发病年龄在 23～37 岁。一般无内分泌障碍，主要临床症状为视力、视野障碍，也很少发生颅内压增高症状。CT 扫描示蝶鞍正常，鞍区无钙化，低密度病灶，CT 值多为负值，不强化。

综上所述，上述诸疾病与颅咽管瘤鉴别诊断要点有以下两个方面：①在影像学上上述诸疾病和颅咽管瘤表现不同；②除出现与颅咽管瘤类似的表现外，上述诸疾病还有其他不符合颅咽管瘤的表现。结合临床表现，通过 CT 和 MRI 检查，绝大多数病例可以明确诊断。极少数病例需要依赖手术标本病理检查确诊。

### （六）治疗

颅咽管瘤治疗首选外科手术。手术切除肿瘤目的是解除受肿瘤压迫视神经、视交叉及其他神经组织。恢复受损下丘脑-垂体功能则没那么容易。释放囊性肿瘤囊液是缓解肿瘤压迫症状的手术方法之一，也可切除实质性肿瘤瘤体。由于颅咽管瘤为良性肿瘤，除部分与视交叉、灰结节、垂体柄、下丘脑、第三脑室底等某处粘连外，大多数与周围组织结构有胶质反应边界或蛛网膜分界，因此原则上应力争做到肿瘤全切除，尤其对儿童患者，以防复发。

大的颅咽管瘤宜采取开颅手术治疗。对鞍内型肿瘤等小的颅咽管瘤一般采取经蝶术式。手术要考虑肿瘤与周围组织关系、钙化程度及可容易接近脑脊液通路、囊肿部分的位置等因素，还需要对肿瘤形状、大小、生长部位等综合分析，采取不同入路或方式，各有利弊。一般来说，手术成功不仅要求能有效缓解颅内高压引起的头痛等症状及视交叉受压导致的视力、视野改变，还可以恢复腺垂体功能。当然有些手术难度大，强求完全切除肿瘤风险高，只能部分切除，如与周围脑组织（特别是下丘脑）紧密相连的鞍上型颅咽管瘤，缺点是术后复发率很高。因为该肿瘤复发率高，部分术者为避免术后放疗，强行全切经常会造成严重手术并发症和死亡，这是不可取的。因此，标准治疗通常为最大限度地安全切除肿瘤，随后接受辅助放疗。该区域最常见的放疗后遗症为内分泌障碍、神经认知障碍。

术后并发症常见如下：

**1. 尿崩症**　根治性全切除或次全切除肿瘤患者术后几乎不可避免地出现，多因术中垂体柄损伤所致。一般出现永久性尿崩症者占少数，多数尿崩症持续数天至 2 周可恢复。早期尿崩症是由垂体柄受损，抗利尿激素释放减少所致；随后 2~4 天神经垂体轴突末梢变性释放出超生理量抗利尿激素，此时给予长效（油剂）抗利尿制剂；再次发生尿崩症将在耗竭变性神经末梢释放激素后。其间护理治疗如下：重点观察患者多饮、烦渴、多尿等病情变化，观察记录每小时尿量及 24 小时出入量，检查尿比重。尿量>5000ml/d，尿比重<1.005，可用垂体后叶素 5U 皮下注射。尿崩严重者可应用短效后叶加压素，轻者通常先给氢氯噻嗪、卡马西平口服治疗，其间要注意控制入液量。血清钾、钠、氯还有二氧化碳结合率等要定期予以监测。要求术后 3~5 天每天测 2 次。维持钠、钾、钙、糖在正常水平。

**2. 应激性溃疡**　胃黏膜糜烂、溃疡由丘脑下部受损反射性引起，也可于应用大量皮质激素后出现。呕血、黑便等常见，严重者出现急性胃穿孔等。术后严密观察留置胃管者胃内食物的消化情况及胃液颜色，以及患者血压、脉搏及大便颜色。必要时应用奥美拉唑、西咪替丁等，予禁食、胃肠减压等对症处理。

**3. 中枢性高热**　高热原因可能是：①脑膜及下丘脑受囊液刺激产生无菌性脑膜炎；②下丘脑功能在肿瘤切除时受损，致体温调节功能障碍；③手术后血性脑脊液刺激。术后对发热持续时间及热型严密观察，对泌尿系、肺部感染所致高热与中枢性高热予以区别。若呈昏迷状态，高热持续不退，通常预后较差。

**4. 循环衰竭**　术后出现急性肾上腺皮质功能衰竭，休克状态多见于术前明显垂体功能减退者。术前予以预防性补充激素，术后及时应用大剂量肾上腺皮质激素，不但能减少危象发生，还可降低下丘脑反应及脑水肿发生率，对中枢性高热还有一定的预防作用。

**5. 意识障碍**　可因丘脑下部受损引起，也可由于颅内压增高导致。后者常见原因：①继发性脑水肿，电解质紊乱或手术刺激引起；②硬脑膜下血肿或硬脑膜外血肿，手术止血不彻底引起；③脑积水，术后血块阻塞导水管所致。采用格拉斯哥昏迷评分评价意识障碍者意识程度。力争早发现早处理。医护人员严密观察患者神志及瞳孔的变化，注意观察引流液颜色及量，注意保持引流管通畅，必要时及时复查颅脑 CT 等。

**6. 癫痫**　因下丘脑牵拉受损及手术创伤导致。术前预防性口服苯妥英钠或肌内注射苯巴比妥等。术后严密观察病情，在癫痫发作先兆出现时及时用药，保持呼吸道通畅，予以吸氧，防止脑组织缺氧，癫痫反复发作时重复用药。

**7. 无菌性脑膜炎**　为术中肿瘤囊内容物溢出刺激脑膜所致。术中肿瘤切除后，用生理盐水反复冲洗囊腔，术后释放脑脊液可做反复腰椎穿刺，都有助于减少此类并发症的发生。

**8. 垂体功能低下**　一般较难恢复，尤其是术前有垂体功能减退者。处理予以甲状腺激素等药物及加强锻炼。小儿患者术后可出现性发育不全、身材矮小、生长迟缓等。

**9. 视力障碍**　多发生于视交叉前置型肿瘤患者，因视路及其供应的血管术中损伤所致，应予注意避免及预防。

**10. 其他**　如因颅咽管瘤瘤囊内放射性核素内照射治疗后出现并发症，常见的有视神经交叉损伤、下丘脑损伤、视束损伤、脑组织放射性坏死，以及放疗诱发肿瘤、血管栓塞等。

### （七）预后

**1. 手术效果与预后** 过去该瘤的复发率及致死致残率高，手术全切除率低。近30余年显微手术的开展，在予以最大限度保护正常脑组织的同时使肿瘤尽可能全切除，也尽可能减少下丘脑及垂体损伤，这些为降低致残率及死亡率创造了有利条件，大大地改善了患者的预后。颅咽管瘤的手术复发率为7%～26.5%，10年生存率达58%～66%，死亡率已降至2%。

**2. 放疗效果与预后** 单纯功能方面变化而言，手术治疗颅咽管瘤并不比长期放疗效果好，可从内分泌功能、神经、智力、精神等方面来评价。由放疗引起的神经后遗症很少。全切除与次全切除后辅以放疗的患者，两组结果相似。

**3. 瘤内/瘤腔内化疗效果与预后** 术后及放疗后颅咽管瘤生长激素缺乏率高，但部分患者仍能够维持几近正常的生长，不出现矮小症，部分学者称之为"没有生长激素的生长综合征"，血胰岛素及其他肽类生长因子水平升高考虑与之有关。

## 二、表皮样囊肿

表皮样囊肿是一种可以发生在脊柱或颅内的良性病变。颅内表皮样囊肿占颅内肿瘤的0.2%～1.8%。因其洁白如白色珍珠样而被人们称为珍珠瘤，又称为胆脂瘤，由于外胚层成分在胚胎期神经管闭合时混入逐渐生长所致。囊肿内容物因残留于皮肤表皮细胞层，上皮组织不断更新脱落角化的细胞而囊肿内容物逐渐增多，形成肿瘤。病变可以发生在硬膜内（通常在中线外）；也可发生在硬膜外（通常在颅顶板障空间内形成）。

### （一）病因

在1936年Love和Kernohan第一次描述了其为先天性上皮肿瘤。后来研究表明，在神经管闭合时含有异位上皮细胞而形成的异常生长导致该肿瘤。1954年Choremis发现腰椎穿刺后产生表皮样囊肿，支持了外伤起因的学说。Walker和Dia首先提出肿瘤发生的原因为原胚形成胚胎期中的异常变异，在胚胎发育中的第3～4周继发干扰了神经管闭合（图8-8）。

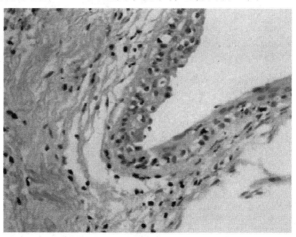

图8-8 表皮样囊肿病理图片

### （二）临床表现

各个年龄段表皮样囊肿均可发生，男性略多于女性，平均发病年龄为35岁，脊柱或颅内均可以发生，小脑脑桥角多见，占1/2以上。有些在尸检中发现。肿瘤生长部位不同，临床表现也相应不同。

**1. 脑室表皮样囊肿** 侧脑室颞角及三角区一般多见，可增长很大，甚至充满脑室，初期很少有症状，可因阻塞脑脊液循环而产生颅内高压症状，发生于第三脑室、第四脑室者少见。

**2. 颅骨表皮样囊肿** 在临床上常偶然发现，多是颅骨表面隆起多年，无压痛，触之橡胶感，也可移动或固定在颅骨上，往往好发于中线或近于中线（额、枕）或在颞骨，也可发生在颅骨任何部位。中线病变接近鼻梁或窦汇的机会很大，当囊肿向颅内扩展可累及大静脉或深入脑组织下面，这具有特殊的重要性。

**3. 脑实质内表皮样囊肿** 依肿瘤所在部位出现相应的症状。发病部位可为脑干、小脑及大脑。脑干肿瘤可出现病侧第Ⅵ、Ⅶ脑神经麻痹，交叉性麻痹和对侧强制性轻偏瘫。小脑肿瘤多出现共济失调、眼震等，大脑半球肿瘤常有精神症状、癫痫发作及轻偏瘫症状。

**4. 鞍区表皮样囊肿** 为鞍上肿瘤，早期的临床症状是视野缺损，视力减退，逐渐出现视神经萎缩。部分患者可出现多饮、多尿、性功能减退等垂体功能不足和下丘脑损害症状。肿瘤向前发展，可出现额叶症状；肿瘤向后突入第三脑室，可出现颅内压增高症状，病情进展一般缓慢。

**5. 桥小脑角表皮样囊肿** 在桥小脑角最常发生，70%患者首先出现三叉神经痛及病变同侧耳鸣、耳聋，后期可引起桥小脑角综合征，还可出现面肌力弱、面部感觉减退、共济失调和听力下降等第Ⅴ、Ⅶ、Ⅷ脑神经功能障碍，部分患者出现迷走神经、舌咽神经麻痹等，肿瘤位于岩骨尖板障内也可出现动眼神经、面神经功能障碍。

## （三）辅助检查与鉴别诊断

**1. 辅助检查**

（1）头颅 X 线：肿瘤在板障内者以溶骨性病变为典型表现，很多周围骨髓炎者可见锐利硬化缘。肿瘤位于桥小脑角或颅中窝者检查可发现岩尖或岩骨嵴破坏，部分患者表现为影像较浅淡、钙化。

（2）颅脑 CT 扫描：为诊断本病的有效手段，可以显示肿瘤轮廓及扩张情况。囊肿显示为低密度。注射增强剂后一般不强化。板障内者破坏呈膨胀性，混杂密度，边缘锐利。

（3）颅脑 MRI：其在 MRI 有特征性改变，$T_1$ 加权像上低信号，边界锐利；$T_2$ 加权像上高信号，致信号强度变化不定，肿瘤质地不均匀。肿瘤位于板障内者 MRI 可发现占位效应并可见高信号。

**2. 鉴别诊断** 若患者发病年龄在 40 岁左右，有较多的症状体征，表现又不重，需注意考虑表皮样囊肿。脑内表皮样囊肿需注意与脑胶质瘤进行鉴别诊断。前庭神经施万细胞瘤以耳鸣、耳聋起病，一定顺序出现脑神经受损表现，多见扩大内听道。肿瘤位于颅中窝者，需与脑膜瘤及三叉神经半月节细胞瘤进行区分。颅底骨质增生或破坏多见于脑膜瘤，卵圆孔扩大多见于三叉神经半月节细胞瘤。检查发现肿瘤在桥小脑角区者，需与脑膜瘤、前庭神经施万细胞瘤相鉴别，前者中年人多见，其中脑膜瘤脑神经受累症状较轻，较早出现颅内高压症状，最终发展为桥小脑角综合征。发生于鞍区的表皮样囊肿需根据临床特点及 CT、MRI 检查与此部位常见肿瘤相鉴别。

## （四）治疗与预后

**1. 治疗方案** 手术治疗为首选治疗方案。无颅内感染或扩展，瘤体小，与周围结构轻微粘连，瘤体位于第四脑室，这几种情况的肿瘤力争全部切除。颅骨板障内表皮样囊肿，可偶然在颅骨平片上发现，可在长时间保持很小。如果肿瘤生长或有压痛者要切除，一般全切并不困难。完全切除与周围组织粘连紧密的肿瘤是不可取的。囊壁是有生机部分，术中应以棉片保护肿瘤周围，防止随脑脊液肿瘤碎屑扩散，囊肿内容物仔细清除后，尽可能广泛切除无粘连的囊壁部位，用生理盐水反复冲洗，可以有效减少术后无菌性脑膜炎的发生。

**2. 其他疗法** 术后病理检查提示恶性病变需要进一步辅助放疗。

**3. 预后** 表皮样囊肿属于良性肿瘤，恶性病变发生率很低，术后绝大多数患者恢复良好。如大部分切除肿瘤，复发一般较晚，可延至数年或数十年。

# 三、脊 索 瘤

该病起源于脊索组织胚胎残留，属于恶性肿瘤，生长速度缓慢，虽然其很少发生远处转移，但局部破坏性很强，瘤体持续生长影响人体，极容易手术后复发，晚期可转移。在胚胎期间，下端脊索早期于骶尾部的中央旁及中央等部位分布。脊索上端分布于颅底枕骨和蝶骨，与蝶鞍上方的硬脑膜衔接，部分达颅内面。在枕骨颅底骨和咽壁之间一部分，达舌咽面者一部分。脊索瘤在这些部位好发，最多见于颅底蝶枕部和骶尾部。其特点是向蛛网膜下隙、硬脊膜内外和神经周围蔓延，导致难以抑制的疼痛。恶化转移很少出现，仅见于骶尾部者，多在肿瘤发现后多年才转移。曾接受放疗者转移发生率高。

## （一）病因

该病为先天性。胚胎期脊索位于背中央中胚层组织，长大时位于部分颅底和脊柱。脊索瘤来源于其残余的脊索组织。

## （二）病理分型

脊索瘤呈溶骨性膨胀性破坏，多在脊柱两端中线好发。肿瘤瘤体包膜不完整，早期大小不一，呈分叶状或结节状，色灰白或灰红。碎骨性或骨小梁间隔可在瘤组织中残留，钙化软组织，晚期易出现囊性变、坏死和出血，多见于单发病灶。

**1. 普通型脊索瘤** 占总数的 80%～85%，最常见，又称典型型脊索瘤，多见于 40～50 岁患者，无性别差异。小于 20 岁者少见。瘤内无软骨或其他间充质成分。特征性表现为片状生长，由黏液基质和空泡状上皮细胞构成。电镜检查发现核粒，细胞角蛋白和上皮膜抗原免疫染色阳性。这是与软骨肉瘤区别的特征性改变。软骨肉瘤免疫染色阴性，电镜无核粒。

**2. 软骨样脊索瘤** 本型发病年龄较轻，5%～15%脊索瘤的患者为该类型。除上述典型所见外其镜下尚含有多少不等的透明软骨样区域。大量的免疫组化研究发现软骨样脊索瘤的上皮性标记抗原呈阳性反应，不支持认为的低度恶性说法。过去认为其预后好于普通型，现在研究发现两者无多大差异。

**3. 间质型脊索瘤** 含普通型成分和恶性间充质成分，占脊索瘤的 10%，又称为非典型型脊索瘤，本型可继发于普通型脊索瘤放疗后或恶变，镜下表现为可见到核分裂象，黏液含量显著减少，肿瘤增殖活跃。少数肿瘤患者出现种植性播散，可经血流转移和蛛网膜下隙转移，常在诊断后 6～12 个月死亡。

## （三）临床表现

颅内脊索瘤缓慢生长，病程持久，3 年左右，头痛最常见，约 70%患者出现，在就医前有时已头痛数年，可向后颈部或枕部扩展，常为全头痛。一天中无显著变化，呈持续性钝痛，与缓慢持久的颅底骨浸润有关。颅内压增高头痛也随之逐渐加重。

脊索瘤肿瘤部位和发展方向的不同决定了临床表现的不同。

**1. 鞍旁部脊索瘤** 以Ⅲ、Ⅳ、Ⅵ脑神经麻痹为其主要症状。一般均潜在缓慢进展，甚至要经1～2 年。展神经可能因为行程过长，近端常是肿瘤起源，受累较为多见。脑神经麻痹常为单侧，也有双侧的，难以解释的是往往在左侧。

**2. 斜坡部脊索瘤** 以第Ⅵ、Ⅶ脑神经受损害为其主要症状，双侧展神经损害为其特征，主要表现为步行障碍、锥体束征等脑干受压症状。

**3. 鞍部脊索瘤** 可见双颞侧偏盲、视力减退及原发性视神经萎缩等视神经受压受损症状；还可见闭经、阳痿、身体发胖等垂体功能低下症状。

**4. 广泛型脊索瘤** 指超出以上某一类型，有以上相关类型的临床症状和影像学表现，病变范围广泛，甚至延伸至颅底移位区域。

**5. 并发症** 肿瘤向桥小脑角发展，出现耳鸣、听觉障碍、眩晕。颅底肿瘤可引起交通性脑积水。起源于鼻咽壁近处脊索瘤，可引起鼻不能通气、阻塞、疼痛，常见有脓性或血性鼻分泌物，常突到鼻咽或浸润一个或更多的鼻旁窦。多神经受累前出现吞咽困难、鼻咽症状。13%～33%患者注意查看鼻咽腔可以观察到肿块。

### （四）辅助检查

**1. 钡剂灌肠及膀胱造影** 对肿瘤范围判断有很大帮助。

**2. 相关 CT 检查** CT 检查可显示瘤体占位、钙化或斑块形成，具有重要定位和定性价值，对手术也有指导意义。骨扫描检查骶骨脊索瘤常见密度减低或冷结节，脊索瘤骨破坏和软组织阴影与马尾神经可通过 CT 检查清晰显示，也可显示大血管及周围组织的关系，CT 影像的清晰度通过注射造影剂可增强。静脉注药后明显强化，对阐明肿瘤的内容物及其周边包膜特征有重要意义。

**3. X 线检查** X 线片显示溶骨性破坏，钙化及骨化罕见，骶骨局部破坏多见，可见钙化斑块。肿瘤位于胸椎、腰椎椎体者椎体被破坏压陷，但椎间隙保持完整。肿瘤位于骶椎、尾椎者，自骶椎中央或偏一侧产生局限性骨质破坏，可使骨质扩张，变薄，消失。

**4. MRI 扫描** MRI 检查有定位和定性价值，是非常有效的评价脊索瘤手段。应常规对 CT 扫描发现骨性破坏患者进行 MRI 检查。肿瘤类型通过 MRI 可以区别。经典脊索瘤一般比软骨型脊索瘤 $T_1$ 和 $T_2$ 信号更长。脊索瘤 $T_2$ 加权像上呈高信号，$T_1$ 加权像上呈低信号或等信号，分叶状高信号与低信号病变分隔明显。

**5. 显微镜检** 脊索瘤肿瘤组织较多变化，各不相同。有些不同区域同一肿瘤内也不同。肿瘤组织分化成熟的，体积较大，稀疏排列，胞质内有明显的空泡，呈梭形或多边形，间质中多量黏液积聚，间隔纤维，核分裂象高度恶化时可见。组织分化差，边缘清晰，体积较小，细胞紧密排列，细胞内外黏液成分较少。

### （五）诊断与鉴别诊断

本病需借助 X 线、CT 和 MRI 等影像学检查确定诊断。对于长期头痛、查体发现一侧展神经麻痹者，应首先考虑本病可能，并注意与以下相关疾病相鉴别。

**1. 脑膜瘤** 多见局部骨质受压增生或骨质变薄，溶骨性变化少见。脑血管造影检查时肿瘤染色明显，脑膜供血动脉多见增粗。

**2. 桥小脑角的听神经瘤** 向颅后窝生长者需考虑与之区分。MRI 常有助于鉴别诊断。在颅骨平片和 CT 上听神经瘤主要表现为岩骨嵴的吸收和内听道的扩大。

**3. 垂体腺瘤和颅咽管瘤** 鞍区部位的脊索瘤需要考虑与此两种疾病相鉴别。脊索瘤多以脑神经损害为主要症状，主要表现为展神经障碍，瘤内斑点状或片状钙化和颅底骨质溶骨性改变，影像学上多见。囊壁有弧线状或蛋壳样钙化，颅咽管瘤 CT 上可见，邻近骨破坏通常不引起，在影像学上垂体瘤一般表现为蝶鞍受累扩大，鞍底变深，骨质吸收。这两类疾病多不引起广泛的颅底骨质破坏，并且两者多局限于视神经、脑神经损害。

**4. 颅底转移的鼻咽癌** 其表现与脊索瘤向下长入鼻咽部的临床表现和 X 线检查特征相似，主要依靠鼻咽部的穿刺活检进行鉴别诊断。

**5. 软骨肉瘤** 脊索瘤长向颅中窝底或鞍旁者需考虑与之鉴别区分。免疫组化染色很有帮助，对 Des0/7、Cyto-K6/7、CEA6/7、EMA7/7、GFAP0/7、Lyso4/7、α-AT7/7 等组织标志物，脊索瘤显示阳性，软骨肉瘤则为阴性。

### （六）治疗与预后

脊索瘤治疗首选手术治疗，姑息治疗可行常规放疗，因为其对放射线没有敏感性，仍不明确长期放射外科治疗疗效。

**1. 手术治疗** 脊索瘤最主要治疗方法是内镜下经鼻和（或）口入路的颅底外科手术。手术难度较大，病程较长，起病隐匿，肿瘤患者来诊时已广泛侵犯颅底，深在解剖位置，暴露困难。

**2. 常规放疗** 辅助于外科手术治疗后。

**3. 放射外科治疗** 包括质子刀、X 刀和 γ 刀等。质子刀特别适用于手术后神经血管重要区域的残余肿瘤，综合放射外科和常规放疗的优点，可采用大剂量分割治疗，其具有安全性和有效性。

**4. 其他治疗** 包括化疗、90Y 局部埋藏治疗、热疗等，都没有确切的疗效。

**5. 药物治疗** 一直认为对于脊索瘤，化疗药物没有明显的疗效。国外有文献报道，近年来，将靶向药物应用于脊索瘤的治疗中，可能有很好的治疗前景。

**6. 疾病预后** 颅底脊索瘤在组织学上属于良性肿瘤，是少见的骨性肿瘤。但偶可发生转移；多数无明显包膜，浸润性生长；容易侵犯颅脑及重要神经血管，位置深在；患者多于确诊后数年死亡；不易彻底切除，术后复发率接近 100%等恶性特征。颅底脊索瘤一旦确诊，即要按照恶性肿瘤对待。

颅底脊索瘤的生存率在国内外早期报道中普遍偏低，维持在 30%～40%。国内外的相关报道近几年逐渐增多，术后 5 年生存率维持在 60%～70%，有明显提高。

# 四、皮样囊肿

该类疾病是一种错构瘤，属先天性疾病。常位于皮下，偶见于黏膜下或体内器官，由偏离原位的皮肤细胞原基形成，部位深在，质韧，不粘连表层皮肤，张力较大，移动难，筋膜或骨膜等深部组织粘连基底部，由于局部压迹长期压迫骨面导致。脂肪瘤位于皮下，呈扁平分叶状，用手指沿肿物两侧推挤局部皮肤，可出现橘皮样征。

皮样囊肿多见于儿童，发病年龄早。出生时已存在者约占 37.2%，据统计，5 岁以前发现者为 62.7%。体积不大，质较软，一般增长缓慢，有波动或面团样感。基底常粘连固定，表面皮肤可自由活动。囊肿为单房，壁较厚，类似完整或不甚完整的皮肤结构。最内方为复层扁平上皮的角质层，表皮其余各层和真皮层依次向外排列。真皮组织成分约占囊壁的 90%，可见有毛囊、皮脂腺、汗腺等组织。囊腔内为干酪样皮脂并混有角化物质、上皮碎屑、胆固醇结晶、毛发和较稠厚液体，呈白色或黄色，无气味。皮下皮样囊肿以眼眶部和鼻根部较为多见，黏膜下皮样囊肿可见于舌下和颏下等部位。

在形态上为先天性皮样新生物。由于胚胎期发育异常，外胚叶部分断裂被埋于皮下或结膜组织下而成。易发生于眼睑之内或外侧部，发生部位与眶骨缝有关，常起源于这类骨缝。也可以发生于眉弓、眶及结膜。形状为圆形或卵圆形，大小不一，一般不超过核桃大，质软，囊之张力大时，硬度增加如肿瘤样。囊肿之周围有结缔组织包膜，表面光滑，边界清楚，略有弹性，一般不与皮肤粘连，但与骨膜常常粘连。早期发现者多为有眼睑缺损、畸形等先天异常者。

组织学上，典型者囊肿外包一层结缔组织囊膜，表皮组织面向囊腔，两者之间含有发育不全的皮肤附属器如毛囊、汗腺、皮脂腺、血管等，有时混有软骨、肌肉、神经。囊腔内有皮脂腺样物质、角化物质、胆固醇、毛发、坏死细胞等，可有钙化。

在病理组织上其与表皮样囊肿截然不同，但临床表现易于混淆。表皮样囊肿的囊腔内不含毛发，囊壁没有皮肤附件，仅有角化物质及脂肪物质。皮样囊肿在舌下、颏下部位者鉴别诊断要除外水囊瘤、舌下囊肿、甲状舌管囊肿等。鼻部皮样囊肿有时须和神经胶质瘤或脑膜膨出等相鉴别。

治疗方法是手术彻底切除皮样囊肿。囊肿手术摘除，应小心谨慎，尤其是较深粘连脑膜者，勿伤及脑膜。紧贴骨膜的囊肿，基底骨面需要一并切除。囊肿切除后，为恢复正常外貌，对变形、凹陷、缺损等，可根据创口有无污染和无菌条件，组织移植即时或后期进行。

# 第五节　神经纤维肿瘤

神经纤维肿瘤最常见的就是听神经瘤，其为良性肿瘤。

神经纤维肿瘤为常见颅内肿瘤之一，听神经鞘起源，听神经鞘瘤应该是确切的称谓。80%～95%的桥小脑角肿瘤是听神经瘤，在颅内肿瘤占 7%～12%。迄今为止，儿童单发性听神经瘤罕见，均为个案报道。20 岁以下者少见，多见于成年人，高峰在 30～50 岁，左、右发生率相仿，偶见双侧性，无明显性别差异。主要症状为颅内压增高和桥小脑角综合征。

## （一）病因

听神经瘤可发自内耳道口神经鞘膜起始处或内耳道底，多源于第Ⅷ脑神经内耳道段。听神经瘤多来自前庭上神经，其次为前庭下神经，极少真正发自听神经，而两侧同时发生者较少，一般为单侧。

## （二）临床表现

听神经瘤患者的病史多较长，一般持续 3～5 年，可通过病程长短反映肿瘤发生位置、生长速度、囊性变有无等。大部分患者因头晕、耳鸣及听力下降等就诊，这是听神经瘤本身的症状，可先后或同时出现。耳鸣为高音调，似蝉鸣或汽笛声，并为连续性，常伴有听力减退。耳聋更为重要，由于患者头晕症状较轻，也不伴有恶心、呕吐，因此常不为患者及医生所注意。耳聋则是客观的体征，可以进行检测，如果单侧耳聋不伴有耳鸣常不能为患者所察觉，听电话时偶尔发现听力下降，或直至到完全耳聋或出现其他相关的神经症状时才引起注意而就医。肿瘤的发展程度与临床症状的发生率有关。头晕持续时间与肿瘤大小呈线性负相关。肿瘤越大，头晕症状持续时间越短，肿瘤越小，头晕发生率越高。研究发现，头晕发生率 T1 期为 86%，T2 和 T3 期为 65%～66%，T4 期为 51%。

外侧和内侧部分为神经颅内段，自脑干发生处至内耳孔处为内侧部，外侧部内听道内者，Schwann 细胞髓鞘分界带和神经胶质髓鞘为大致相接处。大多数外侧部肿瘤，70%患者表现为进行性单侧听力减退，同时合并耳鸣、眩晕，症状持续时间较长，一般 3～5 年。因为没有骨壁的限制，早期内侧部肿瘤起源于听神经近端，不会对听神经造成影响。首发症状非听力障碍，恶心、呕吐、视力障碍、头痛多见。少数老年患者可见脑动脉硬化及颅内压增高，出现意识淡漠、精神萎靡不振、对周围事物反应迟钝等精神方面改变。

## （三）辅助检查

**1. 神经耳科**　检查大部分患者首先到耳鼻喉科就诊，因为早期仅耳鸣、耳聋，此时经常需要行听力检查及前庭神经功能检查。

（1）前庭神经功能检查：听神经鞘瘤多起源于听神经的前庭部分，早期采用冷热水试验几乎都能发现病侧前庭神经功能损害现象，反应完全消失或部分消失，但由于从前庭核发出的纤维经脑桥交叉至对侧时位于较浅部，容易受大型小脑脑桥角肿瘤的压迫，故健侧的前庭功能也有 10%左右患者可以受损。

（2）听力检查：可区别听力障碍来自传导系统、耳蜗或听神经的障碍。如果音调消退超过 30dB 为听神经障碍。短增强敏感试验积分在 60%～100%为耳蜗病变。双耳交替音量平衡试验有增补现象的属耳蜗病变，无增补现象的属中耳或听神经病变。Bekesy 听力测验，正常或中耳疾病第Ⅰ型；耳蜗听力丧失第Ⅱ型；听神经病变第Ⅲ、Ⅳ型。

**2. 神经放射学检查**

（1）拍片：因骨质吸收内听道扩大为主要表现。岩骨断层片可发现如下异常。在筛极水平镰状嵴移位至内听道高度的中点以下；内听道内侧端凹缘骨质轮廓消失或模糊不清；内听道后壁缩距 3mm 以上；一侧内听道宽度较对侧大 2mm 以上。

（2）脑血管造影：脉络点向后移；小脑前中央静脉向后移，脑桥、中脑前静脉向斜坡靠拢；基底动脉向斜坡靠拢；小脑下前动脉被来自内听道较大肿块推移，脑桥、中脑前静脉和基底动脉被推移向后。这些都是该处病变的脑血管造影特征性改变。

（3）颅脑 CT 及 MRI 检查：两种检查对诊断听神经瘤起到相辅相成的作用。听神经鞘瘤诊断的金标准是 Gd-DTDA 增强的 MRI，特别是当肿瘤很小（<1cm）或在内听道内，CT 扫描阴性又高度怀疑肿瘤存在时，应该进行 Gd-DTPA 增强的 MRI。对可疑听神经鞘瘤或 CT 检查难以确定时，全序列的 MRI 可做出鉴别诊断，但也要注意 Gd-DTPA 的可能假阳性，这与内听道内神经的炎症或蛛网膜炎有关；任何小的、接近底部的增强病变应该在 6 个月后作 MRI 复查以评估其生长情况。若颅脑 CT 检查肿瘤较大，颅脑 MRI 检查可对第四脑室是否通畅、肿瘤脑干压迫的范围、脑积水是否存在等情况进一步明确；如 CT 发现患侧内听道扩大时，增强 CT 可发现肿瘤，对于估计颅中窝入路时颞骨的气化程度及高颈静脉球与后半规管及底的距离有帮助。

**3. 神经电生理检查**　有无创伤性的特点，约 95% 以上听神经瘤脑干听觉诱发电位或脑干电反应听力测定见 V 波延迟或缺失，此为阳性结果。

**（四）诊断与鉴别诊断**

如果患者发病早期出现以下症状：突然耳聋或听力进行性减退；乳突或外耳道深部间歇性刺痛；耳鸣间歇性发作或进行性加重；头晕；体位改变时一时性不平稳感觉。患者就诊时出现上述几种情况要考虑听神经瘤可能。早期患者仅仅耳鸣、耳聋，无专科特殊体征，大多数首先就诊于耳鼻喉科门诊，对于此类患者要有高度警惕性。

**1. 听神经瘤的典型特点**

（1）早期症状：首发症状多为耳鸣及耳聋等前庭神经及耳蜗神经损害症状，伴有眩晕、单侧听力减退进行性加重。而耳聋症状发展缓慢，可持续数年或十数年。耳鸣往往持续时间较短。

（2）邻近脑神经损害表现：损害多见三叉神经及面神经，出现患侧面部麻木、周围性面瘫、咬肌无力或萎缩。

（3）小脑性共济失调症状：出现走行不稳、动作不协调等。

（4）颅内压增高症状：出现头痛、呕吐、恶心、视神经水肿等。

（5）后组脑神经损害症状：出现饮水呛咳、吞咽困难、声音嘶哑等表现。

如果患者中年前后有听力减退，但无外伤、中耳炎等，应完善听力和前庭功能检查以进一步除外听神经瘤的可能，还可进行脑干诱发电位等检查。虽然 75%～80% 的病例具有典型的小脑脑桥角症状，但某些病例并非具有典型的临床表现，因此在诊断过程中还应该根据肿瘤的起始部位、发展方向以及其他不同的临床特点加以分析。

外侧型听神经鞘瘤往往以耳聋及耳鸣为首发症状，此症状可持续相当长一段时间，继之以典型的听神经鞘瘤病情发展过程演变。内侧型听神经瘤病程进展往往较快，一侧锥体束征、颅内压增高症状及小脑性共济失调出现较早，第Ⅷ脑神经症状早期可不明显或不典型。管内型听神经瘤往往其他临床症状比较少见，较早见面神经症状，前庭及耳蜗神经损害症状比较明显。

**2. 鉴别诊断**

（1）面神经瘤：可见内耳道前上壁骨质破坏，肿瘤位于内耳道的前上象限，形成沟通内耳道-面神经管迷路段的肿块。肿瘤在内耳道内的起源神经可通过薄层 MRI 或 MR 水成像显示。听神经瘤多向内耳道口生长，不累及面神经管迷路段，较大时延伸至桥小脑角区形成内耳道-桥小脑角区肿块。

（2）胆脂瘤或脑膜瘤：桥小脑角区胆脂瘤和脑膜瘤多不累及内耳道，偶尔可部分进入内耳道内，但 CT 上内耳道多无扩大。脑膜瘤多呈半球形等 $T_1$ 等 $T_2$ 信号肿块，增强后扫描明显均匀强化，并伴有脑膜"尾征"；胆脂瘤 MRI 上呈长 $T_1$ 长 $T_2$ 信号，增强后扫描无明显强化，与听神经瘤不难鉴别。

### （五）治疗

听神经瘤患者可行显微手术全切术、立体定向放疗和随访观察。听神经瘤首选手术治疗。年轻患者且证实肿瘤正在不断增长者，是手术治疗的绝对适应证；70 岁及 70 岁以上的老年患者，无明显症状且系列影像学资料显示肿瘤无增大者，应定期观察并行影像学随访。手术基本入路有三种可选择，各有利弊。

枕下入路适合于所有不同大小的听神经肿瘤手术，大多数神经外科医师选择采用。有利方面是肿瘤与脑干和内听道的关系显示较为清楚，解剖显露好。

经颅中窝入路，优点是术中一优先处理内听道上壁，其内内耳供应血管、耳蜗神经、面神经、前庭神经等显露充分，利于保护迷路动脉、耳蜗神经。但也存在骨性标志不易识别、视野狭小等缺点，还有显露小脑脑桥角解剖结构不够充分、一旦出血控制困难、颞叶牵拉明显等。肿瘤局限于内听道，可采用该入路。

经迷路入路缺点是内耳破坏，无法保存听力。

## 第六节 生殖细胞瘤

生殖细胞瘤于松果体区好发，其次为鞍上池，从原始生殖细胞衍生而来，多数患者为青少年男性，位于鞍上的生殖细胞瘤则以女性多见，对放射线非常敏感。

### 一、病　因　病　理

生殖细胞瘤由原始的生殖细胞衍生而来。

生殖细胞瘤属于低度恶性肿瘤，组织学上主要含有淋巴样细胞、上皮样细胞两种细胞。该瘤通常呈浸润性生长，无包膜、无出血、无钙化、无坏死或囊性变，常有转移，程度和形式不同，易种植、播散于脑室系统和蛛网膜下隙。

### 二、临　床　表　现

颅内生殖细胞瘤，因为其生长速度快，进展快，多数病程在 1 年以内，文献中记载一般在 2 天至 6 年，平均 7 个月。病程中一般最先出现颅内压增高，而后逐渐出现丘脑下部和四叠体受压症状。仅仅极少数患者以四叠体受压为首发表现。上视障碍和内分泌紊乱如性早熟等表现多见，下丘脑损害症状可出现，表现为尿崩、嗜睡、烦渴及肥胖等。其他症状因肿瘤部位不同也不同。肿瘤位于鞍区时首先出现视力障碍，随着病情进展逐渐出现呕吐、头痛、多饮多尿及垂体功能低下。肿瘤位于松果体区可引起颅内高压，由中脑导水管阻塞所致。

生殖细胞瘤常见临床表现归纳总结如下：

### （一）颅内压增高症状

颅内压增高的症状及体征几乎所有的患者都有。后期可继发视神经萎缩及展神经麻痹等。阻塞性脑积水见于早期生殖细胞瘤压迫或梗阻导水管上端开口，导水管上端或第三脑室后部被进一步增大的肿瘤压迫，使梗阻性脑积水更为突出，出现恶心、头痛、视神经盘水肿、呕吐、复视等症状，小儿可有头围扩大等。

### （二）局部定位征

帕里诺综合征是最常见的定位症状，1883 年帕里诺首先观察到松果体区肿瘤可出现瞳孔对光反射和调节反应障碍、上视不能等，因此予以命名。部分患者出现阿罗瞳孔，下视不能、瞳孔光反应迟钝或丧失、调节反应减弱。这是一个重要体征。下丘脑及内侧膝状体被肿瘤压迫可出现双侧耳鸣及听力下降。偏瘫可在少数肿瘤侵犯基底节时出现。约半数以上的患者可出现如走路摇晃、持物不稳、眼球震颤等小脑症状。

## （三）内分泌症状

本病突出症状为性早熟及巨生殖器，具有较大的诊断价值。有些患者也出现性发育停顿或迟缓。性早熟以男性病例占大多数。15 岁以下的儿童性发育障碍发生率为 10%～37.5%。患者出现发育障碍、尿崩症、嗜睡及肥胖、性功能低下等提示下丘脑损害。

## （四）转移

生殖细胞瘤有种植性转移倾向，其转移率一般在 10%～37%。因为其组织松散、易脱落的特性，常沿蛛网膜下隙向基底池、脑室系统和脊髓转移。个别病例可发生颅外远处转移，如头皮下、肺部等。

# 三、辅 助 检 查

常见影像学检查为颅脑 CT 和颅脑 MRI，生殖细胞瘤影像学检查表现有一定的特征性。

## （一）颅脑 CT 表现

瘤体多在松果体区；颅脑 CT 平扫肿块分叶，呈等密度或稍高密度，钙化少见，无出血囊性变及坏死，境界清楚；典型松果体区生殖细胞瘤可见肿瘤包埋松果体钙化灶；室管膜下转移时可见脑表面、蛛网膜下池线状或结节状强化，这是由于沿脑脊液向蛛网膜下隙播散所致，沿脑室壁线状或条片状强化；增强扫描呈中等至明显的均匀强化。

## （二）颅脑 MRI 表现

松果体区、鞍上常见；$T_1$ 加权像上为略低信号或等信号，$T_2$ 加权像上常呈等信号或高信号；增强扫描发现沿脑脊液或室管膜转移的病灶，强化呈明显均匀一致。

# 四、诊断与鉴别诊断

根据上述患者临床表现、症状及体征，结合相关影像学检查，可以对患者做出一般诊断。但需要与下列疾病予以鉴别：

## （一）垂体瘤

垂体瘤与常见生殖细胞瘤表现不同，该病小儿罕见，发生于鞍内，可向鞍上生长，鞍底骨质变薄、下陷，肿瘤易出血、坏死，海绵窦常受累。

## （二）颅咽管瘤

颅咽管瘤与生殖细胞瘤鉴别有一定难度。该病钙化囊性或囊实性肿块多见。实性者可强化，稍高密度。

## （三）脑膜瘤

脑膜瘤与生殖细胞瘤进行鉴别诊断，脑膜瘤好发于成人，儿童罕见，肿瘤部位偏前，骨质硬化增生、蝶窦过度气化。

## （四）星形细胞瘤

星形细胞瘤与一般生殖细胞瘤表现不同，星形细胞瘤通常位于下丘脑，并沿视交叉或视束延伸，可在眼眶内形成肿块，一般肿瘤较大，密度偏低，后期可出血。

# 五、治 疗

尽可能地彻底切除是手术原则，随着颅脑 CT 及颅脑 MRI 等影像学技术的逐渐成熟，显微外科技术的不断发展，这一目标已成为可能。或先行分流手术后行肿瘤部分切除，或术后辅助放疗。肿瘤的组织学结构决定全切除适合与否，其次是肿瘤扩展部位。常用的手术入路为经顶枕部经胼胝体入路；经幕下小脑上入路；经枕部小脑幕入路；经侧脑室三角区入路；经额部侧脑室入路。术中分块切除肿瘤，大脑深静脉不管何种入路注意保护好，瘤周脑组织应避免损伤。有些病例肿瘤全切除困难，术后死亡率高，可仅行脑脊液分流术，目的是解除阻塞性脑积水，术后辅以放疗。也可在 CT 导向下行立体定向活检术，明确病理诊断以利于下一步放化疗。

生殖细胞瘤对放射线极为敏感，因此放疗是重要的治疗手段。对于不手术者或者手术术后辅以放疗可获稳定的疗效。瘤体较大时容易复发，应照射野扩大、照射剂量加大。多数学者认为生殖细胞瘤术后均应常规行全脑、脊髓放疗，不管有无脑和脊髓转移，因为其转移率达 3%～57%。放疗可引起放射性脑坏死及肿瘤周围瘢痕形成的粘连。

目前已经有不少研究生殖细胞瘤化学治疗，采用不同化疗药物对生殖细胞瘤进行治疗均获一定疗效。环己亚胺、亚硝脲类、顺氯胺铂等药物常用，博来霉素、长春新碱、放线菌素、甲氨蝶呤等常用。

# 第七节　脑干占位病变

脑干部位肿瘤不多见，该部位肿瘤主要是神经胶质细胞瘤、血管网状细胞瘤和海绵状血管瘤。胶质瘤以多形性胶质母细胞瘤和星形细胞瘤多见。神经胶质细胞瘤好发部位为脑桥，沿神经轴向上下两个方向发展，浸润性生长。星形细胞瘤多发生于青少年；室管膜瘤多见于中年人，起源于第四脑室底或颈髓中央管。而血管网状细胞瘤多发生于成年人，多由延髓背侧长出，向第四脑室发展，也可完全生长在延髓内，还可发生于延颈髓结合部或颈髓背侧；偶发于脑桥；其他可发生在胸髓及眼底等处。而海绵状血管瘤常中年发病，多发于脑桥，其次为中脑、延髓。

## 一、临　床　表　现

症状因肿瘤类型、部位、恶性程度等不同而存在很多差异性。脑神经损害主要表现为多发性，小脑体征、锥体束征也多见，颅内压增高可于晚期出现。以下是各种部位、类型等脑干肿瘤的常见表现。

**1. 延髓肿瘤**　多有明显的症状和体征。对进行性交叉性麻痹或多发性脑神经损害，并伴有锥体束征者，不能除外脑干肿瘤可能。患者若有吞咽呛咳、舌肌麻痹和萎缩、声音嘶哑等双侧后组脑神经麻痹症状，表示延髓两侧性损害。病情进展累及脑干腹侧面的锥体束时，出现交叉性瘫痪，常先从一侧下肢开始，继之发展到该侧上肢。颅内压增高症状在脑脊液循环受肿瘤内出血或囊性影响时才出现，多表现为步态不稳、眼球震颤、共济失调等小脑体征，闭目难立征阳性。部分患者还可因肿瘤侵及延髓及上颈髓而出现强迫头位等。

**2. 中脑内肿瘤**　该部位肿瘤少见。多数患者因出现眼睑下垂等动眼神经症状而就诊。早期出现颅内压增高症状，由背侧肿瘤生长引起中脑导水管或第四脑室狭窄闭锁所致。中脑损害典型临床综合征随着肿瘤压迫和占位效应逐渐出现。

**3. 脑桥肿瘤**　浸润性生长方式是该肿瘤有较为复杂症状和体征表现的原因，颅内压增高相对较晚。面神经、展神经、三叉神经受累出现面部麻木、眼球内斜、复视等；小脑及运动感觉症状等。

**4. 恶性弥漫型肿瘤**　一般病程短，进展快，脑神经麻痹等脑干损害体征严重。病情的晚期多出现颅内压增高体征，较少见于早期。

**5. 膨胀型肿瘤**　可出现多种不同的肢体痉挛。神经功能损害进展缓慢，可见轻微局灶性损害体征。

## 二、辅　助　检　查

**1. 脑干听觉诱发电位**　通过脑干听觉诱发电位，结合其他听觉功能检查有助于诊断脑干肿瘤部位等。

**2. 颅脑 CT 扫描**　脑干肿瘤根据颅脑 CT 扫描可分为 3 型，Ⅰ型多见，Ⅱ、Ⅲ型较少见。Ⅰ

型低密度病变，无强化病灶；Ⅱ型及Ⅲ型均有强化，前者弥漫性，后者环形。不同类型肿瘤 CT 表现也不一样。脑干胶质细胞瘤多见脑干肿胀和低密度灶，囊变甚少，强化扫描不均匀增强或环形增强；高密度，显著增强是血管网状细胞瘤；亚急性及慢性期海绵状血管瘤出血为低密度，均匀的高密度为急性期；环形高密度，显著增强、中央为低密度，是结核球；高密度，能增强者是室管膜瘤。必要时可进行蛛网膜下池造影 CT 扫描区别脑干肿瘤和脑干外肿瘤。

**3. 颅脑 MRI 检查** 不同类型肿瘤颅脑 MRI 特点也不一样。室管膜瘤为长 $T_1$ 长 $T_2$ 信号，向脑干外发展至第四脑室或小脑脑桥角；脑干胶质细胞瘤常呈长 $T_1$ 和长 $T_2$ 信号改变，形态不规则，边界一般不清，多无囊变或出血，多数肿瘤有 Gd-DTPA 增强；在出血急性期、亚急性及慢性期海绵状血管瘤 $T_1WI$ 及 $T_2WI$ 上皆为均匀的高密度，轮廓清晰，常呈圆形；结核球为环形高密度，加强后更显著，中间为低密度；血管网状细胞瘤为长 $T_1$ 及长 $T_2$ 信号，球形位于延髓后方。

## 三、诊 断

本病多数缓慢起病，典型病例常见表现为交叉性麻痹，头痛轻微，逐渐出现脑神经麻痹，最常见展神经损害症状，随着病情进展逐渐出现发音障碍、步态不稳、吞咽困难等症状，查体可见锥体束损害、面瘫、共济失调等。CT 扫描和 MRI 检查可帮助医师判断肿瘤的生长类型。

## 四、治 疗

### （一）一般治疗

主要是对症治疗和支持治疗。延髓性麻痹出现吞咽困难、呼吸衰竭者，饮食可通过胃管鼻饲，可施行气管切开，必要时人工辅助呼吸等。营养支持、感染控制和水电解质平衡维持是治疗的关键。

### （二）手术治疗

胶质细胞瘤多浸润性生长，脑干小范围集中许多传导束、网状结构、神经核团等，重要结构容易被损伤，因此该部位手术困难较大，预后不良，有较高致残率及死亡率。因此以往脑干肿瘤往往被认为是手术"禁区"。因近年来显微神经外科技术迅速发展，脑干肿瘤手术效果较前明显改善。积极采用手术切除分化较好的、较局限、呈结节状或囊性变肿瘤，其预后大多较好。采取全切除手术方式可以根治良性脑干肿瘤，如血管网状细胞瘤、星形细胞瘤Ⅰ级或结核球（瘤）等。

脑干肿瘤手术目的：使脑脊液循环恢复；病理检查以明确肿瘤性质；恶性肿瘤充分内减压；良性肿瘤力争全切除或次全切除获治愈效果；术后辅以放疗和化疗，延长患者的生存期。

### （三）放疗

长期以来放疗是脑干肿瘤主要治疗手段。对于确诊脑干肿瘤，即可施行。根据医学统计，在接受第 1 个疗程放疗后的症状和体征有改善者占 70%～90%。放疗可配合手术治疗，亦可以单独进行。一般疗程 5～6 周，脑放射性损伤在高于 60Gy 时易出现，放射总量为 50～55Gy（5000～5500rad）。

### （四）化学药物治疗

结合患者年龄、病情及体重等合理选择卡莫司汀、尼莫司汀、洛莫司汀等常用药物。

## 五、预 后

本病多数预后不良。肿瘤的部位、病理性质、治疗选择等都可能有影响。一般来说多形性胶质母细胞瘤较Ⅰ～Ⅱ级星形细胞瘤预后差；脑桥肿瘤较中脑区肿瘤相对差；CT 扫描表现为Ⅲ型者预后差，表现为Ⅰ型者预后较好。预后亦与肿瘤大小有关，肿瘤小者，预后相对较好。

# 第八节 其他颅内肿瘤

## 一、中枢神经系统淋巴瘤

原发性中枢神经系统淋巴瘤（PCNSL）发病机制不明，发病高峰在 40～50 岁。PCNSL 病理特点为广泛浸润多个部位的弥漫性病变（整个脑实质、脊髓及软脑膜等）。PCNSL 高度恶性，是一种少见非霍奇金淋巴瘤，可发生于任何年龄，有免疫缺陷者发病年龄较早，且较正常人群发病率明显高。

### （一）病因

具体病因众说不一，目前尚不确切，以下学说各有支持者：

病毒感染学说指出，PCNSL 患者存在免疫系统功能缺陷应受重视，感染以 EBV 病毒为主，亦有疱疹病毒等。流行病学调查发现，Burkitt 淋巴瘤的发生与 EBV 密切相关。目前认为 EBV 能引起 B 淋巴细胞的增殖，较高的 EBV 的 DNA 滴度在很多免疫受限的 PCNSL 患者中被发现。

部分学者认为，中枢神经血-脑脊液屏障产生的"中枢系统庇护所"效应，是之所以无全身的转移，仅在中枢存在 PCNSL 的原因。大分子物质的进出被脑毛细血管内皮细胞紧密连续的连接形成血-脑脊液屏障限制，体液免疫系统与细胞和中枢神经系统的外来抗原接触同时也被限制。

PCNSL 由原位淋巴细胞恶性克隆增生导致，但是这种学说尚无确切依据，PCNSL 的肿瘤细胞表型继发性与原发性有所不同，目前为止研究并未发现。

还有一种学说目前虽然已受重视，但有待于进一步证实。肿瘤细胞来源于全身系统中嗜中枢性的淋巴细胞，通过特殊细胞表面的黏附分子表达，在中枢内异常增生。与全身系统性淋巴瘤细胞相反，如 B5、Blast2、BB1 等大部分中枢神经系统淋巴瘤细胞 B 细胞活化标志均为阴性。

### （二）临床表现

病情恶化快，起病急，病程短，半年左右。肿瘤占位效应或弥散性脑水肿是其主要症状与体征，可概括为如下方面：

**1. 脑部受累表现**　多见视物模糊、头痛、性格改变等，相应受损表现随着病变部位不同而不同。

**2. 软脑膜受累表现**　在腰椎穿刺等脑脊液检查中可发现明显增高的淋巴细胞计数和蛋白。

**3. 眼受累症状**　出现在约 20% 原发性淋巴瘤患者中，检查眼裂隙灯非常有意义。

**4. 脊髓受累症状**　多无特殊临床表现，术前不易诊断。

### （三）辅助检查

**1. 患者末梢血检查**　淋巴细胞无特异性增高，特征性诊断有参考意义。

**2. 脑脊液细胞学检查**　蛋白含量增高明显者约占 50%，糖含量常降低，而淋巴细胞和肿瘤细胞数增高。

**3. 头颅 X 线检查**　很少见到肿瘤钙化，一半患者可见颅内压增高征象和移位松果体。

**4. 心电图**　局限性或弥漫性病变，80% 患者检查可见。

**5. 颅脑 CT 检查**　与胶质瘤的影像学改变极相似，瘤体在 CT 扫描显示高密度或等密度。但恶性淋巴瘤肿瘤强化明显，多数边界清楚，肿瘤间与正常脑组织水肿带明显，也可沿室管膜播散，有时多发。

**6. 颅脑 MRI 检查**　颅脑 MRI 相比颅脑 CT 优点：矢冠轴多方位扫描，高分辨率。对邻近组织关系方面与恶性淋巴瘤形态检查对比性大。$T_1$ 加权像上信号较均匀，呈等信号或稍低信号。强化扫描时病灶强化均匀，部分肿瘤沿室管膜浸润扩展，患者可见相邻幕上脑室室管膜强化。研究表明，颅内恶性淋巴瘤部位质间质水分增加，检查提示瘤周水肿高信号，沿血管周围间隙肿瘤细胞播散成分也是造成此征象的原因之一。

**7. 立体定向活检术**　此活检术损伤小，为最简单有效、明确病变性质的方法，在肿瘤诊治中起决定性的作用。

## （四）诊断

根据相关流行病学调查发现，艾滋病患者、器官移植接受者，如 EB 病毒感染、系统性红斑狼疮及类风湿等先天性免疫缺陷者对于该病具有易患性。若患中枢神经系统疾病时要首先考虑诊断本病。若患者有颅内压增高症状，同时存在轻瘫或精神障碍，血淋巴细胞比例增高，头影像学检查提示中线结构、脑室周围多发或弥漫性生长病灶，则诊断基本明确。鉴别诊断主要考虑除外脑膜瘤、胶质母细胞瘤，可立体定向活检或脑脊液行细胞学检查等明确诊断。

## （五）治疗

**1. 一般治疗**　短期内改善症状可应用脱水药物如甘露醇等，也可应用激素，应用激素后约40%的患者肿瘤生长抑制，甚至消退，但不持久。

**2. 放疗**　中枢神经系统淋巴瘤对放疗敏感，在病理诊断明确后应首选，可很快改善患者临床症状，但总的疗效仍较差。约 90%的患者放疗初期有反应。考虑到患者复发时常远离原来肿瘤部位，肿瘤常侵犯到脑室，累及软脑膜和眼，所以放疗时首先予 40～50Gy 全脑放疗后，再缩野局部加量达 60Gy 至病灶及水肿区；全脑照射 50～54Gy 后再缩野多发灶或明显浸润生长者。在肿瘤细胞侵及脑脊液或肿瘤侵及脑室壁或出现脊髓症状时也应放疗脊髓轴。

**3. 手术治疗**　中枢神经系统淋巴瘤多灶性及浸润性生长，单一手术治疗平均生存期仅为 3～5 个月，手术目的是减压和明确诊断，病理明确诊断后应立即放疗。如果已考虑本病，宜采用立体定向穿刺活检，尽量避免手术切除。

**4. 药物化疗**　为中枢神经系统淋巴瘤综合治疗的重要部分，用于与放疗联合使用或放疗后的复发。化疗药物常常选用环磷酰胺、甲氨蝶呤、多柔比星、长春新碱等能通过血-脑屏障的药物。

**5. 复发后的治疗**　中枢神经系统淋巴瘤复发病情进展非常迅速，病程短，预后差，病灶原位复发最常见，也可见于颅内其他部位，甚至全身复发等。可根据具体病情再次手术，术后辅助放疗或化疗，通过这些措施积极治疗，有些患者也能延长存活时间和改善生活质量。

# 二、颅内转移瘤

颅内转移瘤指由于癌瘤、黑色素瘤、肉瘤等身体其他部位的恶性肿瘤转移至颅内所致，90%以上为癌瘤转移。恶性肿瘤通过淋巴、血流及直接侵入转移至颅内，最多见的途径为经血流。原发瘤的部位不同，转移部位和转移途径也不相同。较易播散于脑膜经淋巴系统转移者多为消化道癌瘤。血流转移主要为肺癌、乳腺癌、皮肤癌等，易在脑内形成多发转移癌。

## （一）病因

目前病因尚不明确，主要考虑有以下几个方面：

**1. 遗传**　近年来越来越多研究发现，颅内肿瘤发病与遗传因素有关。约 70%脑膜瘤患者出现染色体 22 缺失及低倍体现象。双侧听神经纤维瘤可由 22q11-q13.1 基因突变引起。3p26-p25 基因突变可引起小脑视觉网膜血管瘤病。胶质瘤常有染色体 9q10、17p 和 22q 上等位基因的丧失。神经纤维瘤病由染色体 17q11.2 基因突变引起。多形性胶质母细胞瘤可能是染色体 10 和（或）17上某个基因突变后发生的单克隆肿瘤。随着细胞遗传学的进展，有学者认为癌基因表达过度和抑癌基因的失落与本病的发生有很大关联。

**2. 化学物**　在实验动物中蒽类化合物、N-亚硝酸类化合物等可诱发脑肿瘤。

**3. 射线**　目前很多文献报道另一种肿瘤在颅内肿瘤放疗后诱发。临床上恶性程度较低的胶质瘤患者在接受术后放疗后，时间不长，原发病灶稳定，邻近部位又长出新病灶比较多见。

**4. 损伤因素**　部分学者通过研究发现损伤能促使原来存在的内脏肿瘤发生颅内转移、促进原已存在的肿瘤加速生长；使脑内残留胚胎组织发生肿瘤间变等。因此认为损伤与颅内转移瘤的发生有一定关系。

### （二）临床表现

颅脑转移瘤周围脑水肿严重且生长迅速，因此早期就出现颅内压增高症状并且比较显著，约15%患者出现晚期不同程度意识障碍，并可有脑疝症状。患者一般状况较差，有的明显消瘦。20%左右患者有局限性癫痫发作。在额颞叶被肿瘤累及且脑水肿范围较广泛者多出现反应迟钝、表情淡漠等精神症状。颅内压增高和脑膜刺激征为脑膜转移瘤患者主要症状及体征。肿瘤常常引起多发性脑损害，所以累及范围较广，局部症状多并且明显。肿瘤所在部位不同出现不同的相应体征。共济失调、眼球震颤等在肿瘤小脑转移多见，亦有后组脑神经症状。5%左右患者有偏盲，约10%患者有失语，约15%患者有偏侧感觉障碍，40%以上患者出现肢体偏瘫。

### （三）辅助检查

**1. 血液检查**　血常规示约50%的患者出现白细胞增多，血红蛋白及红细胞减少，血沉加快。

**2. 颅脑CT检查**　可以对肿瘤进行定位。通过检查可见脑组织、脑室的改变及肿瘤形状大小等，尤其发现肿瘤呈高密度或混杂密度影像，多发性、类圆形或形状不规则，肿瘤内有坏死囊性变常为混杂密度，有低密区。大多强化后肿瘤周围常有低密度脑水肿带，有明显的块状或环状影像，以及受压变形的脑室，第三脑室以上对称扩大多见于小脑肿瘤。

**3. 颅骨X线检查**　常规拍摄颅骨正位和侧位平片，必要时作特殊位置照片或断层平片。20%~30%的病例可根据X线片发现的肿瘤引起颅骨的改变来诊断。结合患者相关症状体征分析X线征象。颅内压增高表现为后床突与鞍背脱钙、吸收或破坏，颅缝分离，脑回压迹增多，蝶鞍轻度扩大。

**4. 颅脑MRI检查**　颅脑转移瘤多发生于皮髓质交界区，可为单发或多发性病灶，在MRI的平扫序列上一般表现为长$T_1$长$T_2$信号，注射对比剂可明显强化。

### （四）诊断

本病老年患者一般情况差，存在肺部等部位原发肿瘤，出现明显颅内压增高症状，颅脑局部受损体征较重，应首先考虑脑转移瘤的可能。脑转移瘤多来自肺，完善胸部CT等有关影像学检查。如发现肿瘤，或发现其他部位恶性肿瘤，则可以确诊。

### （五）治疗

颅脑转移瘤治愈难度大，以缓解患者症状，延长生存时间为主要目的，因此多主张综合治疗为主，辅以放疗、化疗等。一般情况很差、多处转移者，不能切除原发肿瘤，为短时期缓解症状，可用脱水药物、激素及对症治疗。手术方法有姑息性或减压手术及肿瘤切除术。减压减轻症状适用于多发性肿瘤、肿瘤部位深在、脑膜转移者。原发瘤已切除，一般状况较好，脑单发转移瘤，未发现其他部位转移者，可作肿瘤切除术。脑部症状，特别是颅内压增高症状严重危及生命，原发肿瘤虽未切除但能切除者，可先作脑瘤切除术，后期行原发瘤切除。切除范围要广泛，力争全部切除。

术后患者血常规正常，一般情况较好，或无多处转移肿瘤不能切除，或不宜手术鼻咽瘤等侵入瘤，可予以放疗，亦可予以洛莫司汀、卡莫司汀等化疗及根据原发肿瘤类型选用抗癌药物。

## 三、颅内黑色素瘤

颅内黑色素瘤是一种罕见的颅内恶性肿瘤，恶性程度较高，病情进展迅速。多数文献报道男性多于女性。颅内黑色素瘤血运丰富，易侵犯血管引起瘤内出血和广泛血行播散转移。继发性颅内黑色素瘤可发生于任何年龄，原发性颅内黑色素瘤好发人群以青壮年以下为主，一般较年幼。继发性颅内黑色素瘤为半数体表恶性黑色素瘤向颅内转移，体表恶性黑色素瘤发病率大约是 1.8/10 万。

（一）病因

颅内黑色素瘤分为继发性和原发性两类，前者多原发于皮肤、黏膜、视网膜等处的黑色素瘤向颅内转移而致；后者少见。

黑色素细胞瘤起源外胚叶的神经嵴，由真皮成黑色素细胞、痣细胞或表皮黑色素细胞组成。黑色素细胞位于表皮层与基底细胞间排列，细胞产生色素后，通过树状突将黑色素颗粒输送到基底细胞和毛发内。正常黑色素细胞瘤变的真正原因尚不清楚，可能与下列因素有关：

**1. 良性黑色素斑块**　恶变概率从大到小为交界痣、混合痣、内皮痣。但头皮黑色素瘤多数并非黑痣转变而来，故有人认为颅内黑色素瘤不完全与黑痣有关。

**2. 紫外线照射和阳光照射**　该病发病率自 20 世纪 80 年代以来增长 1 倍以上，考虑为皮肤因大气臭氧层破坏过度照射紫外线所致。头皮黑色素瘤多见于曝光部位；居住在沿海地区的居民发病率则比居住在山区者高。

**3. 种族**　有色人种比白种人发病率低，美国黑人年发病率仅为 0.8/10 万，白种人高达 42/10 万。

**4. 其他**　慢性机械刺激、遗传外伤等因素都可能是黑色素瘤致病因素。

（二）临床表现

黑色素瘤症状体征因肿瘤大小、数目和部位、形态等而异。

**1. 颅内压增高表现**　可见头痛、恶心、呕吐、视神经盘水肿进行性加重。

**2. 神经系统损害定位症状**　脊髓肿瘤出现相应脊髓节段感觉、运动障碍。偏瘫、偏盲、失语、癫痫、精神症状等在侵入脑室内肿瘤或脑实质内肿瘤患者中出现。

**3. 蛛网膜下隙出血或肿瘤卒中症状**　当肿瘤侵及血管时，可发生肿瘤内脑实质内或蛛网膜下隙出血，临床上可出现意识障碍突发、呕吐，脑疝在严重时出现。

**4. 其他**　蛛网膜炎或脑膜炎症状在软脑膜或蛛网膜受肿瘤代谢产物刺激时出现。多组脑神经受颅底肿瘤侵及，可出现多组脑神经损害。蛛网膜下隙肿瘤细胞扩散、聚集及发生炎性反应引起脑积水，颅内压增高症状逐渐出现。

（三）辅助检查

**1. 腰椎穿刺**　脑脊液压力常常偏高，细胞数增高，蛋白数也不同程度增高。肿瘤侵及血管可出现血性脑脊液。

**2. 颅脑 CT 检查**　诊断特异性较差，可显示肿瘤部位和范围等，也可分析大小、数目等。CT 扫描病灶多表现为高密度影，少数也可为等密度或低密度影，增强扫描呈均匀或非均匀性强化。

**3. 颅脑 MRI 检查**　颅脑 MRI 诊断黑色素瘤敏感性和特异性相比颅脑 CT 检查高，短 $T_1$、$T_2$ 信号，为典型 MRI 表现。少数不典型 MRI 可表现为短 $T_1$ 和长 $T_2$ 或等 $T_1$ 等 $T_2$ 信号。这取决于瘤中顺磁性黑色素含量和分布及瘤内出血灶内顺磁正铁血红蛋白含量的多少。

**4. 脑血管造影**　诊断价值较高。因其血运丰富，广泛血性转移和瘤内出血易出现。丰富的肿瘤循环和染色在检查时可见。

（四）诊断与鉴别诊断

由于颅内黑色素瘤生长快、病程短，常易误诊为蛛网膜炎、脑血管病、颅内胶质瘤及癫痫等。对于临床上体表或内脏有黑色素瘤手术史，颅内压增高症状发展快，病程短，CT 及 MRI 检查占位效应明显者，要优先考虑可能为颅内黑色素瘤。眼球及皮肤未发现黑色素瘤，无上述部位黑色素瘤手术史；无黑色素瘤内脏转移为原发性颅内黑色素瘤诊断先决条件，这是目前公认的。鉴别诊断主要考虑脑血管病及颅内胶质瘤等，主要鉴别点如下：

**1. 脑血管病及自发性蛛网膜下隙出血**　部分颅内黑色素瘤由于生长迅速，发生瘤卒中性出血。蛛网膜下隙出血在肿瘤组织侵及脑表面血管时可发生。通过颅脑 CT 及 MRI 扫描进行鉴别。儿童自发性蛛网膜下隙出血要考虑颅内黑色素瘤伴出血的可能性，不应只单单考虑颅内先天性血管畸形。

**2. 颅内胶质瘤**　在临床上与颅内黑色素瘤相似，所以两者有时难以鉴别，极易误诊。黑色素瘤特征性的 MRI 表现为病变呈均匀的短 $T_1$ 和短 $T_2$ 信号。颅脑 CT 及 MRI 有明显占位效应及大片水肿带。

### （五）治疗

颅内黑色素瘤恶性程度极高，极易颅内种植转移扩散到整个中枢神经系统，生长迅速，病情进展快，因此治疗较为困难。大多数颅内黑色素瘤患者非手术治疗存活期为 5 个月，手术后存活可超过 1 年。所以手术治疗为颅内黑色素瘤患者主要治疗手段。

下述患者可行脑室-腹腔分流缓解颅内高压：脑室扩大，严重颅内压增高症状，占位效应 CT 或 MRI 检查提示不明显。脑室穿刺时尽量避开肿瘤区域，对术后脑室或腹腔种植转移有减少或防治可能。应该手术治疗，检查提示占位效应且颅内压明显增高者，必要时一并切除病变脑叶。在非重要功能区域尽量争取将肿瘤全切。因为颅内黑色素瘤恶性程度高，极易种植转移，瘤界限不清，很难避免术后复发。术中应注意周围脑组织的保护，用棉片将肿瘤区与其他部位特别是脑脊液通道隔开，冲洗液及时吸去防止外溢，可减少肿瘤细胞扩散种植的机会。为防止脑室系统种植转移应该尽量避免切入脑室。对可能发生肿瘤或碎块播散种植者，术后及时做放疗。

颅内黑色素瘤无论是原发还是继发，恶性程度极高，预后不良。放化疗对肿瘤手术切除后延长患者生命有积极作用。免疫治疗结果也乐观可喜。

# 第九章  颅脑血管性疾病

脑血管疾病是神经系统的常见病及多发病，其发病率为（100~300）/10 万，患病率为（500~740）/10 万，死亡率为（50~100）/10 万，约占所有疾病导致死亡人数的 10%，是目前三大人类致死性疾病之一，即使存活，患者中仍有 50%~70%者遗留瘫痪、失语等功能残疾。

## 第一节  自发性蛛网膜下隙出血

自发性蛛网膜下隙出血，是非外伤性因素造成颅内血管破裂出血，使血液进入蛛网膜下隙所引起的一系列综合征，占全部脑卒中的 13%~15%，占出血性卒中的 20%。年发病率为（5~20）/10 万，可发生于任何年龄，从婴幼儿到老年，但最常发生于 40~50 岁，男女发病率无显著差别。发病与季节无明显关系，据统计在秋季及初冬发病率略高。

### 一、流 行 病 学

在目前针对自发性蛛网膜下隙出血进行的全球范围的前瞻性大样本流行病调查中，发现其年发病率约为 10.5/10 万，其中颅内动脉瘤破裂所致自发性蛛网膜下隙出血的年发病率为（6~35.3）/10 万。但是其年发病率约存在年龄、性别和地区等差别，各地统计数据差异很大，目前中国、印度和中东地区的年发病率为（1~2）/10 万，日本和芬兰年发病率为（26.4~96.1）/10 万；自发性蛛网膜下隙出血中女：男为（1.3~1.6）：1；其年发病率从幼年期随年龄的增长而逐年上升，在 60 岁左右达到最高峰，其年发病率随着年龄增长而逐渐降低。

### 二、病　　因

自发性蛛网膜下隙出血最常见病因是脑动脉瘤和脑血管畸形，其发病率约占自发性蛛网膜下隙出血的 75%。其他常见的病因还有高血压性脑动脉硬化、烟雾病、血液病、变态反应性疾病、某些感染性疾病导致的脑动脉炎等，某些风湿性疾病如结节性动脉炎、系统性红斑狼疮以及应用大剂量的抗凝剂等也可引起本病，部分自发性蛛网膜下隙出血原因不明。有 85%~90%的颅内动脉瘤位于前循环，多为单发。颈内动脉及其分支最常见，约占 40%，大脑前动脉及前交通动脉占 30%，大脑中动脉及其分支占 20%，椎基底动脉及其分支占 10%。

颅内动脉瘤是先天因素、后天退行性变及血流动力学等多种因素共同作用的结果。遗传因素参与动脉瘤的形成已经得到公认，颅内动脉瘤常合并其他遗传性疾病，如先天性多囊肾、马方综合征等。动脉瘤易感基因多态性的研究目前也受到关注，这些基因编码产物，如异常的胶原蛋白及弹性蛋白可能导致动脉壁中层先天缺陷，其是动脉瘤发生的先天条件。高血压可导致动脉硬化并参与颅内动脉瘤的形成，也已经得到公认，高脂血症、吸烟及酗酒等也是动脉硬化的危险因素，这些后天因素可能导致获得性内弹力层变性，动脉内层通过薄弱点逐渐膨胀形成动脉瘤。血流动力学也是导致动脉瘤形成的重要条件，尤其是血流的切应力，在动脉瘤形成过程中发挥着重要作用。动脉瘤形成后当血压突然升高时动脉壁薄弱部位便会破裂出血。

### 三、病理及病理生理

#### （一）病理

血液溢入脑蛛网膜下隙后主要在脑底部各蛛网膜下池中沉积，呈紫红色。若出血量大，血液凝结后，颅底的血管、神经可被血液掩盖，通常离破裂处越近者积血量亦越多。脑膜可见无菌性炎性反应。血液可流入脊髓蛛网膜下隙，甚至逆流入脑室系统。有脑积水者可见脑室扩大。有严重动脉痉挛者，脑内可见梗死灶。

## （二）病理生理

蛛网膜下隙出血，血管破裂颅内出血时颅腔内容物增加，导致颅内压增高；出血后血液流入脑、脊髓蛛网膜下隙，脑神经、脊神经周围蛛网膜下隙间隙，反复出血可加重这一病理过程。血液若阻塞脑脊液循环通道，可使脑脊液回流吸收受阻，致急性阻塞性脑积水和颅内压急剧增高，甚至形成脑疝；血液及血管活性物质刺激血管致血管痉挛，严重者引起脑梗死。血细胞阻塞蛛网膜颗粒可引起脑脊液吸收障碍，导致交通性脑积水。

# 四、临 床 表 现

自发性蛛网膜下隙出血是出血性脑卒中常见病因，也是最常见死亡原因，有 3%～26% 自发性蛛网膜下隙出血患者死于入院前，在住院过程中仍有部分患者未能得到有效治疗而死亡。

## （一）出血症状

发病前多数患者有排便、情绪激动或咳嗽等诱发因素。起病急，表现为突发剧烈头痛，多伴有恶心呕吐、面色苍白和全身冷汗。轻症表现为一过性意识障碍或无意识障碍，严重患者呈昏迷状态，甚至很快死亡。20% 患者出现早期癫痫发作。

## （二）发热

部分蛛网膜下隙出血患者发病后可以出现低热。

## （三）偏瘫

约 20% 患者可出现偏瘫和轻偏瘫，多为出血累及运动区或锥体束所致。

## （四）视力视野障碍

前交通动脉瘤破裂出血可压迫视交叉产生双颞偏盲，大脑后动脉动脉瘤破裂出血可以压迫视束或视放射受累时产生同向偏盲，蛛网膜下隙出血可经视神经鞘进入眼底，出血量过大时，蛛网膜下隙出血可进入玻璃体，引起视力障碍。

## （五）脑神经损害

6%～20% 患者出现动脉瘤同侧动眼神经麻痹，表现为同侧瞳孔散大固定、上睑下垂、直接和间接对光反应消失，对侧瞳孔直接和间接对光反应存在，多见于颈内-后交通动脉动脉瘤。

## （六）脑膜刺激征

除出血量微小患者可为阴性外，绝大多数为阳性。

# 五、辅 助 检 查

## （一）头部 CT

头颅 CT 是诊断急性蛛网膜下隙出血的首选方法，平扫可以显示脑沟与蛛网膜下池高密度影。在发病 6 小时以内，出血量较多的部位往往与动脉瘤所在部位一致，例如，大脑外侧裂出血往往指同侧的大脑中动脉瘤破裂出血或颈内-后交通动脉瘤破裂出血，基底池出血往往提示后循环动脉瘤破裂出血。而且 CT 扫描可以同时明确是否存在脑（室）内血肿、脑积水和脑水肿等。

## （二）CT 血管造影

CT 血管造影（CTA）可通过人体的血液循环，将静脉内注入的对比剂输送到目标器官，应用 CT 对目标器官进行扫描，经工作站的后处理重建出目标器官血管的三维立体影像，优点为既可以实现大范围血管成像又可实现小血管小分支的精细显像，诊断颅内动脉瘤阳性率达 96%。

## （三）磁共振血管造影

磁共振血管造影（MRA）依赖于血液流动现象，应用磁共振时间飞跃法和相位对比法，采用二维（2D）或三维（3D）采集源图像，再经工作站的后处理，重建完整的血管成像。因其无创，已经成为脑血管疾病筛查的首选方法。

### （四）脑血管造影

脑血管造影（DSA）是确定蛛网膜下隙出血病因诊断的"金标准"。尽早行 DSA 检查，能及早明确脑动脉瘤大小、部位、与载瘤动脉的关系；脑动静脉畸形的供应动脉、引流静脉和侧支循环情况。对可疑脊髓动静脉畸形者还应行脊髓动脉造影。

### （五）腰椎穿刺

腰椎穿刺仅适用于高度怀疑蛛网膜下隙出血，但是 CT 检查阴性者，对 CT 已确诊的蛛网膜下隙出血患者不需要行腰椎穿刺检查，因为如为脑动脉瘤破裂造成的蛛网膜下隙出血，腰椎穿刺有诱发脑动脉瘤再次破裂出血的可能。

## 六、治 疗 方 案

### （一）一般治疗

出血急性期，患者应保持绝对卧床，头痛剧烈者可给予镇静止痛等对症治疗，应保持大便通畅。合并颅内压增高时，需应用脱水药物治疗。密切监测生命体征和神经系统体征的变化。保持气道通畅，慎防窒息和吸入性肺炎。降低颅内压，常用的脱水剂有甘露醇、甘油、高渗盐水和白蛋白等，脱水剂的用量应个体化，根据颅内压的情况灵活应用。注意水电解平衡，给予高纤维、高能量饮食。尿潴留患者应留置导尿管，需要注意预防导管相关性尿路感染。采取定时翻身、拍背、应用气垫床预防坠积性肺炎、褥疮，加强肢体被动运动等措施，预防深静脉血栓形成等并发症。

### （二）其他

脑动脉瘤患者手术治疗的目的是将动脉瘤隔离在脑血液循环之外，可以选用开颅动脉瘤显微手术夹闭、包裹、介入栓塞治疗等。开颅动脉瘤显微手术夹闭因可以夹闭动脉瘤并能清除血肿，仍是脑动脉瘤的首选治疗方法。目前对颅内动脉瘤的手术时机选择尚有争议，需要综合考虑动脉瘤的部位、形态和与载瘤血管的解剖关系，以及患者临床情况的分级等以决定手术时机，一般此 Hunt-Hess 分级＜Ⅲ级时多主张早期手术（3 天内手术），可避免再出血，并可清除蛛网膜下隙内的血块防止出现血管痉挛。但患者出血多、病情重，预计早期手术时脑水肿较重，动脉瘤暴露困难，容易损伤脑组织或引起动脉瘤破裂，可选择先行非手术治疗，待患者病情好转后再行手术治疗。介入栓塞治疗因其无须开颅，创伤较小，近年来已越来越广泛应用于脑动脉瘤的治疗。目前临床运用的血管内栓塞技术主要有球囊技术、弹簧圈技术、球囊再塑形技术、支架结合微弹簧圈技术、双微导管技术等。颅内动静脉畸形有适应证者也可以采用介入疗法治疗闭塞病变动脉。对颅内动静脉畸形反复出血者，年轻患者、病变范围较为局限和曾有出血病史的患者应首选显微手术切除。立体定向放疗主要适用于小型动静脉畸形和经过栓塞或手术治疗后仍有残余动静脉畸形的患者。

## 七、常见并发症

自发性蛛网膜下隙出血常见并发症包括再次出血、脑血管痉挛和急性阻塞性脑积水等。

**1. 再次出血** 颅内动脉瘤破裂引起的自发性蛛网膜下隙出血在首次出血发生后的 24 小时内再出血率最高，2 周内发生再出血率约为 20%。典型表现为蛛网膜下隙出血患者经过治疗后病情先稳定并逐步好转，突然又再次出现剧烈头痛、恶心呕吐和意识障碍恶化等表现。活动、排便、排尿困难、情绪波动、咳嗽和喷嚏等是再出血的常见诱发因素。

**2. 脑血管痉挛** 一般发生在蛛网膜下隙出血之后第 1～2 周，典型表现为患者病情平稳后又出现神经系统症状和体征加重的表现，表现为兴奋、谵妄、意识障碍、局灶性症状和体征，腰椎穿刺或头颅 CT 检查未发现出血表现，系因脑血管痉挛所致脑缺血性改变引起。

**3. 脑积水** 脑积水主要有急性阻塞性脑积水和正常颅内压脑积水。①急性阻塞性脑积水：见于蛛网膜下隙出血早期急性期，由脑室内积血所致。头颅 CT 可见脑室系统明显扩大。②正常颅内压脑积水：见于蛛网膜下隙出血晚期，表现为智力降低、步态异常和尿失禁。

**4. 脑心综合征** 半数以上的蛛网膜下隙出血患者可出现心电图异常，主要表现为心律失常与心肌缺血，心律失常以窦性心动过缓最多见，心肌缺血则以 ST 段下降、T 波倒置多见。蛛网膜下隙出血患者的心律失常较为严重，出现间期延长、频发室性心律失常等心电图变化，可造成脑源性猝死。

**5. 低钠血症** 蛛网膜下隙出血患者可并发抗利尿激素分泌不当综合征、脑性耗盐综合征，此两者均可导致低钠血症。脑性耗盐综合征的出现与病变累及丘脑、丘脑下部或脑干等部位，引起下丘脑内分泌功能紊乱导致肾性失钠有关，以低血钠、低血钾、尿钠含量增高为特征，多有如中心静脉压降低等有效循环血量减少的表现。抗利尿激素分泌不当综合征指体内抗利尿激素分泌异常增多或其活性异常，造成尿排钠增多、尿潴留而致稀释性低钠血症，患者往往表现为体内液体过多，如中心静脉压升高等。

**6. 神经源性肺水肿** 是一种本病少见的并发症，可能由丘脑下部视前核受损所致，是致死、致残的主要原因之一，常见于病情严重者。表现为病情突然加重，呼吸困难，两肺底湿啰音伴血性泡沫样痰。

## 八、预　　后

有很多因素影响自发性蛛网膜下隙出血的预后，其中病因、治疗方法及治疗时间的选择和是否发生血管痉挛的影响较大。病因不同是影响预后的主要因素，其中脑动静脉畸形预后最佳，动脉瘤第一次破裂的死亡率约为30%，没有经显微手术或介入栓塞治疗，可随时再次破裂出血，第2 次出血的病死率为30%～60%，第 3 次出血者鲜有存活者。血液系统疾病导致的蛛网膜下隙出血效果最差。随着对蛛网膜下隙出血治疗方法的改进，其预后已有了很大改善。近 10 年来统计发现，Hunt-Hess 分级Ⅰ、Ⅱ级患者病死率较前明显下降，但 Hunt-Hess 分级Ⅲ、Ⅳ和Ⅴ级患者的病死率改善不明显。

脑血管痉挛也是蛛网膜下隙出血患者死亡和残疾的另一个重要原因，目前统计脑血管痉挛约会导致 13.5%的自发性蛛网膜下隙出血患者死亡或残疾。

# 第二节　颅内动脉瘤

颅内动脉瘤是由于脑动脉血管壁局限性异常扩张引起囊性突起所致，其破裂出血是导致自发性蛛网膜下隙出血的最常见原因，发病率仅次于脑血栓和高血压脑出血，位居脑血管意外第三位。任何年龄均可发生颅内动脉瘤，发病高峰期为 40～60 岁，女性发病率略高于男性。

## 一、病因及病理生理

### （一）病因

颅内动脉瘤确切病因尚不明确，但是形成颅内动脉瘤的可能病因，概括有以下几种：

**1. 先天性因素** 颅内动脉血管壁的厚度相当于人体其他部位相同动脉管径厚度的 2/3，血管壁中层缺少弹力纤维，而且血流量较身体其他部位相同动脉管径大，周围缺乏组织支持，分叉部又最易受到冲击。先天动脉发育缺陷或异常、动脉血管壁的中层有裂隙、颅内胚胎血管的残留都是颅内动脉瘤形成的重要因素。

**2. 后天性因素**

（1）动脉粥样硬化：颅内动脉血管壁发生粥样硬化致使弹力纤维消失或断裂，使动脉血管壁难以承受巨大压力。40～60 岁既是颅内动脉血管硬化发展的明显阶段，也是动脉瘤发病的高发年龄，提示两者之间有明确相关性。

（2）感染：身体周围感染可以经血行播散到颅内，少数细菌可以停留在动脉分叉部，损伤动脉血管，引起感染性动脉瘤。脑脓肿和脑膜炎等感染性因素也会从动脉血管外方侵蚀动脉血管外膜，引起感染性动脉瘤。有报道感染性颅内动脉瘤约占全部颅内动脉瘤的 4%。

（3）创伤：颅脑损伤或手术创伤均可直接损伤动脉血管壁，或者牵拉动脉血管壁造成其壁间接损伤，形成假性动脉瘤或夹层动脉瘤。

### （二）病理生理

绝大多数先天性颅内动脉瘤呈囊状、浆果状或分叶状，还有葫芦状、圆球状、腊肠状等，常位于较大动脉血管的分叉处。颅内动脉瘤与载瘤动脉血管之间的连接处常常较为狭窄，称为瘤颈；与瘤颈相对的动脉瘤远端最突起的部位称为瘤底；动脉瘤瘤颈和瘤底之间的部位称为瘤体。动脉瘤血管壁上的芽孢状突起，是动脉瘤的薄弱处，往往提示将要破裂。

颅内动脉瘤的大小相差很大，一般在 0.5～2cm。颅内动脉瘤发生破裂的风险与大小有一定关系，一般认为动脉瘤的直径小于 0.5cm 不易破裂，直径超过 0.5cm 出血机会逐渐增多，但直径超过 3.0cm 后，出血的风险又降低。

## 二、分　　类

### （一）依动脉瘤位置分类

**1. 颈内动脉系统动脉瘤**　颈内动脉系统动脉瘤约占颅内动脉瘤 90%，分为以下几种。

（1）颈内动脉瘤：岩骨段动脉瘤、海绵窦段动脉瘤、床突旁动脉瘤、后交通动脉瘤、脉络膜前和颈内动脉分叉动脉瘤。

（2）大脑前动脉瘤：A1 段动脉瘤、前交通动脉瘤、A2 段动脉瘤、A3 段动脉瘤、胼缘和胼周动脉瘤。

（3）大脑中动脉动脉瘤：M1 水平段动脉瘤、M2 环绕段动脉瘤、M3 侧裂段动脉瘤、M4 分叉段动脉瘤、M5 终段动脉瘤。

**2. 椎基底动脉系统动脉瘤**　椎基底动脉系统动脉瘤占 10%，分为椎动脉瘤、基底动脉干动脉瘤、大脑后动脉瘤、小脑上动脉瘤、小脑下前动脉瘤、小脑后下动脉瘤、基底动脉分叉部动脉瘤。

### （二）按动脉瘤最大径分类

**1.** 小型动脉瘤最大径≤0.5cm。

**2.** 一般动脉瘤最大径为 0.5～1.5cm。

**3.** 大型动脉瘤最大径为 1.5～2.5cm。

**4.** 巨型动脉瘤最大径≥2.5cm。

### （三）按动脉瘤形态分类

**1.** 囊状动脉瘤，包括球形、葫芦形、漏斗形。

**2.** 梭形动脉瘤。

**3.** 壁间（夹层）动脉瘤。

## 三、临　床　表　现

颅内动脉瘤患者在未破裂时，绝大多数患者没有明显的临床表现。破裂出血的颅内动脉瘤临床表现大致可分为破裂前先兆症状、破裂时出血症状。

## （一）先兆症状

有 40%～60% 的颅内动脉瘤患者在破裂前会出现动脉瘤突然扩张或局部少量渗血，导致出现头痛、动眼神经麻痹等先兆症状。

## （二）出血症状

颅内动脉瘤破裂出血绝大多数仅进入蛛网膜下隙发生蛛网膜下隙出血，只有少数可突入脑内形成脑内血肿。

**1. 诱因** 运动、咳嗽、排便和性生活等诱发因素均可以诱发部分患者颅内动脉瘤破裂。有部分患者发病可无明显诱因。

**2. 颅内压增高症状** 表现为剧烈头痛、反复恶心呕吐和视神经盘水肿等颅内压增高三主征。呕吐常呈喷射性。

**3. 全身表现** 部分患者很快出现意识障碍，可以出现血压升高、心率减慢，继而出现潮式呼吸、脉搏浅弱，节律紊乱，血压下降等全身表现。查体脑膜刺激征阳性，表现为颈项强硬，克氏征阳性。少数患者可出现呕吐咖啡样物或解柏油样便等上消化道出血征象。

**4. 局灶性症状体征** 本病患者可因动脉瘤出血部位不同引起不同的局灶性症状和体征，大脑前动脉动脉瘤破裂出血常引起额叶出血，造成大小便失禁、记忆力衰退、对侧肢体瘫痪和运动性失语等。大脑中动脉动脉瘤破裂出血常引发颞叶出血，造成患者对侧肢体瘫痪、癫痫、感觉性失语和小脑幕裂孔疝等临床表现。后交通动脉动脉瘤破裂出血可引起同侧动眼神经麻痹。

**5. 症状性脑血管痉挛** 多出现于动脉瘤破裂出血后 3～6 天，7～10 天为高峰。表现为患者经过治疗病情逐渐平稳或者好转后，又出现新的神经功能障碍或原有临床表现进行性加重。此时应立即行头部 CT 排除再出血和脑积水等。

## 四、辅 助 检 查

### （一）血常规、血沉及尿常规

颅内动脉瘤破裂出血早期，白细胞计数升高，常超过 $10 \times 10^9$/L，血沉也常增快，早期可出现蛋白尿、糖尿，无明显特异性。

### （二）腰椎穿刺和脑脊液检查

颅内动脉瘤破裂出血时，腰椎穿刺可以发现血性脑脊液，是诊断蛛网膜下隙出血的直接证据。脑脊液生化检查发现蛋白含量增高，是红细胞破碎后释放出的血红蛋白及出血后渗出反应所致，一般在出血后第 8～10 天达到顶峰，然后逐渐下降，糖和氯化物含量多正常。

### （三）CT 扫描

CT 扫描可明确蛛网膜下隙出血的程度、颅内血肿的大小、是否合并脑积水和脑梗死，尽管无法明确是否存在动脉瘤，以及动脉瘤的大小和位置，但是在发病 6 小时以内，可通过出血的量预测动脉瘤侧别、部位，对于明确多发动脉瘤中的出血动脉瘤有重要意义。

### （四）MRI 扫描

颅内动脉瘤多位于颅底 Willis 环。MRI 可显示动脉瘤内可见流空影。巨大的动脉瘤瘤腔内有血栓形成、机化时，MRI 上可见类似肿瘤的占位征象，并且可见葱皮样改变，高低信号交错呈同心环状排列，有人称之为"牛眼征"。

### （五）磁共振血管成像和 CT 血管成像

磁共振血管成像（MRA）和 CT 血管成像（CTA）均是没有创伤的血管检查方法。可显示不同部位颅内动脉瘤，目前常用于颅内动脉瘤筛查或病情危重不能耐受脑血管造影者，可以显示颅内动脉瘤的部位和大小，并能从不同角度了解颅内动脉瘤和与载瘤动脉的解剖关系（图 9-1，图 9-2）。

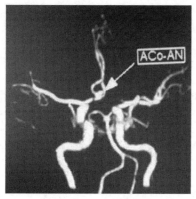

图 9-1 前交通动脉瘤

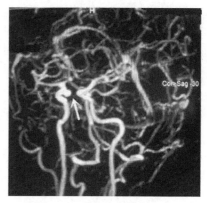

图 9-2 后交通动脉瘤（1）

### （六）数字剪影脑血管造影

数字剪影脑血管造影（DSA）是经股动脉置入脑血管造影导管，造影导管分别进入双侧颈内动脉和椎动脉，注入脑血管造影剂以了解颅内动脉血管解剖结构、动脉瘤的大小和动脉瘤与载瘤动脉关系，是确定颅内动脉瘤诊断的"金标准"（图 9-3）。

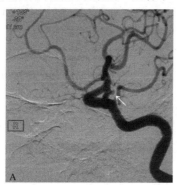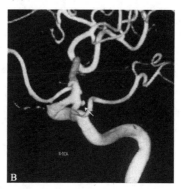

图 9-3 后交通动脉瘤（2）

## 五、诊　　断

颅内动脉瘤破裂出血，有剧烈头痛、恶心呕吐、视神经盘水肿，有或无局灶性症状体征，CT扫描可明确蛛网膜下隙出血。脑血管造影可以明确颅内动脉瘤的形态、位置、大小、数目和与载瘤动脉的解剖关系，以及是否合并脑血管痉挛，为制定手术方案提供有效的参考。首次脑血管造影阴性的自发性蛛网膜下隙出血，应在 3～4 周后复查脑血管造影。CTA 因无创且能显示颅内血管的走行，在一定程度上能够代替脑血管造影检查，目前获得了越来越广泛的应用。

临床分级：Hunt 及 Hess 根据患者的临床表现将颅内动脉瘤患者分为五级，用以评估手术的危险性。

## 六、治　　疗

### （一）非手术治疗

非手术治疗的目的是预防颅内动脉瘤再次破裂出血和防治出血导致的继发损害如脑水肿、颅内压增高和脑血管痉挛等，适用于下述情况：①患者一般情况较差，无法耐受手术或不接受手术治疗；②作为动脉瘤围手术期的辅助治疗手段。

**1. 预防颅内动脉瘤再次破裂出血**　患者需要保持绝对卧床状态，如果烦躁、头痛不能耐受、癫痫发作等可以对症用药使患者保持安静状态。在颅内动脉瘤未能得到治疗前，适度降低 10%～

20%的血压能够有效降低颅内动脉瘤再次破裂出血的风险，但是要避免过度降低血压以防继发脑缺血而导致继发性脑功能损害。

**2. 降低颅内压** 颅内动脉瘤破裂出血后可导致颅内压增高，可以应用脱水药物，如甘露醇、甘油、高渗盐水和白蛋白等。

**3. 脑脊液引流** 动脉瘤出血后可能出现血凝块阻塞脑室系统，导致急性阻塞性脑积水，需紧急行脑室外引流。颅内动脉瘤未能处理前，脑室外引流、腰椎穿刺和腰大池引流均有可能导致动脉瘤再次破裂出血，危及患者生命。

**4. 防治脑血管痉挛** 颅内动脉血管在蛛网膜下隙血液的刺激下容易造成脑血管痉挛发生。通常脑血管痉挛发生在自发性蛛网膜下隙出血后 3～4 天，在出血的 7～10 天达到最高峰，在 10～14 天之后开始逐渐缓解。目前防治脑血管痉挛的主要手段：应用尼莫地平等钙离子拮抗剂；腰椎穿刺和腰大池引流血性脑脊液；保持充足的血容量，较高的血液稀释度，保持正常的血压。

### （二）手术治疗

颅内动脉瘤的手术治疗方法包括开颅手术治疗和颅内动脉瘤血管内介入治疗。

**1. 开颅手术治疗** 分为动脉瘤颈夹闭术、动脉瘤孤立术和动脉瘤包裹术。

（1）动脉瘤颈夹闭术：治疗的目的在于阻断颅内动脉瘤的血液供应，保障载瘤动脉血管通畅，维持脑组织正常血液供应。1937 年 Dandy 首次开创银夹成功夹闭颅内动脉瘤的先河，随后 Schwartz 和 Mayfield 制出动脉瘤夹能够夹闭颅内动脉瘤，1964 年 Kurze 应用手术显微镜更好地解剖颅内动脉血管，提高颅内动脉瘤手术治疗的成功率，1977 年 Yasargil 完善了动脉瘤夹，经过多年显微技术、显微器械的发展，应用显微外科技术夹闭颅内动脉瘤一直是治疗颅内动脉瘤首选治疗手段。

（2）动脉瘤孤立术：指在动脉瘤的远端和近端同时夹闭载瘤动脉血管，使颅内动脉瘤不参与血液循环，但是有可能影响部分脑组织的血液供应，致应用受限。

（3）动脉瘤包裹术：采用筋膜、薄棉片或人工补片等不同的材料加固动脉瘤血管壁，虽然动脉瘤腔内仍有血液供应，但是管壁加强能够降低破裂的风险。缺点是没有根本上解决动脉瘤，存在动脉瘤再次破裂出血的可能，而且包裹可能产生占位效应，导致病情加重。

**2. 颅内动脉瘤血管内介入治疗** 国际蛛网膜下隙出血动脉瘤试验研究是目前唯一比较颅内动脉瘤血管内介入治疗和显微手术治疗的多中心随机对照临床试验。2002 年该试验发表的结果为，颅内动脉瘤血管内介入治疗与显微手术治疗比较有较低的残死率，随后的研究中，该试验组织者在全球多中心研究选用同时适合颅内动脉瘤血管内介入治疗和显微手术治疗的患者，以病死率和病残率为主要指标，以癫痫和再出血为次级指标，结果提示颅内动脉瘤血管内介入治疗组病死率和病残率显著低于显微手术治疗组，此外，癫痫风险颅内动脉瘤血管内介入治疗组也较显微手术治疗组低，越来越多的临床医生倾向采用颅内动脉瘤血管内介入治疗方法。

### （三）手术治疗中并发症

**1. 术中颅内动脉瘤破裂出血** 颅内动脉瘤术中再次破裂出血一直是颅内动脉瘤术中死亡的重要原因，王立军等提出较大动脉瘤、宽颈动脉瘤、Hunt-Hess 分级较高和早期手术更容易发生术中动脉瘤破裂出血。颅内动脉瘤术中适度的控制性降压、充分解剖外侧裂、必要时临时阻断夹的应用是减少动脉瘤术中破裂的关键。

**2. 术后颅内血肿** 术中对脑组织过度牵拉造成脑挫裂伤、动脉瘤夹闭不全部分再次出血和手术区域止血不彻底是术后颅内血肿的重要原因。术中应用甘露醇，充分解剖外侧裂释放足量脑脊液，减少对脑组织牵拉，术中可以采用多普勒超声、荧光造影等技术手段以降低颅内动脉瘤残留的发生率，还可采用彻底止血等措施。手术后如果患者出现意识障碍重新加重及新的神经系统临床表现，往往提示术后颅内血肿，需立即复查头颅 CT，必要时再次手术清除血肿和（或）去骨瓣减压。

## 七、疾 病 预 后

患者的全身状态、临床分级、颅内动脉瘤大小、部位、与载瘤动脉关系、手术时机、有无动脉血管痉挛及其严重程度均是影响颅内动脉瘤预后的重要因素。手术医师的经验和技术熟练程度也与预后有着十分密切的关系。

# 第三节 脑血管畸形

脑血管畸形是脑血管发育异常而造成颅内局部血管数量和结构异常，并影响正常脑血流的一组疾病。大部分脑血管畸形在未发病时，往往没有明显的临床表现。但醉酒、情绪激动或性生活时等诱发因素致畸形血管不能承受突然升高的压力而破损，形成脑内出血。部分患者由于畸形血管窃血现象出现局限性脑缺血，可致脑萎缩，以癫痫为首发症状，也可以引起智力减退、精神失常。脑血管畸形发病年龄平均为 20～40 岁。本病治疗方法较多，以手术切除脑血管畸形最为理想。血管内介入栓塞治疗与 γ 刀治疗也是重要的治疗方法。McCormick 提出了目前被最广泛接受的脑血管畸形的分类：脑动静脉血管畸形、毛细血管扩张症、海绵状血管瘤、静脉性血管畸形、烟雾病，本节着重介绍脑动静脉血管畸形及海绵状血管瘤。

## 一、脑动静脉血管畸形

脑动静脉血管畸形（AVM）是一种先天性疾病，最常见于 20～40 岁的年轻人，可存在于中枢神经系统的任何部位，临床上主要存在于大脑半球，70%以上发生于幕上结构，随着 DSA、MRA 等脑血管造影技术的发展，脑动静脉血管畸形的检出率大大提高。脑动静脉血管畸形是一种先天性脑血管发育障碍性病变，是许多不同直径的动脉与静脉连接在一起形成的复杂血管团，位于中心的血管团存在动静脉分流，该血管团由多支供血动脉汇集而成，然后形成增粗的静脉引流，其间通过瘘管直接连接。脑动静脉血管畸形中动静脉血管之间缺乏毛细血管网，血液由动脉血管直接流入静脉血管，血流阻力减少、流速增快、流量增大。供血动脉血管逐渐扩张提供较多的血流量，引流静脉血管也随之扩张与增加的血流量相适应，导致脑动静脉血管畸形血管团逐渐增大。侧支循环血管的不断加入出现低动脉流入压和高静脉流出压特征性血流动力学改变，近端供血动脉血管压力低，流速快，周围正常脑组织血液供应被盗流而处于低灌注状态。供血动脉的肌层不完整，引流静脉常因通过瘘管的高速血流冲击而扩张。上述机制容易导致头痛、脑出血、癫痫、缓慢进展的神经功能缺损等表现。

### （一）脑动静脉血管畸形的产生

当胚胎刚开始形成神经沟时，在中胚层内有部分细胞分化为成血管细胞。这些细胞最初排列成条索状，条索的中央逐渐形成管道，就是原始的血管，原始血管相互沟通形成原始血管网。当胚胎进一步形成神经管时，原始血管网就依附在神经管的表面，部分原始血管网甚至伸入神经管内。随着胚胎的发育，原始血管网又分化出动脉血管、毛细血管及静脉血管。随着胚胎继续发育，神经管发育成脑，同时其依附的部分血管扩大为脑的主要供血动脉，有些则闭塞退化。在胎龄达3 个月以上的胚胎中其脑血管基本上已形成了正常人的模式。Streeter 将脑血管这一段发育过程分为下列时期：原始血管胚芽期、原始血管网期、血管分层期、血管成型期及血管成熟期。近年来的研究认识到脑血管之所以能如此按部就班地生成发育，主要是因为各组织、脏器内存在着血管生成的调控机制。这是一套复杂的分子信息通道，由特殊的多肽类及蛋白质组成的血管内皮细胞生长因子及许多其他生长因子，与细胞受体酪氨酸激酶及血管内皮细胞生长因子的许多受体协同活动来完成的。如果胚胎期血管生成的调控机制有障碍，则会在脑血管不同的发生期引发不同的病变或畸形。

## （二）发病机制

脑动静脉血管畸形的主要缺陷是病变区的动静脉之间缺乏毛细血管，动脉血直接流入静脉，血流阻力减小，产生一系列血流动力学上的改变，主要为局部脑动脉压的降低、脑静脉压的增高及其他脑血供方面的紊乱。

**1. 局部脑动脉压降低**　局部脑动脉压降低使动脉血管的灌注范围缩小，病变周围正常的脑组织得不到足够的灌注。邻近区的动脉血流向低压区，引起脑窃血现象。累及的脑缺血范围要比血管畸形的范围大得多。这解释了脑动静脉血管畸形的症状体征常较病变区所应有的要广泛。脑缺血程度较重的可产生癫痫。由于脑动静脉血管畸形的供血动脉的流量大，使动脉扩张扭曲，甚至可形成动脉瘤。邻近区的脑小动脉虽未参与组成畸形血管，但因管内血压降低亦都处于扩张状态，以便能争取到多一些的脑血供。原来已经闭合或应闭合的动脉管道可因此而开放或保留不闭。

由于病变及其周围区脑动脉长期处于扩张状态，管壁上的平滑肌装置失去舒缩反应，脑血管自动调节功能失调。脑动静脉血管畸形切除以后脑动脉的自动调节功能不会马上恢复，这可使手术中及术后遇到重大的麻烦。一旦脑动静脉血管畸形被切除，脑窃血现象得到纠正，脑灌注压将随着局部动脉压的突然上升而大量增高，引发局部"脑过度灌注"现象，表现为脑的突然肿胀，甚至广泛出血。另外，在出现蛛网膜下隙出血时血细胞及血小板所释放的一些血管活性物质如 5-羟色胺、儿茶酚胺、前列腺素 F、前列腺素 E 等可引起脑血管的痉挛而加重临床症状；但在脑动静脉血管畸形破裂引起的蛛网膜下隙出血中，由于脑血管自动调节功能的失常，脑血管痉挛可以很轻或不发生。

**2. 脑静脉压的升高**　脑动静脉血管畸形致动脉血直接进入静脉血管而提升了脑的静脉压。周围正常区域的脑静脉回流受阻。脑动静脉血管畸形的分流量越大，这种血液循环紊乱亦越显著；于是脑组织长期处于淤血状态而致脑水肿。若不是因为脑缺血而有不同程度的脑组织萎缩来平衡颅内空间，则极易发生颅内压增高。脑静脉压是颅内压的一个重要组成部分，脑静脉压增高使颅内压的基点提高。因此尽管脑动静脉血管畸形本身并没有占位性，但表现有颅内高压症状者并不少见。在颅内高压及脑静脉压升高的同时，脑脊液的吸收量减少，分泌量增加，可引起不同程度的交通性脑积水。另外，扩张成球状的脑静脉可以堵塞脑脊液的循环通路导致阻塞性脑积水。

**3. 颅内出血**　是脑动静脉血管畸形的最大危害，其由血管破裂引起。由于大量血流冲击脑动静脉血管畸形的静脉血管部分，而该部分的血管壁又很薄弱，故十分容易破裂。

**4. 脑缺血**　是由于大量脑窃血所引起。巨大型脑动静脉血管畸形的窃血量大，所以脑缺血的机会及程度也大，更容易引起癫痫发作及短暂性脑缺血发作。小型脑动静脉血管畸形因窃血量小，不致引起脑缺血，故发生癫痫的机会相应要小些。

## （三）临床表现

脑动静脉血管畸形主要是在查找脑出血、癫痫、头痛和（或）局灶性神经功能缺损的潜在器质性病因时被发现。有时上述表现的特定组合可能提示脑动静脉血管畸形的存在。

**1. 头痛**　10%～50%的脑动静脉血管畸形患者出现头痛症状，有时顽固性头痛可能是唯一的临床症状。偏头痛总是倾向于脑动静脉血管畸形的同侧，不具有典型偏头痛发作的先兆和顺序。

**2. 颅内出血**　突然发生的头痛和局灶性神经功能缺损很可能提示有颅内出血。颅内出血是脑动静脉血管畸形最主要的致残、致死原因。在无创性脑影像学检查问世之前，脑动静脉血管畸形引发出血的认识不足。脑实质出血是脑动静脉血管畸形主要的出血类型。脑动静脉血管畸形患者发生颅内出血的总体危险性为每年 2%～4%。如存在回流到脑深部小的引流静脉，或脑动静脉血管畸形内动静脉压力相对较高，则首次或再出血的危险有 15%～20%。再出血通常发生在首次出血后 1 年以内。

**3. 癫痫**　以癫痫为首发症状的患者占 1/4～1/2，首发癫痫的青壮年要排除脑动静脉血管畸形可能。致病的脑动静脉血管畸形可表现为明显的全身发作，以及伴或不伴继发性全身发作的单纯发作或复杂部分性发作。

**4. 局灶性神经功能缺损** 通常隐匿起病，可能是短暂性的、持久性的，也可能是进行性的，多在脑动静脉血管畸形导致颅内出血后出现。神经功能缺损与脑动静脉血管畸形的位置和大小有关，如枕叶脑动静脉血管畸形可导致不典型的视觉障碍，颅前窝脑动静脉血管畸形可引起脑神经麻痹、三叉神经征和半侧面瘫，基底节区脑动静脉血管畸形可引起运动障碍。

**5. 认知功能障碍** 部分脑动静脉血管畸形患者可伴有记忆力下降、语言功能障碍等认知改变。

### （四）诊断

**1. CT 和 CTA** CT：方便快捷，可为首次出现脑动静脉血管畸形征象时的首选检查。但平扫只能提示脑动静脉血管畸形的组织密度的不均匀性，较小的脑动静脉血管畸形可能会漏诊，较大的脑动静脉血管畸形可以见到部分病变钙化，呈高密度影。

CTA：可注射对比剂，CT 扫描后经计算机三维成像清晰显示血管畸形的供血动脉、引流静脉和畸形血管团。

**2. MRI 和 MRA** MRI：可以评估脑动静脉血管畸形血管团的大小和解剖关系。表现为不规则或球形占位，可出现在大脑半球或脑干的任何部位。$T_1WI$、$T_2WI$ 或 FLAIR 序列成像时，病灶内或病灶周围有小的圆形低信号斑块，可能是供血动脉、脑动脉瘤或引流静脉的留空现象。如果有出血掩盖其他诊断特征，则应进行脑血管造影或复查 MRI。脑动静脉血管畸形周围或内部有时可见低信号的细胞外含铁血黄素，提示发生过症状性或无症状性出血。

MRA：可确诊直径大于 1cm 的脑动静脉血管畸形，但无法显示供血动脉和引流静脉的形态，小的脑动静脉血管畸形容易漏诊。MRA 可对位于脑动静脉血管畸形病灶内或周围的重要脑功能区进行定位。

**3. DSA** 对准备治疗的脑动静脉血管畸形非常重要，可以根据 DSA 结果决定治疗方案。主要的形态学特征包括供血动脉、静脉引流方式，动脉瘤或静脉瘤的存在与否，以及引流静脉的扭曲或扩张和供血动脉狭窄等（图 9-4）。

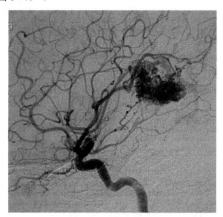

图 9-4 动脉期显示脑血管畸形的供血动脉

### （五）鉴别诊断

**1. 海绵状血管瘤** 是导致年轻患者发生反复脑出血的常见原因之一。患者在没有脑出血时常无明显临床症状和体征。出血后作脑血管造影常为阴性。由于患者反复多次发生脑出血，故造影检查常已做多次，甚至还做了双侧或全脑血管造影仍无明确病变可见，过去常把此类病例归入隐匿性脑动静脉血管畸形。CT 扫描可显示有蜂窝状的不同密度区，增强后病变区密度可略有增高，较少有占位征象。无增粗的供血动脉血管或扩大的引流静脉血管。最后须凭手术切除及病理检查才能与隐匿性脑动静脉血管畸形做出鉴别。

**2. 烟雾病** 烟雾病的临床症状和体征与脑动静脉血管畸形类似，行脑血管造影可发现颈内动脉末端有狭窄或闭塞，大脑前、后动脉常有从后循环血液逆流现象，脑底部可见新生的烟雾状异常血管网，没有扩大回流静脉血管，可以与脑动静脉血管畸形相鉴别。

## （六）治疗

脑动静脉血管畸形致颅内出血的病死率为10%～15%，致残率约为40%，因而对大多数患者来说，一经发现都应积极治疗。针对脑动静脉血管畸形的治疗主要在于去除或降低其破裂出血的风险，目前认为治疗的最终目标是彻底地消除畸形血管团。

**1. 非手术治疗** 目的是预防脑动静脉畸形血管出血，控制癫痫发作和治疗目前已经发生的临床症状和体征。一般适用于：①Spetzler 分级 3 级以上的脑动静脉血管畸形病例；②没有破裂出血的脑动静脉畸形血管病例；③一般情况较差无法耐受手术的病例。治疗包括以下内容。

（1）控制癫痫发作：根据癫痫发作类型针对性应用抗癫痫药物治疗。全身性、部分性癫痫发作，目前可以选择苯巴比妥钠、苯妥英钠和卡马西平进行药物治疗。对精神运动性癫痫发作可以选择苯妥英钠、地西泮、卡马西平和丙戊酸钠进行药物治疗。对失神癫痫小发作可选用丙戊酸钠、乙琥胺、氯硝西泮和双酮类药物治疗。

（2）防止再出血：可选用抗纤维蛋白溶酶药物，如6-氨基己酸、氨甲苯酸等。

**2. 手术治疗** 手术治疗的目的在于杜绝脑动静脉血管畸形发生破裂出血的风险，减轻或消除畸形血管对周围正常脑血管窃血现象，改善畸形血管周围正常脑组织的血液供应。常用的手术方法如下。

直接手术：①脑动静脉血管畸形切除术；②脑动静脉血管畸形的供血动脉结扎术；③介入栓塞术等。

间接手术：包括结扎颈部的脑供血动脉如颈总动脉、颈外动脉及颈内静脉，旨在减少脑动静脉血管畸形的血供。实践证明这类手术是有害的，因这种手术没有闭塞颅内动、静脉血管之间的短路血管，不仅不能改善脑的血液供应，反因结扎脑的供血动脉后，使原来侧支循环所提供给脑组织的血流量也被脑血管畸形窃走，加重了脑组织的缺血范围和程度。故目前这类手术已被废弃不用。

（1）脑动静脉血管畸形切除术：是最理想的治疗手段，不仅能够杜绝脑血管畸形出血的风险，而且能够解除对正常脑血管的窃血现象，目前是脑血管畸形的首选治疗手段。

目前比较通用的是应用脑血管畸形 Spetzler-Martin 分级评估手术风险。

在决定作手术以后应采取下列策略：

1）术前必须有一份清晰的脑血管造影，必须是双侧的造影，可以看到脑动静脉血管畸形的主要供血动脉及引流静脉的数目、部位、来源、大小及对侧参与供血的情况，便于对手术入路的设计及手术程序作安排。

2）手术采用全身气管插管麻醉，肢体上开通两道静脉输液通道，一道滴注脑保护药液，另一道为麻醉的辅助通道，便于在手术中随时进行人工降压措施。

3）在放置体位前先作腰椎穿刺，放置椎管腔内引流管。便于术中释放脑脊液，进一步控制颅内压。

4）手术切口需大，以能暴露病变的所有主要供应动脉为度。神经导航技术在脑动静脉血管畸形切除手术中用处不大。

5）进入颅腔后首先应确定主要供应动脉的位置。在最接近的部位作小的脑皮质切口，将动脉分出后用临时动脉小夹控制。一般如夹闭的为远端动脉分支，如大脑前动脉的胼缘动脉、胼周动脉，大脑后动脉的额顶升支、侧裂内分支、角回动脉等，都不必用脑保护剂。如夹闭的为大脑前动脉、大脑后动脉甚至颈内动脉总干，则必须在夹闭前半小时予脑保护合剂静脉滴注，可延长脑缺血的耐受时间。

6）脑部的操作应遵循先切断动脉，再切断小静脉，最后切断大静脉、主要引流静脉的程序。由于较大的静脉均位于脑表面，在切开脑皮质时必须特别仔细，分辨清楚后再动手。如不慎错将引流静脉先予切断，将会造成严重后果，甚至导致整个手术失败。

7）每切断一支血管后，必须用双极电凝牢固焊封，不能只满足于表面的不出血。更不容许用棉片暂时压迫，留待脑动静脉血管畸形切除后再行处理。因在脑动静脉血管畸形尚未切除以前，病变区的灌注压较低，止血容易。当脑动静脉血管畸形切除以后，局部灌注压增高，再行电凝止血会困难很多。

（2）供血动脉结扎术：适用于超过3级的动静脉畸形、不能手术完全切除的但又有高出血风险的脑动静脉血管畸形病例。手术治疗的目的在于结扎脑动静脉血管畸形的供血动脉，减少脑动静脉血管畸形的血液供应，使脑动静脉血管畸形内血液流速减慢、灌注压降低而减少脑动静脉血管畸形破裂出血的风险，同时减少对周围正常脑组织的窃血。但未能完全消除动静脉之间的短路，疗效不及脑动静脉血管畸形切除术。

（3）介入栓塞术及血管内手术：Luessenhop首先报道用涂硅胶的不锈钢小珠注入脑动静脉血管畸形以达到栓塞的目的。栓子可经超选择性微导管注入，使之顺利进入脑动静脉血管畸形，堵塞部分动静脉之间的短路。此手术适用于供血动脉较直捷的巨大型脑动静脉血管畸形病例。有人采用带囊的导管，可以顺血流漂流至病变区，再注射栓子。Taki、Debrun曾采用可脱离的带球囊导管来治疗脑动静脉血管畸形，在球囊中注入硅胶，并使之脱落而留于病变区作为栓子或堵塞物。因此，此法只适用于不能作切除的病例，或作为手术切除前的预备手术。目前导管技术方兴未艾，技术上还在不断改进，它今后的发展前途及治疗效果还有待继续密切注意。

（4）放疗及放射外科治疗：早年就有人推荐放疗，特别是高能量照射，但疗效不肯定。Redekop等曾总结1955～1985年西安大略大学用传统放疗治疗脑动静脉血管畸形15例的长期效果。随访期1年半至21年，平均8.1年。只有3例达到完全闭塞的目的。Olivecrona等曾发现在放疗下脑动静脉血管畸形可继续扩大。近年来应用立体定向原理，并改用回旋加速器生产的高能量粒子束（如质子束、中子束、氦离子束）等进行放射；或用γ刀进行聚焦放射来改善疗效，把这类治疗简称放射外科治疗。最近Pollock等报道1990～1997年曾用放射外科治疗的中、小型脑动静脉血管畸形144例，大部分病例都有追踪脑血管造影，并随访观察23～168个月，平均86个月。共有15例因出血而死亡。其余129例中脑动静脉血管畸形闭塞，没有神经功能障碍的96例，9例闭塞而有轻度功能障碍，两者合计占73%；14例有较重的神经功能障碍，其中5例有脑动静脉血管畸形闭塞；5例放疗后死亡；5例需作外科治疗，其中4例需做V-P分流术，1例需做脑动静脉血管畸形切除术。结果认为放射外科治疗能使许多脑动静脉血管畸形患者受到不再出血的保护，并能维持正常的日常生活。需要作晚期治疗的并发症很少，但还是有再出血可能。此治疗可认为是脑深部及不能手术治疗的脑动静脉血管畸形患者的一种治疗选择。目前放射外科治疗正在全世界范围内推广应用。

## 二、海绵状血管瘤

海绵状血管瘤与脑动静脉畸形不同，在于没有扩张的供血动脉血管和引流静脉血管，也没有动静脉血管之间的短路血管，而是由不规则的血管腔隙所组成的一团血管组织。在各血管腔隙之间只有少量的结缔组织而没有神经组织。血管腔大小不等，内壁为一层扁平的内皮细胞，腔内有凝固及半凝固血块，有的呈层状附着于腔壁上，并呈不同程度的机化、钙化，甚至骨化。

### （一）临床表现

本病好发于20～40岁成人，儿童亦可发病。临床症状隐袭，最常见的起病症状为癫痫发作，占 38%，其次为头痛，占 28%，颅内出血占 23%，局部神经功能障碍占 12%。体征主要取决于海绵状血管瘤的位置，如病变位于脑室壁上常可引起脑室内出血和（或）脑积水。

### （二）诊断

**1. CT**　在 CT 图像上，海绵状血管瘤有以下影像学特征：①病灶为边界清楚的近似圆形或结节形的结构，病灶呈现不均匀的高密度信号，其内常有钙化灶；②静脉注射对比剂后没有强化或仅有较轻微强化；③很少出现病灶周围水肿表现。

**2. MRI**　在 MR 图像中海绵状血管畸形表现为边界清楚，斑点状或网络状的在 $T_1WI$ 及 $T_2WI$ 都为高、低信号的混杂图像。周围环绕低信号的边缘，在 $T_2WI$ 图像中看得更清楚。低信号的环形边界代表该病变曾有过低小的出血，导致该病变部位的周围有含铁血黄素的沉积。

### （三）治疗

**1. 手术治疗**　为海绵状血管瘤的首选治疗手段，尤其是位置比较表浅、反复出血或合并典型发作者。

**2. 放疗**　对于病变位于重要功能区、位置深在者，可考虑行放疗，目前包括 γ 刀和 X 刀治疗。

## 第四节　颈内动脉海绵窦瘘

颈内动脉海绵窦瘘指颈内动脉的海绵窦段血管本身或分支在海绵窦内发生破裂出血，同海绵窦之间形成异常的动静脉短路，少数颈动脉海绵窦瘘由颈外动脉供血，特称颈外动脉海绵窦瘘。75%以上者由外伤引起，称为外伤性颈内动脉海绵窦瘘，其余无外伤史者，称为自发性颈内动脉海绵窦瘘。最常见的症状是搏动性突眼和球结膜充血、水肿。由颈内动脉和（或）颈外动脉的硬脑膜支血管与海绵窦形成侧支异常交通称为海绵窦硬膜动静脉瘘。

## 一、分　　类

### （一）按病因分类

颈内动脉海绵窦瘘按病因可分为外伤性颈内动脉海绵窦瘘（75%以上）和自发性颈内动脉海绵窦瘘（不足 25%）。

**1. 外伤性颈内动脉海绵窦瘘**

（1）最多发生于摩托车交通事故所造成的头部损伤或头部挤压伤所引起的颅底骨折，尤其是颞骨和蝶骨的骨折波及颈动脉管时，由于骨折碎片刺破海绵窦段颈内动脉壁所致；或眼眶部刺伤或弹片伤所致，常为单个较大的破口。

（2）外伤所致的颈内动脉壁挫伤和点状出血而形成的假性动脉瘤破裂。

（3）动脉壁先有先天性因素、炎症或动脉粥样硬化性病变，而后因轻微损伤而发生外伤性颈内动脉海绵窦瘘。

（4）海绵窦段颈内动脉的分支（特别是脑膜垂体干）破裂造成低流量颈内动脉海绵窦瘘。

（5）经皮穿刺三叉神经半月节行射频治疗三叉神经痛，慢性鼻窦炎作蝶窦切开术，经蝶窦行垂体瘤切除术，以 Fogarty 导管作颈内动脉血栓摘除术，经颞部行三叉神经后根切断术等也可造成医源性损伤。

**2. 自发性颈内动脉海绵窦瘘**　约 60%的自发性直接型颈内动脉海绵窦瘘有颈内动脉壁中层病变，包括海绵窦段颈内动脉瘤、纤维肌肉发育不良、埃勒斯-当洛综合征Ⅳ型、马方综合征、神经纤维瘤病、迟发性成骨不全、弹性假黄色瘤、病毒性动脉炎和原始三叉动脉残留等。

外伤所致海绵窦段颈内动脉破裂、海绵窦段颈内动脉瘤破裂、医源性颈内动脉损伤等造成高流量颈内动脉海绵窦瘘，海绵窦段颈内动脉的分支破裂多造成低流量颈内动脉海绵窦瘘。

## （二）按窃血量的大小分类

颈内动脉海绵窦瘘按窃血量的大小分为高流量瘘（多见于外伤性）和低流量瘘（多见于自发性）。

## （三）Barrow 分型

根据解剖和造影中颈动脉及分支与靶点的关系分为 4 型：A 型，颈内动脉直接与海绵窦相交通，占 75%～84%，多见于外伤、海绵窦内动脉瘤破裂等；B 型，颈内动脉分支与海绵窦相交通，占 7%；C 型，颈外动脉分支与海绵窦相交通，占 3%～10%，常见于年轻患者，常见的供血动脉血管为脑膜中动脉在棘孔上方发出的分支血管，与海绵窦相通；D 型，即 B 型+C 型，颈内动脉和颈外动脉血管都有脑膜分支向海绵窦供血，常常双侧同时向海绵窦供血，占 9%～21%。

## （四）按病理和治疗的需要分类

颈内动脉海绵窦瘘按病理和治疗的需要分为直接型（A 型）、硬膜型（B 型或 C 型或 D 型）和混合型（同时存在直接型和硬膜型）。

# 二、临 床 表 现

最常见的症状是搏动性突眼和球结膜充血、水肿。此症状的产生原因是动静脉沟通后，海绵窦内压力增高，向眼静脉引流，眶区静脉回流不畅。长时间的眼内压升高，导致视神经逐渐萎缩，并发角膜溃疡和球结膜炎症，这些因素都可以导致视力下降，如果眼内压在短时间内升高，则有可能致患者很快失明。血管内杂音也是很常见的症状，这种隆隆状的搏动性杂音常常使患者难以忍受，产生的原因是岩上窦和岩下窦引流。神经受损和眶内容物增加可以造成眼球运动受限。当颈内动脉海绵窦瘘向皮层静脉引流时，皮层静脉淤血，可造成局灶神经症状。具体表现如下：

## （一）搏动性突眼

搏动性突眼突出度为 4～24mm，平均为 8～10mm，并可见到与脉搏同步的搏动，触摸眼球可感到搏动和"猫喘"样震颤，多发生于颈内动脉海绵窦瘘的同侧，有时为双侧，少数无眼球突出，极少数仅见于对侧。

## （二）颅内血管杂音

颅内血管杂音为最常见且首发的症状，常为突然头痛后闻及连续的机器轰鸣样杂音，有与脉搏一致的增强，应用听诊器可于额部、颞部和颈部乃至整个头部闻及连续的吹风样血管杂音，压迫同侧颈动脉可使杂音消失或减弱。

## （三）眼结膜充血和水肿

可见眶部、内眦部、眼结膜、视网膜，甚至面部、额部都发生静脉怒张、结膜充血甚至出血，可引起暴露性角膜炎。

## （四）眼球运动障碍

第Ⅲ～Ⅴ脑神经受到扩张海绵窦的牵拉压迫和缺血引起眼球运动障碍伴复视，以展神经受累最常见；还可因三叉神经第一支、第二支受压而出现角膜和面部感觉障碍。

## （五）进行性视力障碍

80%的颈内动脉海绵窦瘘患者有视力减退，约一半出现视力受损乃至失明，主要原因为眼球缺血；如果眼内压超过 40mmHg，应考虑紧急手术闭塞瘘口以防永久性失明，如不能做急诊手术则应采取外眦切开术、口服 β-受体阻滞剂（乙酰唑胺）或静脉滴注甘露醇等辅助措施以保护视力。

### （六）头痛

头痛常见于发病早期，疼痛多局限于额部眼眶和颞部，由局部脑膜的血管充血扩张或三叉神经第一支、第二支被扩张的海绵窦压迫所致。

### （七）颅内出血和鼻出血

少量鼻出血多为鼻腔黏膜的血管扩张破裂所致，大量鼻出血多为蝶窦壁骨折、海绵窦段颈内动脉形成假性动脉瘤突入窦内造成破裂所致，需紧急手术闭塞瘘口；颅内静脉压过高者可导致硬膜下、蛛网膜下隙和（或）脑实质内出血，需进行急诊手术。

### （八）神经功能障碍

颈内动脉窃血和颅内静脉淤血可引起颅内压增高、精神障碍、癫痫、偏瘫、失语等，少数向椎管内静脉引流者还可引起脊髓功能障碍。

## 三、辅 助 检 查

### （一）头部或眶部平扫 CT

本病头部或眶部平扫 CT 可见眼球向前突出、眼上静脉迂曲增粗、眶内肌群呈弥漫性肥厚和球结膜水肿。

### （二）头部增强 CT

本病头部增强 CT 可见海绵窦区和扩张的眼静脉明显增强，外侧裂和额顶区有高密度影伴周围脑组织相对缺血的低密度水肿，还可发现颅底骨折压迫颈内动脉和视神经管。

### （三）磁共振成像（MRI）、磁共振血管造影（MRA）

本病 MRI、MRA 可见明显扩张的海绵窦、眼上静脉和其他引流静脉，MRI 还可发现"偷流"造成的脑缺血。

### （四）脑数字减影血管造影（DSA）

可明确：①瘘口的部位、大小和数目。②脑供血状况。③通过交叉循环试验了解闭塞颈内动脉造成大脑半球缺血的风险。④颈外动脉供血情况。硬膜型颈内动脉海绵窦瘘多由颈外动脉供血，主要来自脑膜中动脉、脑膜副动脉和咽升动脉等。⑤静脉引流途径。向前引流最多见，以眼部症状突出；向后引流者耳后杂音明显，伴第Ⅲ、Ⅳ、Ⅵ和后组脑神经功能障碍；向上引流者可造成蛛网膜下隙出血或硬脑膜下血肿；向下引流者易导致鼻黏膜出血；向内引流者可表现为颅内压增高；向对侧引流者可产生对侧眼部症状；多途径引流为最常见的症状，治疗目的为闭塞瘘口，如为海绵窦硬脑膜动静脉瘘、瘘口太多可闭塞海绵窦。

## 四、诊 　 断

有上述典型症状者诊断不难，但因昏迷或眼眶部外伤或眼科就诊的低流量颈内动脉海绵窦瘘者易被误诊。

## 五、鉴 别 诊 断

### （一）先天性眶板缺损

先天性眶板缺损为先天性斑痣错构瘤病的一种表现，患者皮肤上可有咖啡色素斑和多发性神经纤维瘤病，可有眼球突出和搏动，无颅内杂音，眶周和结膜无扩张及增生的血管，X 线片见眶顶骨质缺损、蝶嵴和颞线消失、患侧眼眶扩大。

### （二）海绵窦血栓

海绵窦血栓可有眼球突出和结膜充血水肿，但无眼球搏动，无杂音，可有鼻旁窦或面部化脓性感染病灶。

### （三）球后肿瘤和蝶骨嵴脑膜瘤

球后肿瘤和蝶骨嵴脑膜瘤常有单侧眼球突出，伴Ⅲ、Ⅳ、Ⅵ脑神经不全麻痹和三叉神经眼支分布区的浅感觉减退。

### （四）眶内动脉瘤或眶内动静脉畸形

眶内动脉瘤或眶内动静脉畸形可有搏动性突眼和颅内杂音，但少有眼静脉充血和水肿。

### （五）颅内静脉窦血栓形成

颅内静脉窦血栓形成可有突眼和结膜充血，但无眼球搏动和杂音。

## 六、治 疗

### （一）治疗目的

挽救患者视力，消除颅内血管杂音，促使突出眼球回缩，防治脑出血和脑缺血。

### （二）治疗原则

闭塞瘘口，争取一次手术达到最佳的治疗效果和保护颈内动脉通畅。

### （三）治疗方法

（1）直接型颈内动脉海绵窦瘘：以动脉途径应用可脱球囊（治愈率89%～98%）或电解可脱弹簧圈栓塞治疗效果最好；一般球囊或电解可脱弹簧圈堵塞瘘口后颅内血管杂音立即消失，手术几个小时之后球结膜充血和水肿将会明显减轻，经过一周左右突眼也会明显好转。

（2）埃勒斯-当洛斯综合征Ⅳ型：应慎重或避免采用动脉插管的造影或治疗，可采用MRA诊断并通过眼静脉插管栓塞治疗；经动脉插管球囊栓塞颈内动脉海绵窦瘘的并发症可有脑梗死、假性动脉瘤和症状加重（外伤性颈内动脉海绵窦瘘不宜早期处理）等。

（3）经动脉途径应用弹簧圈介入栓塞由原始三叉动脉或颈内动脉海绵窦段动脉瘤破裂导致的颈内动脉海绵窦瘘，其瘘口可能较小所以球囊难以进入，应用电解可脱弹簧圈栓塞是一个较好选择。

（4）经眼上静脉途径用球囊栓塞，当动脉途径治疗有困难、有危险或治疗失败时，可考虑用眼上静脉入路栓塞治疗。眼上静脉插管治疗颈内动脉海绵窦瘘的适应证：以眼上静脉为主要引流静脉，眼上静脉有明显的扩张；各型颈内动脉海绵窦瘘经动脉途径治疗有困难、有危险、治疗失败或颈内动脉闭塞而颈内动脉海绵窦瘘复发者；颈动脉海绵窦瘘，动脉供应复杂，供应动脉细，采用动脉入路闭塞海绵窦瘘成功机会小者。

（5）放疗：硬膜型颈内动脉海绵窦瘘的治疗目前倾向于应用立体定向γ刀治疗，放射剂量为30～40Gy，多在放疗后2～20个月瘘口可闭合，治愈率为90%，无不良反应；治疗显效的时间长短与术前病程的长短有关；一般对颈内动脉脑膜支供血的颈内动脉海绵窦瘘较颈外动脉供血者效果好，对D型颈内动脉海绵窦瘘常先行动脉途径颈外动脉供血支栓塞后再进行放疗；放疗对直接型颈内动脉海绵窦瘘的效果差。

## 第五节 缺血性脑血管病

据目前的文献统计，卒中的年发生率为1.27‰～2.16‰，70～74岁男性可高达8.09‰。卒中包括出血性卒中和缺血性卒中两大类，前者包括脑出血和蛛网膜下隙出血，后者为各种原因引起的脑缺血。缺血性卒中占所有卒中的75%～90%，出血性卒中只占10%～25%，本节将只讨论缺血性卒中。

## 一、病 理 生 理

维持正常的脑代谢和功能运转，需要持续足量的脑供血和供氧，脑缺血可以导致脑功能紊乱。

正常成人在静息状态下脑的血流量为 50～55ml/（100g·min）。其中灰质的血流量约为 75ml/（100g·min），脑白质的血流量约为 25ml/（100g·min）。

正常脑组织对血流的短时间、轻度减少，可以耐受，但是局部脑血流量在较长一段时间内持续减少将会引起不同的脑功能障碍，引起病变区域代谢的紊乱，出现高碳酸血症、低氧血症和酸中毒，促进病变区域血管扩张，增加病变区域血供。随着缺血程度的加重和时间的增加，机体代偿机制不能保持脑细胞内环境的稳定，当脑血流量降到离子泵衰竭阈以下，将继发一系列病理生理改变，称为"缺血级联"，脑细胞膜去极化，细胞膜内、外离子失去平衡，引起神经递质和兴奋性氨基酸释放，钙离子内流，激活了细胞膜磷脂酶，产生前列腺素、自由基和白三烯，损伤神经组织。

## 二、病　　因

造成脑缺血的病因是多种多样的，既可以是全身疾病，如高血压、心脏病和凝血功能障碍等，也可以是原发的神经系统疾病，如烟雾病。归纳起来有以下几类：①颅内、外动脉狭窄或闭塞；②脑动脉栓塞；③血流动力学因素；④血液学因素等。众多的疾病可以通过多种机制，如血栓、栓塞和低血流状态等产生局部或更广泛的缺血。虽然每一种疾病的临床表现是有区别的，但可以观察到相互重叠的临床特点。

### （一）颅内、外脑动脉的狭窄或闭塞

脑组织由双侧颈内动脉血管和椎动脉血管供给血液，当其中 1 条动脉血管发生狭窄或闭塞时，如果侧支循环代偿良好，可不出现脑缺血的临床表现。如果侧支循环不佳，使局部或全脑的血流量减少，就会产生脑缺血症状。

高血压、糖尿病、高脂血症和吸烟等因素造成的动脉血管硬化是颅内、外脑动脉狭窄或闭塞的最常见原因。最常见发病部位是颈内动脉起始部和海绵窦段、椎动脉起始段、椎基底动脉结合处、大脑中动脉分叉部。

### （二）脑动脉栓塞

栓子脱落堵塞脑动脉血管造成脑动脉栓塞，导致其供血区缺血，最常见的栓子来源于颈内动脉起始部的动脉粥样硬化斑块上的溃疡面上的附壁血栓、血小板凝块和胆固醇碎片，以及风湿性心瓣膜病、先天性心脏病、亚急性细菌性心内膜炎、人工瓣膜、扩张的心肌病等形成的心源性栓子。

### （三）血流动力学因素

脑血管已存在严重狭窄者，在代偿机制的作用下无明显临床表现，一旦发生心肌梗死、严重心律失常、休克和直立性低血压等降低血压条件即可引发脑缺血，导致神经组织破坏。

### （四）血液学因素

凝血和纤溶因子及凝血抑制因子可促进血栓形成，升高纤维水平，可伴有卒中危险增高。口服避孕药物、妊娠、手术后或血小板增多症等因素造成血液高凝状态；红细胞增多症、镰状细胞贫血和巨球蛋白血症等引起的血液黏稠度增高均可造成脑缺血。

## 三、临床类型

缺血性脑血管病根据脑缺血导致脑功能损害的程度可分为两大类，一类是由短暂性或轻度脑供血不足导致的短暂性神经功能障碍，但是很少发生明显脑梗死，临床上表现为短暂性脑缺血发作和可逆性缺血性神经功能缺失；另一类是持续时间较长、程度较重的脑缺血导致持久的神经功能障碍，存在脑梗死，临床上表现为进行性卒中和完全性卒中。

### （一）短暂性脑缺血发作

短暂性脑缺血发作为脑缺血引起的短暂性神经功能障碍，短暂性脑缺血发作发病一般比较突

然，持续时间 10～15 分钟，90%的短暂性脑缺血发作症状和体征持续时间不超过 6 小时，在发病 24 小时内可以完全恢复。正确处理短暂性脑缺血发作，可避免发展成完全性卒中。

### （二）可逆性缺血性神经功能缺失

可逆性缺血性神经功能缺失表现为一种局限性神经功能障碍，其出现的临床表现会持续超过 24 小时，但会在 3 周内完全恢复。可逆性缺血性神经功能缺失患者可能有局灶性的脑梗死发生。

### （三）进行性卒中

进行性卒中表现为脑缺血导致的神经功能障碍的临床症状和体征逐渐进展，一般超过 6 小时临床表现才达到最高峰，部分病例需要经历 1～2 天过程才完成其发展演变过程，脑内发生脑梗死。

### （四）完全性卒中

完全性卒中表现为脑缺血导致的神经功能障碍进展迅速，一般临床症状和体征在发病后几分钟至 1 小时内达到最高峰，最迟不超过 6 小时。区分短暂性脑缺血发作和可逆性缺血性神经功能缺失的时间界限为 24 小时，如果在 24 小时之内恢复者为短暂性脑缺血发作，在 24 小时以后恢复者为可逆性缺血性神经功能缺失。但区分进行性卒中和完全性卒中发展到高峰的时间界限为 6 小时。

## 四、临床表现

缺血性脑血管病的临床表现因病变的脑血管部位不同而有所不同。

### （一）颈内动脉系统

**1. 眼动脉**　眼动脉的远侧分支视网膜中央动脉阻塞，可引起单眼视力减退或失明，单纯近端阻塞，因颈外动脉系统侧支循环代偿可不引起症状。

**2. 后交通动脉**　后交通动脉中的乳内动脉分布区缺血的特点是反复言语、冷漠、缺乏主动性、失去定向力，以及轻至中度的感觉障碍和运动障碍。

**3. 脉络膜前动脉**　脉络膜前动脉缺血表现为对侧偏瘫、偏身感觉障碍和偏盲。左侧脉络膜前动脉梗死可引起轻度语言功能受损，在双侧脉络膜前动脉分布区梗死，患者可产生假性延髓麻痹引起的缄默症。

**4. 大脑前动脉**　如果一侧大脑前动脉发生脑缺血，而对侧大脑前动脉可以经过前交通动脉提供足够的侧支循环，可无明显临床表现，但如果前交通动脉无法提供足够血流量，将导致缺血临床表现，大脑前动脉深部穿支梗死可引起行为障碍和构音困难，病变位于优势半球，可同时产生运动性失语；大脑前动脉 A2 段闭塞可导致对侧偏身感觉和运动障碍，头眼转向病侧。双额区缺血常见尿失禁和认知改变。

**5. 前交通动脉**　前交通动脉的穿支缺血可导致记忆障碍，与前脑基底区的缺血损伤有关。

**6. 大脑中动脉**　大脑中动脉梗死的临床表现为对侧偏身瘫痪、偏身感觉障碍和同向偏盲等。优势大脑半球受到累及者可合并失语，在起病急性期，头眼常常转向梗死灶对侧。大面积的脑梗死可引起意识障碍，甚至脑疝。

**7. 颈内动脉**　颈内动脉急性栓塞，如果 Willis 环完整，经 Willis 环有充足的血流量，可消除颈内动脉闭塞对神经组织的损害。如果 Willis 环不完整，无充足的血流量，可产生相应区域如大脑前动脉、大脑中动脉等缺血表现，甚至可发生半球大面积脑梗死和脑疝。

### （二）椎基动脉系统

**1. 脊髓前动脉**　Spiller 第一个提出脊髓前动脉闭塞综合征。一侧分支闭塞，如果对侧可以血流代偿，则无症状；如果不能代偿，将导致对侧本体感觉和震动感觉的障碍、偏瘫和同侧舌无力。如果脊髓前动脉优势侧分支闭塞或双侧闭塞，可引起双侧运动和感觉的缺失。

**2. 小脑后下动脉** 近侧小脑后下动脉闭塞可以引起延髓背外侧综合征。累及脊丘束和三叉丘脑束可产生对侧身体的痛温觉和同侧面部改变；损伤交感纤维表现为同侧霍纳综合征；损伤前庭核引起恶心、呕吐、眩晕和眼球震颤；损伤小脑下脚引起同侧肢体共济失调和肌张力下降；损伤疑核或第Ⅸ、Ⅹ脑神经导致声音嘶哑和吞咽困难。

**3. 椎动脉** 椎动脉起始端闭塞常常无明显症状；旁中央延髓穿支水平损伤，可导致内侧延髓综合征，典型症状为对侧本体感觉和震动觉障碍、对侧偏瘫和同侧舌无力。部分可引起延髓背外侧综合征。

**4. 小脑下前动脉** 小脑下前动脉缺血时症状多表现为眩晕、眼球震颤、恶心、呕吐，同侧面部、对侧身体痛温觉丧失和同侧共济失调。

**5. 小脑上动脉** 小脑上动脉闭塞可导致对侧分离性感觉障碍，有时可出现上腭肌阵挛和霍纳综合征，同侧或对侧听力障碍，也可出现凝视障碍、眩晕、恶心、呕吐、眼球震颤、同侧共济失调和上肢粗大震颤。

**6. 基底动脉** 基底动脉闭塞可损伤中脑网状激活系统，出现意识障碍。更外侧中脑区的病灶，可产生"闭锁"综合征。

**7. 大脑后动脉** 大脑后动脉缺血临床表现取决于主干、分支受累的范围和程度。大脑后动脉大脑脚支闭塞可引起眼球运动异常和意识改变，长回旋动脉闭塞引起垂直凝视受限。丘脑膝状体动脉闭塞可产生对侧肢体分离性感觉丧失，出现暂时性偏瘫，随感觉恢复，可有受累区丘脑痛。

脉络膜后动脉起源处远侧闭塞可导致同向偏盲，但黄斑回避。双侧枕叶闭塞导致皮质盲，伴瞳孔反射完整。

## 五、辅助检查和诊断

临床对脑缺血的检查主要需弄清脑缺血的存在与程度、缺血累及的部位及造成缺血的原因。

缺血性脑血管病的检查应包括两个方面：其一是脑缺血引起的脑损害，包括梗死的部位、范围，血流动力学的改变，脑代谢的变化等，常用 CT、MRI、PET、经颅多普勒超声探测（TCD）等检测，临床已广泛应用。其二是引起脑缺血的原因，包括颅内外动脉狭窄、血栓或栓塞、脑小动脉硬化、血液成分的改变等，常用 DSA、MRA、CT 血管造影（CTA）检测，目前临床上重视不够。而从二级预防的角度来看，这些检查后者更为重要。

引起缺血性脑卒中最常见的病因是动脉血管粥样硬化。动脉粥样硬化的病变不仅可使动脉管腔狭窄或闭塞，还可形成栓子堵塞远侧脑动脉。在诊断脑血管病变方面，脑血管造影自然是最佳方法，尽管是侵袭性操作，也可能造成栓子脱落形成栓塞，但在应用 DSA 的今天，这种情况已经非常少见。近年来随着现代诊断技术的进步，很多非侵袭性检查在缺血性脑血管病方面获得广泛应用，如 TCD、CTA 和 MRA，只有在这些检查不能确诊时才行常规脑血管造影。

## 六、治 疗

### （一）缺血性脑血管疾病的内科治疗

**1. 短暂性脑缺血发作和可逆性缺血性神经功能缺失的内科治疗** 偶有发作或仅发作 1 次的短暂性脑缺血发作，在血压得到控制的情况下可长期应用小剂量肠溶阿司匹林（0.1g/d）或氯吡格雷（75mg/d）。同时应服用预防脑血管痉挛的药物，如尼莫地平。

频繁发作的短暂性脑缺血发作如果得不到有效的治疗，短期内发生脑梗死的风险很大，应积极给予治疗：

（1）治疗短暂性脑缺血发作的危险因素，如高血压、高血脂、糖尿病、脑动脉硬化等。

（2）抗血小板聚集，应用小剂量肠溶阿司匹林（0.1g/d）或氯吡格雷（75mg/d）等。

（3）应用改善脑微循环药物，如尼莫地平。

（4）应用扩血管药物，如曲克芦丁。

**2. 脑梗死的内科治疗** 治疗目的为尽早恢复脑缺血区的血液供应，促进神经功能康复。

（1）减轻脑水肿：如果梗死区较大且病情严重者，往往发生脑水肿，需要应用脱水剂或利尿剂，减轻脑水肿，如甘露醇、甘油和呋塞米等。

（2）改善脑组织微循环：目前常用低分子右旋糖酐，能有效降低血液黏稠度和改善脑组织微循环，以利于患者康复。

（3）稀释血液，降低血液黏稠度：①高容量血液稀释疗法，给患者输注不含血液的液体以达到稀释血液的目的，缺点是同时增加了循环血量，加重了心脏的负担，对于年老体弱、心功能较差的患者，需要严密监测心功能。②等容量血液稀释疗法，通过释放一部分静脉血，然后输注等量液体，可以达到既不增加循环血量又能稀释血液的效果。

**3. 超早期溶栓治疗** 治疗的目的是恢复梗死区血流供应，促进神经损伤恢复。

（1）药物溶栓：常应用的药物是尿激酶。

（2）动脉溶栓疗法：作为急性脑梗死紧急治疗手段，适用于脑梗死症状出现 3～6 小时之内，行 DSA 检查明确脑血管栓塞后，使用超选择性造影导管进入病变血管，应用尿激酶进行动脉溶栓。

**4. 抗凝疗法** 为预防脑动脉血管血栓进展、进展性卒中和溶栓治疗后发生血管再闭塞等可以应用抗凝疗法。目前常用的药物为肝素和双香豆素。

**5. 中医中药** 治疗本病常用中药有复方丹参、川芎嗪、天欣泰血栓心脉宁片、血栓心脉宁胶囊（圣喜）等。同时辅以针灸及按摩等治疗。

**（二）缺血性脑血管疾病的外科治疗**

**1. 颈动脉狭窄的外科治疗** 多学科评估的研究资料发现，颈动脉狭窄患者脑卒中年发病率在 6%～7%，对于有临床症状的颈动脉狭窄患者脑卒中年发病率在 2%～3% 至 15%～17%。对于无症状颈动脉 75% 狭窄的患者，脑卒中的年发病率为 10.5%，说明颈动脉狭窄和脑卒中有高度相关性。

颈动脉分叉部的狭窄常常是因为该部位动脉血管粥样硬化造成动脉管腔狭窄或闭塞，引起脑血流量降低或栓子脱落导致脑栓塞。动脉内膜切除术能够通过切除颈动脉血管的粥样硬化斑块而缓解血管狭窄、扩大动脉管腔，同时杜绝了血管栓子的源头，可以有效防治缺血性脑卒中。目前对于无症状性颈动脉狭窄患者，前瞻性研究的结果缺乏可信性。因此，在无症状性颈动脉狭窄患者中，应依据多个因素决定是否行颈动脉内膜切除，包括颈动脉狭窄程度、是否存在颈动脉进行性狭窄、对侧颈动脉是否狭窄及狭窄程度、CT 发现是否有无症状梗死灶和辅助检查发现狭窄部位是否有溃疡。

（1）适应证：应根据两个条件判断，即血管病变情况和临床表现。

1）血管病变情况：要根据颈动脉狭窄的程度和范围，有无对侧颈动脉血管的狭窄或椎动脉狭窄，动脉粥样硬化表面有无溃疡和溃疡的大小等判断。颈动脉管腔狭窄超过原有直径的 50% 具有外科意义。动脉粥样硬化表面有溃疡且深而面积大者易发生脑栓塞，需要手术干预，但是手术中发生并发症的风险较大。

2）临床表现：以下情况可作为手术的适应证：有短暂性脑缺血发作患者，为防止病情进展为完全性卒中；完全性卒中患者，存在轻度神经功能障碍，为促进神经功能恢复和防止再次发生脑卒中；慢性脑缺血患者，为改善症状和预防脑卒中；无症状性存在血管杂音的患者，虽然没有症状但是在几年内发生脑卒中的可能性在 15%～17%。正常颈动脉管径为 5～6mm，狭窄超过 50% 时即可出现血管杂音，超过 85% 或直径小于 1～1.5mm 时杂音即消失，因此时血流显著减弱以致不能产生杂音，但发生卒中的危险性很大。

3）多发性病变的处理原则：颈动脉狭窄或闭塞患者，脑血管造影可以发现颈动脉血管可有两处以上的病变，或两条以上的动脉上都有病变，Blaisdell 等对多发性动脉病变的处理提出以下原则：同一条动脉中有多发性病变时，应先处理动脉近侧的病变，后处理动脉远侧的病变；颈动脉和椎动脉都有病变时，应先处理颈动脉的病变，因为颈动脉的血流量是椎动脉的 2.5～10 倍，手术后可以有效地改善脑的供血，往往椎基底动脉系统的症状也可得到改善，如果颈动脉手术后无效，再做椎动脉手术；出现狭窄程度不同的多发性病变时，应先处理狭窄程度较重的动脉，因为手术中阻断狭窄重的血管对脑组织的脑血流影响较小，降低手术中发生并发症的风险，手术后狭窄较重的一侧颈动脉已经疏通，脑灌注充足，为对侧手术创造条件；两侧颈动脉狭窄程度相等时，应先做非优势半球侧的颈动脉内膜切除术，降低手术中发生并发症的风险，以便再次做优势半球侧颈动脉内膜切除时，增加阻断血流的安全性。

（2）禁忌证：有下列情况者内膜切除术的效果不良：①处于颈内动脉闭塞导致脑卒中的急性期，虽然采用颈动脉内膜切除术能够重建颅内血液供应，但是可由此而导致再灌注损伤，反而加重脑水肿，甚至能够使缺血性梗死进展为出血性脑梗死；②慢性颈内动脉完全闭塞时间已经超过 2 周者，手术使颈动脉血管再通的成功率很低；③患者一般情况较差不能耐受手术。

（3）手术期风险评估：Sundt 等将颈动脉内膜切除术的术前危险因素分为三大类：①脑血管造影的危险因素（颅内循环时间是否延长、有无对侧颈内动脉闭塞、有无多发性小血管闭塞、有无血栓或血栓性栓塞、有无长的斑块）；②内科危险因素（糖尿病、高血压、肥胖、冠状动脉疾病或搭桥术史）；③神经系统危险因素[短暂性脑缺血发作频繁，肝素治疗中仍有短暂性脑缺血发作，术前 4 周内发生神经功能障碍和（或）神经功能障碍仍在进展中]。

（4）术前准备：一般在恰当的内科评价和头颅 CT 或磁共振检查后，应尽早进行脑血管造影，必须良好地显示胸部和颈部的脑动脉起始部和颈动脉的颅内分布。

1）这类患者常有严重的内科危险因素，特别是心血管系统疾病，如冠心病、高血压、心肌梗死、心力衰竭和糖尿病等。手术前对患者心肺等全身状态要进行良好的评估。

2）注意维持足够的血容量，应做好手术中对心、肺功能监测的准备。

3）给予抗血小板凝集药物，如阿司匹林 0.3g，每日 2 次；或双嘧达莫 50mg，每日 3 次。

（5）手术方法

1）切口：以下颌角平面为中点，在其后 2cm 处沿胸锁乳突肌前缘切开皮肤，斜切口或"S"形切口，向上延伸到乳突。

2）显露颈动脉：向外侧牵拉胸锁乳突肌，进入颈动脉鞘。先分离出颈总动脉的近端，再向远侧分离出颈总动脉的分叉部，应用 1%利多卡因 0.1～0.3ml 注射进入颈动脉窦区神经，防止颈动脉窦操作引起反射性心率减慢和低血压。再将颈外动脉分离至少 2cm，然后，将舌下神经向内上方牵拉，分离出颈内动脉至少到颈动脉硬化斑块远端以上 1cm 处。手术中发现斑块处色蜡黄且坚硬，分离到动脉粥样硬化病变处务必十分轻柔，否则可造成管腔内斑块或栓子脱落发生脑栓塞。为了扩大显露，必要时暴露出腮腺下极，甚至切断二腹肌后腹、茎突舌骨肌和供应胸锁乳突肌的动、静脉，可获得颈动脉的额外显露。

3）术中分流：优点是可以增加某些病例的手术安全性，缺点是造成内膜的创伤，评估是否放置分流管需要根据阻断颈动脉血流时脑供血情况，可以采取以下办法：①阻断颈总动脉和颈外动脉血流，测量颈内动脉远端平均动脉压低于 50～60mmHg 即应放置分流管。②阻断颈总动脉和颈外动脉血流，脑电图扫描显著异常，应放置分流管。先静脉应用肝素 5000U，阻断颈总动脉、颈外动脉和颈内动脉，切开颈总动脉和颈内动脉血管壁，将分流管的远端先插入颈内动脉，松开一下控制带，让分流管快速插入颈内动脉血管腔，生理盐水充盈分流管的球囊，收紧细带，将分流管扎在颈内动脉管腔内。此时颈内动脉血液从分流管反流出来，冲出颈内动脉可能存在的碎片并充满颈内动脉血管腔。近侧端用同样方法插入颈总动脉血管腔，血流就从颈总动脉血管经分流管进入颈内动脉血管。

4）动脉斑块内膜切除：在颈总动脉上作一切口，然后延长颈总动脉切口进入颈内动脉。切开颈内动脉壁后就可以看到黄色斑块，找到颈总动脉粥样内膜改变和未受累中膜的良好界面，分离这个界面，切断颈总动脉近侧段斑块并逐步向远侧分离，用剥离子剥离颈外动脉斑块，分离到颈内动脉正常黏膜处，将病变内膜和斑块去除。当不能保证颈内动脉内膜与中膜良好接触时，可以用 7-0 丝线将内膜袖悬吊缝合在中膜上。

5）缝合动脉壁：用 5-0 或 6-0 线从远侧颈内动脉开始缝合，保证动脉壁的各层精确对合，到最后两针时暂不缝合，先松开颈内动脉上的控制带，血流将空气、血块和碎片冲出，收紧其上的控制带。再松开颈总动脉血管之上的控制带，冲出颈总动脉血管之内的空气、血块和碎片，然后再次收紧控制带，迅速缝合关闭血管切口。

动脉血管壁缝合之后，依次松开颈外动脉血管和颈总动脉血管上的控制带，这样颈总动脉的血流将血管腔内残存的空气、血块和碎片冲到颈外动脉中去，不致产生严重的症状和体征，最后放开颈内动脉上的控制带，恢复脑内供血。分层缝合伤口。

6）术后处理

术后监护：术后监测患者的一般情况，包括生命体征、言语、神志及肢体活动状态和心肺功能。维持患者的血压在正常或稍高水平，注意手术区是否存在血肿，如果存在血肿压迫影响呼吸，应马上再次手术清除血肿。如患者临床表现恶化，应行脑血管造影，排除手术部位有血栓形成，如果明确手术区发生继发性血栓阻塞，应立即再次行手术清除血栓，并应用抗凝治疗。

药物治疗：手术后前 36 小时内每 6 小时给 3000～5000U 肝素治疗，以防术后继发血栓和晚期再狭窄。手术后继续进行脑动脉硬化疾病的治疗，推荐用抗血小板药物，如阿司匹林，长期治疗。治疗或去除引起动脉粥样硬化的危险因素，如高血压、糖尿病、心脏病、高脂血症和吸烟等。

7）主要并发症

脑梗死：是严重的脑缺血并发症，其原因是手术中动脉粥样硬化病变的栓子脱落；手术后手术区重新形成的栓子脱落；不恰当的低血压。

脑内出血：在颈动脉内膜切除术后脑内出血的发生与高血压控制不理想有关。

呼吸困难：因抗凝和抗血小板治疗和手术中止血不彻底可形成颈部血肿，压迫呼吸道可引起呼吸困难。

神经损伤：在显露颈内动脉过程中可损伤舌下神经、迷走神经及其喉上和喉返神经分支、面神经的下颌缘支、颈交感神经干等，造成神经麻痹。

颈动脉狭窄复发：多是继发于内层平滑肌细胞增生。有报道颈动脉再狭窄的发生率为 10%～50%。

**2. 支架成形术治疗颈动脉狭窄** 尽管支架成形术治疗颈动脉狭窄开展较晚，但很快获得广泛应用，截至 2000 年，一项多中心治疗的统计数据提示，血管狭窄支架成形操作技术成功率达 98.4%，脑卒中发生率约为 4.21%，围手术期死亡率为 0.86%，短暂性脑缺血发作发生率为 2.82%，支架植入手术后 6 个月再狭窄率为 1.99%，12 个月的再狭窄率为 3.46%。Gray 等分析一组非随机对照研究颈动脉内膜剥脱手术和支架成形术治疗颈动脉狭窄，颈动脉内膜剥脱手术组住院期间的同侧大卒中及病死率为 2.9%，小卒中发生率为 2.2%，而支架成形术治疗颈动脉狭窄组分别为 0% 和 2.9%。支架成形术治疗颈动脉狭窄作为一种微创的治疗方法，降低了对颈部血管神经损伤的风险，仅需要局部麻醉，每次应用球囊扩张引起血流阻断的时间只需 5～20 秒，远低于平均阻断血流时间为 30 分钟的颈动脉内膜剥脱手术。目前采用支架成形术治疗颈动脉狭窄患者有相当部分属于高风险患者，如年龄在 70 岁以上者、有严重的基础疾病者、多发狭窄和位于颈 2 水平以上颈动脉内膜剥脱手术不能达到者等；因此，支架成形术治疗颈动脉狭窄不仅可以成为颈动脉内膜剥脱术的替代治疗，还能扩展治疗范围。

**3. 颅内动脉狭窄或闭塞性疾病的外科治疗** 1967 年 Yasargil 和 Donaghy 分别成功完成了颞浅动脉—大脑中动脉血管吻合术，成功翻开了颅外—颅内动脉血管吻合术的新篇章。1985 年，在短暂性脑缺血发作或小卒中患者中进行了国际性随机、双盲、对照的多中心研究，结论是"颅外—颅内动脉血管吻合术在降低缺血性脑卒中风险上不优于最好的内科治疗"。Awad 和 Spetzler 提出，经最好的内科治疗但没有效果的脑缺血患者，如果患者经检查明确为脑血流动力学障碍造成的脑缺血，其可能在颞浅动脉-大脑中动脉吻合术中受益。

（1）适应证：①由于颅外手术"不能达到"的多发性脑动脉狭窄或闭塞患者。②大脑中动脉狭窄或闭塞，因侧支循环不足而导致脑缺血临床表现者。手术中需要较长时间阻断颈内动脉或大脑中动脉，在手术前行颞浅动脉-大脑中动脉吻合术，可以将部分颈外动脉血液提供到颈内动脉，防止脑缺血事件的发生。

（2）禁忌证：①高龄、一般情况较差的患者。②已有严重持久的神经功能障碍者。③虽有颈内动脉或大脑中动脉狭窄或闭塞，但是侧支循环充足者。

（3）手术要点

1）头皮切口：以外耳孔上 6cm 为中心，作弧形切口，也可沿颞浅动脉走行作直切口。

2）分离颞浅动脉：在翻开的皮瓣内侧面，于帽状腱膜的浅面找到颞浅动脉的后支。在颞浅动脉远侧切断，近侧用无损伤性动脉夹临时阻断，通过颞浅动脉远侧断端用肝素盐水冲洗管腔。然后用浸过罂粟碱溶液的脑棉片覆盖颞浅动脉，防止其干燥和动脉痉挛。

3）开颅：在分离出颞浅动脉后支处切开颞肌，将其向两侧分离。以外耳孔上方 6cm 为中心作直径为 4cm 的小骨成形瓣开颅。马蹄形或星形切开硬脑膜。

4）分离大脑中动脉、吻合动脉：切开外侧裂的蛛网膜，找到大脑中动脉，最好是角回动脉。将颞浅动脉与大脑中动脉吻合。

5）关颅：间断缝合硬脑膜，骨瓣复位后缝合颞肌，硬脑膜外置负压引流，分层缝合。

（4）术后处理：①维持血压，保持足够的灌注。②口服肠溶性阿司匹林 0.6mg，3 次/日，双嘧达莫 25～50mg，3 次/日，以防吻合口血小板凝集形成血栓。

**4. 大脑中动脉血栓-栓子摘除术治疗急性大脑中动脉栓塞** 大脑中动脉栓塞的来源大部分为心脏，栓子多停留在大脑中动脉主干及其分支处。Piepgras 和 Atkinson 认为在大脑中动脉栓塞 6～8 小时内进行血管再通和再灌注预后较佳。在某些患者中，即使超过大脑中动脉栓塞 6～8 小时治疗最佳时间窗，经血栓清除术并且恢复了血流同样能取得不错的疗效。

（1）适应证：在经血管造影证实大脑中动脉闭塞的病例中，如果没有明显的禁忌证，我们更倾向于选择动脉导管进行药物溶栓。如果溶栓没有明显的效果，怀疑是来源于心脏的成形的血栓时，再进行血栓清除术。

（2）手术要点：全身麻醉，术中要加用苯巴比妥进行脑保护，并应控制血压，使脑血管侧支循环血流足以回流至动脉闭塞段。手术经翼点入路，充分敞开外侧裂，显露大脑中动脉主干及其分支，必要时可显露颈内动脉分支。术前可通过血管造影明确闭塞的部位，术中也可通过在中动脉分支处血管壁的淡色斑点辨认，有栓塞的部位动脉呈蓝色而无搏动，暂时夹闭栓塞部的近、远侧，栓子远端纵行切开动脉最好达大脑中动脉 M2 段分支，在一些病例中，动脉需要切开至 M1 段才能完全去除血栓。取出或用镊子挤出栓子，用肝素盐水冲洗管腔，放开远侧的动脉夹，见有血反流，表示远侧已通畅，再放开近侧动脉夹，冲出可能存在的血块，重新夹住，然后用 11-0 单股尼龙线连续缝合动脉切口。缝至最后一针时，再依次放开远、近侧的动脉夹，冲出气泡和碎块，最后完全缝合切口。术后可用抗血小板药物防止血栓形成。

**5. 血管内机械性取栓治疗动脉栓塞** 指将介入器材超选择性进入病变动脉血管将其中的栓子取出，以达到动脉血管再通的目的，文献报道其治疗急性动脉栓塞的平均血管再通率可达83.6%。支架取栓先将支架输送导管超选择性进入病变血管，然后穿过血栓闭塞动脉段进入远端，通过支架输送导管将支架放置到动脉血管血栓段并释放支架，使支架完全覆盖血栓段，然后关闭 Y 阀旁路，随后回撤输送导管及支架到指引导管中，再将其撤出体外，负压抽吸 Y 阀旁路，了解其内是否有血栓残留，利用支架可以反复多次取血栓，直至恢复闭塞段动脉血管的血流。

大面积脑梗死病死率和病残率较高，依据脑梗死发生的部位可分为小脑大面积脑梗死和大脑半球大面积脑梗死。大面积脑梗死由于缺血缺氧往往伴随着急性或亚急性的脑水肿、脑梗死后出血，甚至引发脑疝，威胁患者的生命。大部分患者常规内科治疗无效，须行手术治疗。

（1）小脑大面积脑梗死

1）手术适应证及时机：Heros 曾根据小脑梗死的临床表现将其分为三期：早期为小脑症状期，患者仅表现为小脑的症状；中期为脑干受压症状期，患者存在小脑的症状，有脑干受压的症状但是神志尚清楚；晚期患者病情危重，呈昏迷状态，表现为去脑强直，可合并有呼吸循环功能异常。

目前不同医师对小脑大面积脑梗死手术时机的选择仍有不同意见，许多学者认为 Heros 的临床分期对小脑大面积脑梗死手术时机的选择有指导作用，中期患者虽然能够在非手术治疗下持续一段时间，但是多数患者会在 24 小时内出现继发性脑干损害并进入晚期，此时再采取手术治疗效果较差，因此第二期的早期为手术治疗的黄金时间。对于已经进入晚期的患者，采取手术治疗仍然是目前最有效的治疗手段。

2）手术方法：因小脑大面积脑梗死常常伴有阻塞性脑积水，往往同时进行枕下减压术和脑室外引流术。采用全身麻醉，患者常取俯卧位，头架固定头部。一般先选择侧脑室的枕角行脑室外引流，然后作枕下减压术。取正中或旁正中手术切口，根据脑梗死的部位和范围切除双侧枕骨鳞部，上方到达横窦，外侧到达乙状窦，下方需要咬开枕大孔和寰椎后弓，放射状剪开硬脑膜，减压后可应用自体筋膜或人工硬脑膜减张修补硬脑膜，逐层缝合头皮，注意缝合要严密，防止出现脑脊液漏。

3）预后评价：有报道小脑大面积脑梗死仅仅采用非手术治疗的病死率约为 80%，采用手术治疗的恢复率约为 63%。影响预后的主要因素包括患者的一般状况、梗死的范围、手术时机和是否合并其他部位梗死等。

（2）大脑半球大面积脑梗死：患者如果采用非手术治疗病情仍然进行性加重，甚至威胁患者生命，则去骨瓣减压手术是抢救生命的有效方法。手术目的：①保存生命；②防止脑梗死继续扩大；③防止并发症，促进康复。

1）手术适应证：大面积脑梗死患者非手术治疗效果不佳，病情持续恶化处于脑疝前期或早期；CT 或磁共振扫描发现存在大面积脑梗塞和（或）脑水肿，中线结构移位超过 5mm，环池受压；颅内压＞30mmHg；患者一般状态可以耐受手术，则行去骨瓣减压术。

2）手术要点：采取的手术方法为去除大骨瓣的外减压术和必要时切除梗死灶的内减压术。去除大骨瓣的外减压术提倡去除的骨瓣要足够大，达到充分减压的目的。内减压术应只切除梗死的部分及无重要功能的额叶和颞叶。

采用全身麻醉，患者取仰卧位，头偏向对侧 30°～45°，额颞顶部扩大翼点切口，前方起于发际内中线旁开 1～2cm，向后方到达顶结节，折向下方延伸于耳屏前方 1cm 处，直至颅中窝底，去除骨瓣，并咬平蝶嵴，悬吊硬脑膜后，星形切开硬脑膜即达到减压目的。至于术中是否应同时采用内减压术治疗仍有争议，多数学者认为无须行内减压术，因为大骨瓣切除能够达到减压的目的，而且目前肉眼无法界定缺血坏死区和半暗区。

3）预后评价：对于某些合适的病例而言，这种手术不仅拯救了患者的生命，还提高了患者的生活质量。Cater 采用去骨瓣减压手术治疗 14 例，其中 3 例死亡，8 例轻度到中度残疾，3 例重度残疾。总之，影响去骨瓣减压手术治疗预后的因素包括年龄、是否有系统性疾病、梗死部位、梗死灶的大小和行减压术的早晚。

# 第三篇 脊柱疾病

# 第十章 脊柱与脊髓损伤

## 第一节 寰椎骨折

### 一、病因和发病机制

上下传导的暴力在学界公认是寰椎骨折的主要作用力。暴力作用于头顶，通过枕骨两髁突向下向后传导到寰椎两侧块。枢椎两侧块承受这种冲击力，就可能引发寰椎前后弓和其侧块联结处的薄弱区域发生骨折。

寰椎骨折损伤的具体原因各种各样，头顶直接遭到外力作用，如高处坠落伤、交通事故及跳水高处坠落等运动创伤，都可能造成这样的损伤。由于局部位置深在，直接暴力多是刀或子弹致穿透伤，此时甚至可引起椎动脉和颈脊髓损伤而致患者直接死亡，故平时医疗单位极少见到。寰椎骨折因作用力的大小、方向及受伤者头颈姿势不同而不同。

### 二、寰椎骨折的分类

根据骨折部位和移位状况可分为以下 4 种类型。

Ⅰ型骨折：寰椎后弓骨折。

Ⅱ型骨折：寰椎侧块骨折。

Ⅲ型骨折：寰椎前后弓双骨折，寰椎前后弓 4 处骨折是本型损伤的基本特点，为爆裂性骨折。

Ⅳ型骨折：寰椎稳定性骨折、寰椎椎弓环单处骨折、侧块关节面单处骨折及不影响椎弓环稳定的单纯横突骨折。

寰椎骨折合并齿状突骨折不多见，合并横韧带断裂更少，而寰椎无骨折的单纯横韧带断裂者较多。

### 三、临床表现

**1.** 颈部疼痛、僵硬不适，颈部存在明显压痛。

**2.** 强迫体位。患者有强烈颈部不稳感，感觉颈椎被折断，常常用双手托住头部，限制颈部活动。

**3.** 放射痛。约有 50%患者因枕大神经受到损伤，出现相应区域的放射痛。

**4.** 上颈髓损伤表现。约有 10%的寰椎骨折患者存在完全性上颈髓损伤，患者表现为四肢瘫痪、呼吸抑制，大部分患者当场死亡，仅有少数能到医疗机构获得救治；有 10%～15%的患者出现不全性上颈髓损伤。

### 四、辅助检查

#### （一）寰枢椎张口位、颈椎侧位 X 线片

在张口位 X 线片上可以通过测量，了解寰椎是否骨折与寰椎和枢椎不稳定的严重程度。寰椎两侧侧块分别与齿状突间的间距在正常人中大致相等，如果寰椎骨折后其双侧侧块在纵向压力作用下向外侧方向移位，将出现一侧或双侧间隙超过正常，如果双侧侧块移位超过 7mm，将提示横韧带断裂。

## （二）CT 和 MRI

CT 扫描能显示寰椎爆裂骨折情况和是否移位，还应特别注意寰椎侧块内侧缘是否有撕脱骨折，如果合并撕脱骨折常常提示存在横韧带撕裂，预示寰枢椎区域不稳定。MRI 可以发现是否同时合并脊髓损伤情况。

## 五、治　　疗

一旦寰椎骨折诊断成立，应立即给予颈椎固定，详细评估患者病情，选择恰当的治疗方案，目前可以分为非手术治疗和手术治疗。

### （一）非手术治疗

（1）对症治疗：根据患者病情给予镇静、止痛类药物。

（2）牵引治疗：颅骨牵引复位后持续以 3～5kg 的牵引重量维持颅骨牵引 3 周，3 周病情稳定后行头颈胸石膏外固定或者外固定架固定 3～5 个月。

（3）对于合并脊髓损伤患者，需要保持呼吸道通畅，必要时行气管切开或插管。

（4）激素治疗：急性上脊髓损伤，如果在受到损伤后 3 小时内开始，在密切心电图监护并配有除颤器的情况下，予甲泼尼龙 30mg/kg，15 分钟内静脉注射完毕，然后暂停 45 分钟，再以 5.4mg/（kg·h）的剂量持续应用 23 小时。如果在损伤 3～8 小时内，在密切心电图监护并配有除颤器的情况下，予甲泼尼龙 30mg/kg，15 分钟内静脉注射完毕，然后暂停 45 分钟，再以 5.4mg/（kg·h）的剂量持续应用 47 小时。

（5）脱水治疗：合并脊髓损伤的患者，可根据病情给予甘露醇、甘油等脱水治疗，减轻脊髓水肿。

### （二）手术治疗

手术治疗可以获得枕寰枢持久性的稳定，手术方法有以下两种。

（1）寰枢椎融合术：此种手术因须避免搬动导致的脊髓损伤，所以通常需要等待寰椎后弓与两侧侧块骨性愈合后施行。其手术方法具体如下：

后正中切口自枕骨粗隆下到颈 4 棘突，沿中线至颈韧带脊椎外作潜行分离，从棘突侧方及椎板作钝性骨膜下剥离，干纱布加压填充止血，显露枢椎棘突和椎板。

寰椎后弓暴露：自枢椎椎板两侧方中线切开寰枕外侧韧带，剥离器小心向两侧剥离。作骨膜下剥离，注意剥离范围应在后结节两侧不超过 1.5cm 安全区操作，以避免椎动脉第三段的损伤。

植骨融合和钢板固定或钢丝结扎：寰椎后弓的剥离，用长柄尖刀自寰椎所显露后弓上缘，将神经剥离子小心地伸入寰枕关节间隙之中，紧贴着寰椎后弓深面细心剥离。

将寰椎椎弓完全游离以后，应用咬骨钳咬除椎弓下缘骨皮质及粗糙骨创面，于枢椎上缘以同样方法制备骨粗糙面。

取自体髂骨修剪成两块楔形骨块，楔形上下骨面均为松质骨，底面为皮质骨。

应用优质中号钢丝，小心贯穿寰椎后弓枢椎两侧，将楔形骨块卡入间隙，再穿过枢椎棘突，缓慢收紧后结扎。

（2）枕颈融合术：植骨固定方式多样，常用的方式有自体髂骨移植法和枕骨瓣翻转法等。

## 第二节　枢椎齿状突骨折

枢椎齿状突骨折是严重影响寰枢椎稳定性的严重创伤，由于寰枢椎解剖上的特殊之处，其骨折不愈合率较高，日后寰枢椎不稳可能性大，部分可能出现急性或迟发性颈髓压迫损伤，更有严重者危及生命。

# 一、解 剖 概 述

胚胎齿状突为一直立软骨突起，约在胚胎发育第 6 个月两侧出现骨化中心，出生时多数融合为一个圆柱，但在尖端遗留凹状裂隙；2 岁出现另一个骨化中心，一般 12 岁之前完成骨化。齿状突血供也具有特殊性，基底部骨折后极易发生骨折不愈合。

齿状突是枕寰枢椎复合体的骨性中轴，以横韧带固定在寰椎前弓的内侧面，并与寰椎前弓构成关节。齿状突两侧和尖部均以韧带固定于枕骨大孔和枕骨髁。齿状突对于寰枢椎结构稳定及活动有重要意义，它与十字韧带共同限制着寰枢椎旋转过度活动。当上颈椎极度屈曲时，齿状突即与枕骨大孔前缘接触受到阻挡，使进一步的屈曲活动受到阻碍，以防寰枢椎过度活动导致颈髓损伤。

# 二、病因和损伤机制

齿状突骨折多发生于成人颈椎损伤，小儿颈椎损伤并不多见，但小儿齿状突骨折所占比例很高。曾有人于力学实验中用颈椎标本研究，对寰枢关节施加过屈、过伸及水平剪切等各种负荷，均未造成齿状突骨折。因此认为前后水平方向外力主要引起寰枢韧带损伤破坏或椎体骨折，不引起齿状突骨折。研究还表明，引起齿状突骨折各种类型的应力负荷量由小到大为：水平剪切－轴向压缩，来自侧方与矢状面成 45°的外力打击，与矢状面成直角的冠状面侧方打击。因此提出水平剪切与轴向压缩力的共同作用是造成齿状突骨折的机制。在实验中加寰枢椎侧弯因素会加大造成齿状突骨折的概率，由此可见寰椎侧块上下撞击所产生的应力可能扮演重要角色。

# 三、临 床 表 现

## （一）局部疼痛和放射痛

枕颈后疼痛是最常见的临床症状，常有枕大神经区放射痛。有的患者颈部僵硬呈强迫姿势，典型体位患者以手扶持头部来缓解疼痛，但这样的情况在临床上少见。

## （二）脊髓损伤表现

部分患者有神经系统损伤症状和体征，常见轻度截瘫与神经痛，老年患者中严重者可能出现呼吸骤停，导致猝死。

# 四、诊断和鉴别诊断

准确详尽地了解损伤病史并进行规范的局部检查，常能使医师考虑到枢椎齿状突骨折这种损伤存在的可能。

早期诊断极为重要，尤其是无移位骨折，门诊医生常因常规拍片未发现骨折而漏诊；有时拍摄开口位片拍片角度不合适，齿状突显示不清或骨影掩盖而漏诊。临床可疑者必须观察并复查，必要时多次拍开口位片或 CT。常有损伤后未及时诊治的骨折，反复摄片确诊时候已经为陈旧性骨折，给治疗带来许多困难。

清晰的开口位片可发现齿状突骨折及其类型，侧位片能发现寰枢椎脱位。注意齿状突骨折可与寰椎骨折同时存在。

# 五、治 疗

根据骨折类型和骨折移位程度及各种骨折愈合因素综合考虑并选择治疗方法。

## （一）非手术治疗

（1）对症治疗：给予镇静、止痛等对症治疗。

（2）牵引治疗：采用牵引复位头颈胸石膏或支具固定。早期牵引重量常为 1.5～2kg，牵引方向应根据骨折位置及移位情况而定，定期摄片复查，动态掌握骨折复位情况，根据复查情况将牵引位置进行适当调整。一经获得良好复位即维持牵引 3~4 周，然后在维持牵引位置，施行头颈胸石膏或支架固定 3~4 个月。拆除石膏复查 X 线片。

（3）对于合并上脊髓损伤患者，需要保持呼吸道通畅，必要时行气管切开或插管。

（4）激素治疗：急性上脊髓损伤，可以应用甲泼尼龙静脉滴注，减轻脊髓水肿，具体用法同前。

（5）脱水治疗：合并脊髓损伤的患者，可根据病情给予甘露醇、甘油等脱水治疗，减轻脊髓水肿。

### （二）手术治疗

齿状突骨折及由此引起的不连接是寰枢椎不稳定的主要原因之一，尽管对于新鲜的齿状突骨折处理意见尚未统一，但公认的寰枢椎融合手术的指征是合并严重颈脊髓损伤；有持续的颈部神经症状；发现较晚的骨折不愈合且骨折移位大。融合方法的选择也不一致。从生物力学角度来看，枕颈融合对活动牺牲太大，并不合理，但由于其操作相对简单，且稳定效果好，故在临床上仍为不少基层医院医生所采用。

对于陈旧性骨折合并寰椎脱位，术前应细心地检查寰椎移位情况，并摄动态 X 线片以了解寰椎移位是否具有可复位性。颅骨牵引 1 周后摄片，在持续牵引中，一些移位严重者均可出现不同程度的复位。多数病例可得到较满意复位。因此，术前耐心观察对选择治疗方法极为有利。一复位便可立即行寰枢椎融合，而避免枕颈融合。

## 第三节　创伤性枢椎滑脱

枢椎椎弓骨折，断端分离水平移位椎体可发生脱位，其中以前脱位较为常见，又称"创伤性枢椎滑脱"。

枢椎骨折包括椎体骨折和附件骨折。因 1866 年于 1 名绞刑犯人发现其椎弓骨折和椎体脱位，故而将其更名为绞刑架骨折（Hangman 骨折）。实际上常表现为枢椎齿状突前脱位，更适合的名称应为"创伤性枢椎滑脱"。其最恰当的概念应为枢椎双侧椎弓根发生骨折，可伴或不伴前滑脱。

### 一、解剖概述和生物力学特点

枢椎是枕颈复合体和下颈椎之间的连接部。枢椎的前柱上部是齿状突，同寰椎前弓以韧带相互连接共同构成寰枢关节；下方凭借椎间盘纤维环和韧带与第 3 颈椎椎体相连接；枢椎的椎板棘突相较其他颈椎宽厚坚实，棘突比较长且尾部存在分叉，是颈椎后方入路手术的重要定位标志；枢椎中柱较为薄弱，上关节突较为靠前而下关节突相对靠后，两关节突之间峡部又有一椎动脉孔，容易受到损伤。

从生物力学方面看，轴向的压力自上而下合为一条应力力线通过峡部。一个伸展应力力量作用集中于齿状突一个点，迫使它在矢状面上旋转，这个力依靠张力与压力平衡。这两个应力作用点交叉于峡部，也是解剖薄弱处，当应力超出承受极限会导致骨折。

### 二、发病机制

**1.** 超伸展外力导致枢椎椎弓部断裂。

**2.** 绞刑中使用颏下绳结，骨折发生在侧块的最前方或通过椎弓根，并且合并椎间盘、前纵韧带和后纵韧带断裂。其损伤发生机制是向上方猛烈牵张的暴力致使颈椎过伸性牵拉，造成寰椎和枢椎发生分离，这种损伤常合并脊髓横断伤并引起死亡。

**3.** 于高处坠落或跳水事故，损伤机制为颈部过伸体位并受到轴向、旋转暴力。

### 三、临床表现

（1）疼痛：最常见的为颈部疼痛和僵硬，并引起局部活动受限。

（2）脊髓损伤：严重脊髓损伤可以导致患者当场死亡或死于搬运途中，轻型表现为四肢或一侧肢体的麻木和无力。

## 四、诊　断

本病诊断应注意是否为多发伤，注意骨折分类及合并神经损伤。

**1. X 线检查和 CT 检查**　X 线检查包括拍摄颈椎常规正侧位 X 线片和断层片。X 线侧位片对创伤性枢椎滑脱的诊断有重要意义。X 线侧位片能够显示骨折线，特别是骨折移位情况。创伤性枢椎滑脱 X 线片的典型表现是双侧枢椎椎弓根骨折，椎体存在程度不同的移位和畸形。同时需要注意是否合并寰椎、下颈椎骨折。

CT 检查可清楚显示骨折部位、骨折移位情况及其与椎管的解剖关系。CT 扫描并三维重建有利于全面显示骨折形态。

**2. MRI 成像**　MRI 可判断是否存在脊髓损伤及损伤的程度，对病情可有整体全面的评估，为进一步治疗提供依据。

颈椎骨折脱位中创伤性枢椎前滑脱占比很大，对此类损伤认识不足，容易造成漏诊。

## 五、治　疗

需要根据椎管是否受累、脊髓受到压迫情况及骨折的稳定性选择治疗方法，包括非手术治疗和手术治疗。

### （一）非手术治疗

（1）复位、外固定：绝大多数创伤性枢椎滑脱患者如果能够复位满意，可采用石膏颈托、头颈胸石膏或支架和颅骨牵引等非手术治疗方法。允许轻微畸形的骨性愈合，不融合的发生率很低。

（2）对症治疗：给予镇静、止痛等。

（3）对于合并上脊髓损伤患者，需要保持呼吸道通畅，必要时行气管切开或插管。

（4）激素治疗：治疗急性上脊髓损伤者，可以应用甲泼尼龙静脉滴注，减轻脊髓水肿，具体用法同前。

（5）脱水治疗：合并脊髓损伤的患者，可根据病情给予甘露醇、甘油等脱水治疗，减轻脊髓水肿。

### （二）手术治疗

手术治疗的主要目的是减压、复位和提供稳定。Hangman 骨折多数不稳定，即便复位满意后也难以维持，多需采取手术固定，手术方法可以采用前路钢板内固定术、后路椎弓根钉内固定术或后路开槽植骨融合术等。手术后给予有效的辅助外固定制动保护有助于骨性融合。

## 第四节　枢椎骨折

枢椎骨折根据骨折的部位分为枢椎侧块骨折和枢椎椎体骨折。

### 一、枢椎侧块骨折

枢椎的侧块指第 2 颈椎椎体两侧的骨性膨大部分，侧块表面作为关节面与寰椎下关节面共同构成寰枢关节，侧块的后外方为椎间孔，其中有椎动脉通过。侧块骨折的损伤机制与寰椎椎弓骨折类似，垂直压缩和侧方屈曲为导致侧块骨折的主要暴力方式。

枢椎侧块骨折的局部表现主要为颈枕疼痛和头颈活动障碍。极少合并脊髓或神经根损伤，表现为神经损伤症状。

枢椎侧块骨折治疗方式的选择主要根据损伤的严重程度。轻度侧块骨折没有移位且稳定者，无须手术治疗，仅需要给予外固定直至骨折愈合；重型侧块骨折患者，多数骨折为不稳定性骨折，需要给予持续颅骨牵引或枕颌带牵引复位；对于合并有退行性改变及存在不稳定因素且关节面不平的陈旧性骨折，具有寰枢椎固定融合指征。

## 二、枢椎椎体骨折

枢椎椎体骨折较为常见，但是目前临床报道不多。大部分在齿状突骨折中合并报道。

### （一）分类

枢椎椎体骨折是发生于齿状突基底部和双侧椎弓根之间的骨折，根据骨折的部位和骨折线的走行，可以分为 3 个类型。

（1）Ⅰ型：骨折线表现为冠状面方向并垂直于枢椎椎体的骨折。

（2）Ⅱ型：骨折线表现为矢状面方向并垂直于枢椎椎体的骨折。

（3）Ⅲ型：骨折线表现为水平方向的枢椎椎体部骨折。

### （二）临床表现

枢椎骨折的临床表现因枢椎骨折类型不同而有所不同。

（1）Ⅰ型：患者除了有局部疼痛外，还合并神经损害的概率较高。因为枢椎椎体前部与寰椎向前方移位，枢椎椎体后部骨折碎片仍停留在原来位置，脊髓受压的危险很高，从而有神经损害表现，但是部分患者仅见颈部剧烈疼痛而无神经损害表现。

（2）Ⅱ型和Ⅲ型：患者一般仅有颈部局部疼痛、僵硬症状，但无神经损害症状。

### （三）诊断

本病应根据病史、体格检查结合影像学检查综合判断。

（1）X 线检查：颈椎侧位片对诊断 Ⅰ 型骨折有很大价值。张口位 X 线片对 Ⅱ 型骨折的诊断有很大价值，典型表现为寰椎侧块进入枢椎上关节面、枢椎侧块高度丢失。

（2）CT：对了解枢椎椎体骨折的整体情况非常重要，尤其是三维重建，对于诊断枢椎椎体骨折有重要价值。

（3）MRI：可以明确是否有脊髓损伤。

### （四）治疗

需要根据椎管是否受累、脊髓受到压迫情况及骨折的稳定性选择治疗方法，包括非手术治疗和手术治疗。

**1. 非手术治疗**

（1）对症治疗：给予镇静、止痛等治疗。

（2）牵引复位：有移位的患者需要行牵引复位，对屈曲牵张损伤患者，先行牵引复位，如果能够成功复位，需要定期复查，对于症状改善的患者，可予持续牵引。

（3）脊髓损伤：给予脱水、激素等治疗。

**2. 手术治疗** 如果枢椎椎体骨折行牵引复位后症状没有改善或症状改善后停滞，则需要采用手术治疗，需要根据 CT 或磁共振等影像学检查发现脊髓受到压迫的部位以选择手术的入路及手术方式。

# 第十一章　脊柱脊髓先天性疾病

## 第一节　脊　柱　裂

### 一、病　因

脊柱裂指胚胎期软骨化中心或骨化中心发育障碍，两侧椎弓在后部不愈合，在椎板及棘突部留下不同程度的裂隙，实际上为椎管局部缺损。脊柱裂好发于下腰椎及上部骶椎，其次为颈枕部和胸段，在腰5或骶1最常见。如果脊柱裂累及骨骼，棘突和椎板不闭合并伴有脊膜或脊髓膨出称为显性脊柱裂；若脊柱裂仅累及骨骼，则为隐性脊柱裂。隐性脊柱裂最为常见。隐性脊柱裂椎管缺损部位表面覆盖纤维组织但是没有脊膜和脊髓膨出，极少数患者并发脊髓低位或椎管内外脂肪瘤等，在婴幼儿多不出现明显症状。显性脊柱裂除脊椎骨质缺损外，还可见脊膜和（或）脊髓的中枢神经组织从脊椎缺损部位膨出。

脊柱裂的起病原因可能是在胚胎期3~4周上皮外胚层和神经外胚层组织在分离时发生粘连，阻碍了间充质延伸到神经外胚层和皮肤外胚层之间，从而产生局部脊柱裂。引起发育异常的原因很多，包括遗传因素和环境因素，如胚胎期接触某些病毒或致畸物质、孕期叶酸缺乏等。

脊柱裂合并脊髓栓系综合征并不少见，早期诊断、早期手术可预防和治疗因脊髓栓系综合征导致的神经功能障碍。生长时期引起脊髓栓系综合征的原因较多，常见原因为引起脊髓牵拉的腰骶部病变有终丝紧张、腰骶部脂肪瘤在椎管内与圆锥发生粘连、椎管内肿瘤与圆锥关系密切和脊髓脊膜膨出牵拉圆锥等。脊髓牵拉将导致脊髓局部血流量减少，从而产生神经功能损害，表现出相应的临床症状。其临床表现均有以下特点：有明显的诱发因素，如脂肪瘤、终丝紧张等；不是单一神经根功能损害；神经功能障碍进行性加重；常常合并脊柱四肢畸形；影像学检查发现脊柱裂和脊髓圆锥低位。

### 二、临　床　表　现

单纯隐性脊柱裂患者一般无任何临床症状，少数患者在成年后有慢性腰痛史，或于劳累后感到腰部不适、疼痛。原因为脊柱裂或游离棘突患者，其韧带及周围肌肉有一部分缺乏附着点或附着不牢，张力及耐力均较正常者为弱，易造成劳损，从而发生腰痛，一般经适当休息可缓解。部分有遗尿史及会阴部感觉障碍，多因病变处脂肪瘤、纤维瘢痕组织、游离的小骨块或裂孔边缘增生的骨质压迫马尾神经所致。应详细询问病史，特别是有无神经症状，并应进行完整详细的神经系统体格检查。个别患者见骶1隐性脊柱裂同时合并腰5棘突过长，因裂孔处仅有纤维膜相连，在腰椎后伸时腰5棘突恰好顶压于纤维膜及其下方的硬脊膜、马尾神经，从而产生腰痛及下肢痛，该情况又称为喙状棘突。脊柱裂合并脊髓栓系综合征者表现为下肢进行性多神经根功能障碍及马尾神经功能障碍。

查体时部分患者腰骶部可见皮肤色素沉着、毛发存在，骶1或腰5椎骨缺损处局部压痛明显，并似有触电感沿坐骨神经向下肢放射。X线检查可见病变椎体的后椎板缺如，常合并脊柱侧凸等畸形。由于脊柱裂常合并脊髓神经发育畸形，CT及磁共振等检查是必要的。

脊髓脊膜膨出患者的生长发育不同于正常儿童，一般较正常儿童生长缓慢，而且发育成熟早，通常女性9~10岁，男性11~12岁骨骼发育就已近成熟。一般脊柱侧凸发生早，1~3岁时出现，7岁前畸形就已经很严重了。

### 三、治　　疗

绝大多数隐性脊柱裂患者无症状或仅有轻微腰痛，一般无须特殊治疗。但应注意在日常工作学习生活中保持良好的坐姿，避免慢性劳损，并加强腰背肌锻炼以代偿先天性缺损处的软弱。症状明显者可先行保守治疗，目的是缓解疼痛、改善症状，可结合理疗、药物等。严重腰痛合并坐骨神经痛或尿失禁者和脊髓栓系综合征等神经发育不良者，合并脊柱侧凸时，常需行外科手术治疗。手术方式包括脊椎融合术，以及针对不同原因而采取的喙状棘突切除术、硬膜修补术、脊髓松解术、脊椎矫形术等。

脊髓脊膜膨出合并脊柱侧凸可选择的治疗方法，包括观察疗法、支具辅助和手术治疗。如果躯干轻度不平衡，可以继续观察。如果躯干严重不平衡，须佩戴支具。支具不能改变脊柱侧凸的自然史，但可使许多侧凸长时间保持柔软性，还能显著改善患者的坐姿和站立姿势，同时也能延缓脊柱融合的手术时间，直到患者年龄达到 12 岁左右，此时骨骼已发育成熟。如果侧凸继续发展，患者不能耐受支具或者年龄已达 10～12 岁，则应停用支具，考虑手术。融合水平的选择取决于患者年龄、畸形部位、截瘫平面及走行步态。脊髓脊膜膨出患者的椎骨后份缺如，使得这个部位难以获得坚固的融合，对于这些患者，目前有效的方法是行脊柱的前、后路融合术。

# 第二节　脊髓栓系综合征

脊髓栓系综合征指脊髓圆锥以下终丝或马尾固定于椎管，于脊柱生长期中，牵拉脊髓圆锥不能向头侧移动而产生脊髓或圆锥牵张性损害的临床综合征。根据发病原因，可分为原发性脊髓栓系综合征（包括成人及幼儿）和继发性脊髓栓系综合征。原发性脊髓栓系综合征指因为脂肪瘤、终丝粗大、表皮样囊肿和脊髓纵裂等病理因素造成圆锥受到牵拉，位置下降，引起的一系列临床症状。继发性脊髓栓系综合征指脊髓、脊柱手术后引起脊髓粘连和圆锥低位，引起的一系列临床症状。

## 一、病　　因

原发性脊髓栓系综合征中部分先天脊柱畸形引起脊髓圆锥低位，圆锥位置常低于第 2 腰椎椎体，常见病因：①终丝发育异常。胚胎发育过程中圆锥尾部细胞退化不充分导致终丝肥大增粗，并且将终丝连同圆锥固定在椎管壁上，使其不能向头端移动。②脊髓发育畸形。脊髓、脊椎在胚胎时期发育障碍，出现脊膜膨出、脊髓脊膜膨出、硬膜下脂肪瘤、错构瘤和粗短终丝等异常情况，造成对脊髓圆锥和神经根的牵拉及压迫，导致神经元缺血，出现渐进性括约肌功能障碍和双下肢神经功能障碍。③染色体异常。有学者发现同患脊髓栓系综合征的同胞兄妹中有染色体异常。

## 二、临床表现

原发性脊髓栓系综合征症状多出现于儿童时期，随着年龄增长而加重，但亦可成年后才出现症状。此综合征的症状较复杂，可以是下列症状之一，亦可以有多种症状。

（1）疼痛：发生的往往比较早，常位于会阴区域、肛门直肠深部、臀中部、腰背部和下肢等部位，下肢疼痛通常起自腹股沟区，分布常常超过单一神经支配的区域，范围较为广泛。久坐或身体长时间屈曲会加重疼痛，查体示直腿抬高试验及加强试验呈阳性。因为脊髓圆锥局部或其发出的脊神经根受累，出现上运动神经元损伤表现（肌张力增高、腱反射亢进、下肢肌肉痉挛和病理征阳性等），部分也出现单侧或双侧下运动神经元受损表现（肌张力低下、腱反射减弱和下肢肌肉松弛等）。

（2）运动和感觉功能障碍：是由于脊髓和神经根损伤所致，多从肢体远端开始，逐渐出现双下肢进行性运动障碍和感觉障碍，表现为双下肢无力、鞍区和双下肢麻木或感觉障碍，晚期因为肌肉萎缩和肌力不平衡可引发下肢骨性畸形，如马蹄内翻足，甚至出现左右肢体不等长和脊柱侧凸畸形。

（3）膀胱和直肠功能障碍：膀胱功能障碍常出现上运动神经元受损表现，如尿频、尿急和压力性尿失禁，常常合并肛门括约肌松弛、便秘或大便失禁，还可出现下运动神经元受损表现，如排便障碍、溢流性尿失禁和残余尿增多。儿童以遗尿和尿失禁最多见。女性较多伴有腹痛、尿失禁，检查可有肾积水，甚至肾功能损害。便秘和大便失禁常与泌尿系统症状同时存在。

（4）其他表现：除以上症状外，还可表现为多个系统的畸形和异常。例如，下腰部局部皮肤多毛、局部脂肪瘤、色素痣或血管瘤样改变，膀胱小肠瘘、膀胱直肠瘘等发育畸形，脊柱侧弯、半椎体、脊柱裂、蝴蝶椎和移行脊椎等脊柱畸形。其他还包括骶骨发育不良、下肢高弓足、马蹄内翻足和下肢发育不良等畸形。

## 三、放射学检查

**1. X 线片**可显示所有骨性异常如隐性脊柱裂、椎管宽大等，但不能直接诊断。脊髓造影有助于脊髓栓系综合征的诊断。脊髓造影能够清楚地显示腰骶部扩张的硬膜囊和脊髓脊膜膨出，但不能显示圆锥的位置。

**2. CT 和 MRI** 能清晰显示椎管情况、脊髓下端位置、椎管内外脂肪瘤和增粗的终丝，对诊断有重要意义。

MRI 的应用为脊髓畸形的诊断提供了最佳手段，对脊髓栓系综合征的诊断有重要意义。MRI 不仅能准确诊断脊柱裂，还能明确是否合并脊髓空洞、脊髓栓系综合征及其他畸形等。在 MRI 的冠状面上，脊髓栓系综合征可表现为两部分脊髓间断性分裂或连续性分裂，互相分离，在 MRI 的矢状面、冠状面和水平面上能够明确定位圆锥终止部位，发现栓系束带。脊髓栓系综合征的 MRI 诊断标准：①脊髓圆锥低于腰椎 1/2 间隙水平；②终丝直径大于 2mm；③脊髓被脂肪瘤或其他畸形固定，脊髓圆锥受牵拉变细、终止于骶尾部就可以诊断为脊髓栓系综合征。MRI 除有助于明确诊断外，还有助于术后随访，但也有学者认为术后圆锥位置无改变，也无法确定是否再栓系，因此不能作为随访手段。

**3. 其他辅助检查**。超声检查因为无创、没有辐射、价格便宜，可以反复对可疑脊髓栓系综合征患者，尤其是婴幼儿和儿童，作早期筛查和术后随访应用。神经电生理检查可明确脊髓栓系综合征患者是否合并下运动神经元损伤。

## 四、诊  断

根据病史、临床表现和辅助检查做出脊髓栓系综合征的诊断，并不困难。概括起来有以下特点：①大部分患者为原发性无明显原因，少数为继发性，可有手术、炎症等诱因。②疼痛范围比较广泛，难以用单一神经根损害来解释。③进行性加重的神经功能障碍，尤其是鞍区感觉障碍。④大小便功能障碍出现率高；常合并各种先天性畸形，辅助检查有圆锥低位、终丝增粗、脊髓被脂肪瘤或其他畸形固定等依据。

## 五、治  疗

出现脊髓栓系综合征症状者应尽早手术松解，对伴有脊髓脊膜膨出者，不必等发生脊髓栓系综合征症状，而应早期手术治疗。手术治疗的目的是通过切除增粗并固定脊髓的终丝、松解神经粘连、解除对脊髓圆锥的栓系，从而纠正局部压迫，恢复受到损伤神经的微循环，促使受损神经功能康复。对有先天性畸形或疾病的病例，如脊髓脊膜膨出、皮样囊肿等，应同时切除或修复。近正常的终丝与马尾神经不易区别，肿瘤及脊髓脊膜膨出常与马尾神经粘连在一起，为避免术中分离或切除肿瘤，损伤马尾，可于手术中诱发电位监护。病变区的神经根应从椎间孔处向近侧松解，确认与终丝分开，脊膜膨出者应保留蛛网膜，以免移动，硬膜有缺损者，椎旁筋膜修补、缝合。术中监护方法是监测刺激胫后神经的皮质体感诱发电位，马尾的运动神经可用双极电刺激于小腿肌肉处接受肌电图监测，可选胫前与胫后各两块肌肉监测。

手术操作：①取俯卧头低位，咬除部分棘突和椎板，暴露椎管；②切除脂肪瘤，注意保护神经根及可能的脊髓圆锥组织；③硬膜囊最低位或硬膜外切断终丝；④切除圆锥末端的纤维索条以松解粘连；⑤硬膜囊下端及神经根进入椎间孔处，尽量松解清除以往手术形成的瘢痕组织及遗留的线头等，使脊髓或硬膜囊下端能自由上移，松解充分时，术后脊髓可上升1~2节段甚至更多，原来曲折的神经根走行方向趋于正常。

术中应注意以下问题：①松解时必须谨慎，保护神经组织，与囊壁粘连的神经组织须回纳入椎管，不可将其切除；②切除膨出的囊壁及其他组织，严密缝合硬膜，防止脑脊液渗漏，确保硬膜不受压迫或牵拉；③骨缺损处可用周围的腰背筋膜重叠缝合修补。

# 第十二章  脊 柱 肿 瘤

## 第一节  概  论

脊柱的构造复杂，有 33 节椎体，97 个以上的关节和无数的韧带，更多的神经、血管分布及经过的肌腱附着其表面。组织结构有骨、软骨、椎间盘、韧带、肌腱、脂肪滑膜、神经和血管。这些都有发生肿瘤的可能，并且脊柱血运丰富，循环结构特殊，是转移性骨肿瘤易发部位。由于以上原因，给诊断治疗带来难度。

脊柱的常见原发性肿瘤为骨髓瘤，脊柱也可发生血管瘤、骨囊肿、骨样骨瘤、骨巨细胞瘤和动脉瘤样骨囊肿等良性肿瘤。脊柱血管瘤是其中最常见的一种，发生率为 10.7%，最常发生部位为胸椎，其余依次为腰椎、颈椎、骶椎。骨样骨瘤和骨母细胞瘤是骨良性肿瘤，多发生于青少年的脊椎附件部位。骨样骨瘤也是青少年特发性疼痛性脊柱侧弯主要疾病之一。骨母细胞瘤有时候有侵袭改变，不易与骨肉瘤相鉴别，有时需活检确诊。

骨巨细胞瘤是局部侵袭性良性肿瘤，发生率约达 10%，不彻底手术及病理骨折后，少数可发生转移。有时需要与含巨细胞丰富的骨肿瘤及疾病相鉴别，如与甲状旁腺功能亢进、色素绒毛结节性滑膜炎、软骨母细胞瘤及动脉瘤性骨囊肿相鉴别。动脉瘤性骨囊肿常发生于脊柱，常见部位为腰椎，病变易扩散至相邻骨组织。与良性肿瘤相比，发生于脊柱的恶性肿瘤较为常见，约为 5：1，其中以骨髓瘤及转移癌更为常见。转移癌在脊柱肿瘤的发生率高达 70%以上。最常见的转移癌为乳腺癌、前列腺癌和肺癌等，好发部位为腰椎、胸椎及颈椎。X 线片表现为单个或多个溶骨性改变，较少为成骨性改变，迅速增长的肿瘤组织可导致病理性骨折或脊髓的压迫。

## 一、脊柱肿瘤的分类

据统计，刘子军等于 1986 年对我国 12 404 例全身骨肿瘤病例分析后认为，发生在脊柱的良性骨肿瘤占全身良性肿瘤的 4%，恶性的占全身的 9%～31%，脊柱恶性的发生率占比高于良性肿瘤。

### （一）脊柱原发性良性肿瘤

（1）临床主要症状和体征：局部疼痛，出现神经侵犯症状和体征，截瘫者约占 20%，约有一半以上有肿块。

（2）肿瘤种类：多为骨巨细胞瘤、神经纤维瘤、筋膜纤维瘤、骨软骨瘤、动脉瘤性骨囊肿、神经鞘瘤、椎体血管瘤。

（3）肿瘤定位：颈椎、胸椎、腰椎、骶椎均可发生，但以骶椎为多。椎体远多于附件。

（4）治疗：确诊于椎体的良性肿瘤，一般通过脊柱前路将病变切除，附件的肿瘤经脊柱后路切除。但将颈、胸腰段的椎体病变切除后，需同时做脊柱前路或后路植骨融合术。

### （二）脊柱原发性恶性肿瘤

（1）肿瘤种类：成骨肉瘤、软骨肉瘤、尤因肉瘤、滑膜肉瘤、恶性神经纤维瘤、恶性纤维组织细胞瘤、恶性淋巴瘤、组织细胞肉瘤、脊索瘤、单发浆细胞骨髓瘤、多发浆细胞瘤。

（2）主要症状：局部疼痛、发热，晚期发生截瘫。

（3）肿瘤发生部位：以骶骨、胸椎、腰椎为多，发生于颈椎的最少，病变多为椎体，有时可波及附件，但脊索瘤均发生于骶骨。

（4）确诊及治疗：多发骨髓瘤是通过临床、X 线检查及骨髓穿刺确诊，转内科药物化疗。其余病例均是通过手术获得标本做出病理诊断。对于胸椎体或腰椎体病变，有条件者行前路病灶切除，多数仅做后侧方减压。

（5）治疗效果：多发骨髓瘤病例因转内科治疗，多数可以存活数年。单发浆细胞骨髓瘤病例行局部切除后，症状有所改善。脊索瘤病例术后短期有复发并死亡。恶性神经纤维瘤（骶骨）病例行局部切除加放疗，疗效较好可无复发。软骨肉瘤病例术后存活时间一般不长。

### （三）脊柱转移癌

椎体是松质骨，血液循环丰富，是癌转移的好发部位。甲状腺癌、乳腺癌、肺癌、肝癌及肾癌多转移到椎体。症状的出现到就诊多在 1 个月至 3 年。

（1）肿瘤定位：颈椎、胸椎、腰椎、骶椎，以胸椎和腰椎居多。

（2）X 线表现：椎体溶骨性破坏，有的波及椎弓根。

（3）诊断方法：手术取活检刮除病灶，穿刺活检、椎体穿刺均可帮助诊断。

（4）治疗：对于脊柱转移癌均采取姑息治疗，而对于有脊髓压迫的病例应作椎板减压。目前对于有条件者可以采取骨水泥灌注的方法，骨水泥聚合反应时的温度可达 60℃以上，具有杀灭癌细胞和止痛作用。同时也可防止发生病理性骨折。

## 二、脊柱肿瘤的临床症状及体征

脊柱肿瘤早期诊断是一个十分困难的问题，早期出现腰背疼痛或不适，而这些症状正常人群均可出现，且脊柱肿瘤引起的疼痛或不适仅仅是其中很少一部分。而脊柱肿瘤的典型表现应为疼痛、神经功能障碍和肿块及畸形。

### （一）疼痛

脊柱肿瘤多位置较深，疼痛往往是其首发症状，原发性骨肿瘤一般在诊断确诊前 80%～100% 均有疼痛表现，其疼痛特点是持续加重，休息无缓解；良性肿瘤疼痛多为压迫周围组织，呈渐进性，可长达数年，如软骨瘤、骨样骨瘤；恶性肿瘤则病程较短，疼痛的程度与日俱增。从症状出现至确诊，良性肿瘤一般为 19.3 个月，恶性肿瘤为 10.4 个月，而转移癌一般为 1～2 个月，个别患者亦可长达 1 年以上。

肿瘤导致疼痛的原因可能是肿瘤对骨和骨周围组织的破坏及压迫；脊柱稳定因素受到影响，脊髓、神经根或神经丛受到累及；亦可由治疗医源性因素所致。疼痛呈渐进性，逐渐加重，亦可由于轻微外伤后加重。开始可为钝痛，局限于肿瘤发生部位，但亦可呈现反射性疼痛。当肿瘤累及神经根或神经丛时，出现沿神经放射性的严重烧灼痛、麻痛或锐痛。结合病损的解剖部位，可产生不同部位的疼痛，病损位于枢椎齿状突部位则可产生严重颈痛并向枕部及头部放射，屈颈时可产生电击样锐痛，并放射到前臂或背部。颈 7、胸 1 部位病损则可产生前臂尺侧疼痛，手指麻木或无力，而且由于影响交感神经可出现霍纳综合征的症状。胸椎病损则可产生胸部相应区域疼痛并且出现明显束带样感，需要与心绞痛相鉴别。下胸椎及上腰椎肿瘤均可导致前腹部放射样疼痛，有时被误诊为胆囊炎、阑尾炎、憩室炎或肠梗阻，腰 1 的病损则引起脊髓圆锥受损的表现，下部腰椎病损则可产生典型的坐骨神经痛症状，需要与腰椎间盘突出症相鉴别。

骶区肿瘤可导致下腰部及尾骨区域疼痛，并且疼痛可以放射到会阴部，疼痛程度常常与姿势有关，如坐位或卧位时疼痛加重，而立位时疼痛缓解，早期能够发生性功能障碍和大小便功能障碍。马尾神经受侵袭或压迫时可出现小腿麻木或肌无力。肛门指诊可明确盆腔有无肿物，还应检查肛周有无感觉异常及肛门括约肌功能是否正常，对可疑病例一定要行肛门指诊。

### （二）神经功能障碍

神经功能障碍是由肿瘤压迫侵袭脊髓、神经根及神经丛所致，通常是脊柱恶性肿瘤晚期表现，短期轻度压迫脊髓，受压部位的脊髓可产生脱髓鞘和水肿，及时解除压迫后多可恢复，如果压迫时间过长且程度较重，则损害不可逆转，导致严重后果。故治疗关键在于早期治疗和挽救神经功能。有报道原发恶性脊柱肿瘤，当诊断明确时，约 55%患者有神经功能障碍；良性脊柱肿瘤诊断明确时约 35%有神经功能障碍。转移性脊柱肿瘤患者，诊断明确时约 75%有运动减弱，50%有感觉减退，60%有自主神经功能障碍。

脊髓受压后可发生脊髓病变，受损平面以下感觉丧失、肌力减退或肌肉痉挛，且常伴有自主神经功能障碍，如大小便失禁或性功能丧失。开始时症状及体征可以是非对称性的，但仔细检查神经系统仍可发现对称性不正常改变。有些患者感觉丧失呈点状，或有些感觉障碍更多一些，主要取决于受损程度（如疼痛及温度觉的丧失取决于脊髓视丘束的受损程度，震颤及本体感觉的丧失则与脊髓侧索及后柱受损有关）。

神经及神经丛的受压或侵袭可于受损神经分布范围内出现根性神经症状及体征（疼痛、无力、肌肉萎缩，感觉及反射减弱或消失，有时自主神经功能出现障碍），肌肉及筋膜的萎缩为后期体征，马尾神经受压时则可早期出现自主神经功能障碍。

### （三）肿块及畸形

当发现脊柱畸形并于颈背部可触及肿块时，应考虑到脊柱肿瘤的可能。成骨细胞瘤、骨软骨瘤和动脉瘤样骨囊肿等良性肿瘤可出现痛或无痛肿块。而如成骨肉瘤或尤因肉瘤等原发性恶性肿瘤则表现为压痛性肿块，而且尤因肉瘤患者可出现炎性肿块的症状和体征（疼痛，压痛性肿块，局部温度增高，有时还伴有发热），常被误诊为脓肿。

转移性肿瘤少有肿块。髓内肿瘤如皮样囊肿及上皮样囊肿可体表出现皮下或皮肤结节，神经纤维瘤病可在神经根分布区及腰骶区出现皮下肿块或咖啡豆样小点或咖啡斑。

有些脊柱肿瘤常伴有脊柱畸形，其中侧弯的发生率可达 70%，而肿瘤多位于凹侧。严重的脊柱畸形亦可导致脊索的受压或扭曲而发生脊髓病或神经根病。

## 三、脊柱肿瘤的辅助检查

### （一）实验室检查

对于脊柱脊髓肿瘤需要进行常规实验室检查，尤其是生物化学检查，如总蛋白和球蛋白的总量增高及比例增高，提示有骨髓瘤的可能，恶性肿瘤骨广泛转移患者血清钙可明显升高，脑脊液生物化学检查中如果脑脊液蛋白升高，则提示脊髓受压和椎管梗阻，脑脊液糖含量减少而白细胞计数增多，表明软脊膜受肿瘤侵蚀或感染炎症。

### （二）影像学检查

脊柱肿瘤的影像学检查包括 X 线检查、脊柱椎体或椎间盘 CT 扫描、脊髓造影、放射性核素扫描、脊髓血管造影和磁共振扫描等。经过临床检查后考虑脊柱肿瘤时，应首先进行 X 线检查，观察骨质有无异常。多年来，随着临床医学的进步及 X 线-病理对照经验的积累，X 线诊断水平不断提高，能发现大部分脊柱肿瘤，并且能够对椎管内肿瘤诊断提供重要证据。

**1. 脊髓造影** 是过去公认的一种良好的检查椎管内病变的方法。1921 年瑞典医生首先用阴性造影剂-气体进行脊髓造影。以后多种阳性造影剂，如碘油剂、非离子造影剂、水溶性制剂被采用，其中后者效果最好，十分安全，极少发生毒副作用。

20 世纪 70 年代后 CT 问世，目前临床已普遍应用，其对脊柱肿瘤的诊断有重要意义，它能直接显示出脊柱骨和软组织的横断面。脊髓造影后 MRI 进一步的扫描，能更清楚地显示蛛网膜下隙、硬膜外间隙和脊髓，对椎管内肿瘤的诊断提供了更多的信息。

放射性的核素显像也在不断进步，它对于早期发现脊椎骨的转移性肿瘤，鉴别原发性肿瘤和继发性肿瘤及判断蛛网膜下隙梗阻方面有极大的优越性。

20 世纪 80 年代，MRI 的临床应用把骨科的脊柱骨科肿瘤影像学诊断推向一个更高的水平。它不像 X 线一样对人体有一定的辐射影响，又不像 CT 受骨伪迹的影响，其软组织的对比分辨率是以组织的含水分多少而得出的，故其水平高得多；且可获取任意断面的三维图像，使脊柱病变一目了然，现已经在临床上十分普及，是诊断脊柱肿瘤必不可少的方法。

**2. X 线检查** 主要起评价脊柱骨结构作用，对椎体、椎弓、椎弓根、椎板、椎间孔、棘突、椎间隙和椎间关节突关节等进行骨性结构分析及掌握椎管大小和变化情况。

骨转移是脊柱最常见的肿瘤。血行转移首先是松质骨，只有当皮质骨被侵犯时，X 线表现才可以显示出。脊柱最常见的转移瘤来源于乳腺、前列腺、肾脏和肺。前两者多为成骨性转移，后两者为溶骨性转移，也可为混合性的。椎弓根被侵犯一般病情较严重，因为它可合并脊髓压迫，引起重要症状。多发性骨髓瘤与骨转移瘤相似，有时难以鉴别。有些单发脊柱肿瘤可有特征性表现，如骨样骨瘤、动脉瘤样骨囊肿、血管瘤等。骨母细胞瘤好发于脊椎，尤其是附件。病变呈膨胀性骨缺损，肿瘤内可见某种程度的骨质增生和钙化，体积较骨样骨瘤大。椎体的网织细胞肉瘤除骨质破坏外，还可见椎旁组织膨胀，受累椎体凹陷变形，但椎间隙不受侵犯。

由于 X 线的对比及分辨率很低，不能清楚地显示骨质病变和软组织的情况，如恶性肿瘤向软组织的浸润，椎管内肿瘤未引起骨质变化以前，X 线片的诊断在实际临床上诊断价值越来越小。

**3. X 线体层摄影** 其目的是使人体某一层组织清晰地显影，而其前后或上下各层组织阴影模糊不清。在脊柱的影像学检查和诊断上，断层摄影主要应用于以下几个方面：①发现邻近组织重合掩盖的病变。例如，X 线片常不能显示上胸椎、下颈椎及颅底-寰枢椎的异常，而体层摄影可清楚显示这些部位的病变。②发现微小骨病灶，有利于早期诊断。③较精确地确定病变的范围，如侵犯部分椎体、椎体前缘或某个突起的异常。④更清楚地显示病变的解剖部位、形态结构及软组织异常。

**4. CT 扫描** 因为 CT 扫描对骨质结构分辨率较高，而且能够显示病变对脊髓压迫情况，对于判断病变的发生部位、性质和对脊髓造成压迫程度等具有非常大的参考价值。如果应用三维成像技术进行三维重建，则能够更加清晰地显示病变累及脊柱、椎旁组织、椎管的范围和对脊髓及神经根的影响。

**5. 磁共振扫描** 能够清晰显示脊柱结构及其周围软组织和占位对脊柱椎管内的破坏状况。磁共振扫描优势在于，不但能够清楚骨质和相邻软组织病变，还能清晰显示肿瘤同脊髓、神经根的解剖关系，以及脊髓和神经受到损害程度。辅助以造影增强剂强化成像，有助于判断肿瘤性质。

**6. 全身骨扫描** 即应用放射性核素技术对全身骨骼系统成像，有助于判断脊柱肿瘤是单发还是多发，特别是对转移瘤是否合并其他部位骨转移进行评估，具有重要意义。

**7. 血管造影** 对于明确肿瘤的血液供应有重要意义。对于血供非常丰富的肿瘤也可以应用该技术行手术前血管栓塞，对于部分肿瘤也可以选择该技术进行血管内灌注化疗。

### （三）脊柱肿瘤的组织学检查

综合分析患者的现病史、既往史、家族史、临床表现和影像学检查能够对大多数脊柱肿瘤提出初步诊断意见，很难确诊。因此，对某些诊断确实有困难，但是肿瘤性质对治疗方案选择至关重要的脊柱肿瘤，在其治疗前可以采用一些微创技术取得部分肿瘤组织进行组织学检查。近几年来逐渐采用 CT 引导下经皮穿刺活检，由于该穿刺技术创伤小、操作简单等，对于脊柱肿瘤明确诊断和确定治疗方案上发挥着非常重要的作用。该穿刺技术的主要要点：先对病变部位进行 CT 扫描；根据肿瘤与周围组织特别是脊髓和神经根的解剖关系设计恰当的穿刺路径，选择恰当的活检穿刺器械（肿瘤质地软选择软组织穿刺套管，肿瘤质地硬则选择骨组织穿刺套管），在 CT 引导下穿刺尽量取 2～3 块不同部位的肿瘤组织，从而提高进行肿瘤组织学诊断的阳性率和准确率，然后进行病理学检测。有对 352 例肿瘤患者在 CT 下进行脊柱病变穿刺活检的报道，病例涉及节段几乎囊括从寰椎至骶椎的椎节。病理结果显示，穿刺活检病理与手术后病理诊断符合率高达 93.54%，而且穿刺没有严重并发症，也没有发生种植性转移。当然严格掌握穿刺活检技术的禁忌证是保证其安全有效的前提，注意对体质虚弱，伴有严重心、脑疾病和有明显出血倾向患者不宜采用。

## 四、脊柱肿瘤的诊断

详细了解病史和进行全面体格检查可做到早期发现肿瘤。详细询问疼痛性质，疼痛加重和缓解的因素，如打喷嚏、活动时是否加重，休息时是否缓解，改变体位是否引起疼痛改变；疼痛是间断性发作还是持续性存在；疼痛部位和性质，是根性疼痛还是反射性疼痛；药物治疗的效果及对药物的需要程度；有无大小便功能障碍及性功能障碍；有无感觉异常及肌力障碍。病史应了解过去、现在的状况，是否存在无明显诱因的体重改变，是否有吸烟饮酒史，大小便习惯是否有异常变化，有无血尿史，有无全身肿瘤史（含良性肿物），是否有原因不明的发热、盗汗，皮肤色素区是扩大还是缩小，是否有出血血肿或颜色变化，有无淋巴结肿大或其他肿物；过去病史应包括肿瘤史及其他手术病史。病史应包括儿童时期肿瘤发病史及治疗史，该病史可增加第二次肿瘤发生的概率，如霍奇金淋巴瘤治疗后第二次肿瘤发生率要比一般人群高出 5 倍；放疗后或化疗后其骨肉瘤的发病率要比一般人群高出 100 倍。全身的查体应该全面详细，尤其是神经系统检查更应仔细，对怀疑脊柱肿瘤患者均需行肛门指诊，女性患者应行妇科检查。依靠常规的影像学检查及目前 CT 下活检所得组织而进行的组织学检查、某些实验室检查指标有助于判断肿瘤性质，如酸性磷酸酶高提示前列腺癌转移可能，碱性磷酸酶高提示成骨性骨肉瘤转移可能，本周蛋白异常为骨髓瘤特征性反应，可以增加临床的初步诊断准确性。

## 五、脊柱肿瘤的外科治疗

### （一）手术目的和手术指征

手术治疗的目的和指征对于不同类型或者相同类型处于不同时期的脊柱肿瘤来说，会有很大差别。手术治疗的目的如下。

**1.** 多数良性肿瘤及某些侵袭较局限的低度恶性肿瘤可以行彻底切除，维持脊柱稳定性。

**2.** 大多数恶性度高、侵袭范围广、容易复发的原发性恶性肿瘤或转移瘤，当无法彻底切除时，应争取行次全切或大部切除，保持或恢复脊柱稳定性及脊神经根功能，有效提高患者生活质量，延长生存时间。

**3.** 对于已经到达恶性肿瘤晚期，肿瘤组织无法被全部或大部切除，存在难以耐受的剧烈疼痛或严重神经功能障碍者，可采用姑息手术治疗，对脊髓和神经根进行减压，减轻患者的痛苦，提高生存质量。

### （二）术前准备及术中注意事项

脊柱肿瘤的术前常规准备与其他脊柱手术相同。但是脊柱肿瘤患者往往一般身体状况较差，手术前应注意纠正患者的贫血并改善其营养状况，因为脊柱肿瘤术中失血多、速度快，术前尤其应注意纠正凝血功能异常，备足血袋。对于某些血运丰富的肿瘤和血管性肿瘤，必要时可先对肿瘤血管进行术前栓塞治疗，以减少手术中出血。要充分考虑到脊柱肿瘤根治切除手术的复杂性，手术前必须进行详细评估，制订周密的方案，尽量考虑手术可能发生的意外情况及相应对策。考虑到手术中有可能短时间大量失血，导致失血性休克的情况，要提前开放两条以上较大静脉通道或开放深静脉通道供紧急静脉滴注用。因为术前穿刺活检仍存在一定误差，在条件允许的情况下，应尽量争取肿瘤组织术中冷冻病理检查，明确病理诊断可适时调整手术方案。

### （三）脊柱肿瘤手术切除相关概念

（1）刮除：是一种于病灶内将肿瘤分块切除的方式，适用于某些膨胀生长的良性脊柱肿瘤，但是对于侵袭性生长的恶性脊柱肿瘤，刮除难以达到根治性切除肿瘤的效果。

（2）彻底性切除：指通过手术将肿瘤彻底清除的方法，其主要方式：①边界性切除，将肿瘤包膜及肿瘤周围反应区组织彻底切除。②广泛性切除，将肿瘤连同周围部分正常组织一同彻底切除。③整块切除，将肿瘤连同周围部分正常组织整体切除，切除组织没有肿瘤外露，切取物周缘无肿瘤细胞，但对于脊椎上肿瘤，临床上很难实现根治性切除，由于脊椎部位的"间室"概念常涉及椎管内脊髓结构，不能切除，故脊柱肿瘤根治手术须谨慎使用。

（3）椎体切除术：指将一个节段脊柱椎体结构或数个节段椎体全部切除，适合于肿瘤位于椎体内的情况。

（4）全脊椎切除术：主要适用于脊椎前、后方结构都被侵及破坏的患者，治疗时将受到累及的一个节段脊柱结构或数个节段脊椎全部切除，力争将肿瘤彻底清除。

（5）重建脊柱稳定性：侵犯范围广泛、对周围组织破坏非常严重的脊柱肿瘤，切除肿瘤之后遗留的缺损采用椎间植骨内固定技术进行修复，使脊柱重新获得稳定性。

### （四）颈椎肿瘤全脊椎切除术

**1. 基本技术及肿瘤切除**　肿瘤充分显露是彻底切除的关键，后路显露并不复杂，但要注意将双侧的椎板、关节突侧块均显露清楚。并将关节突及横突上附着的组织彻底剥离。肿瘤侵及软组织，将软组织的包膜一并彻底切除。宜将需要切除的脊柱关节突侧块和椎板分块切除。从脊柱后方入路切除椎弓根骨质，为切除脊椎前方的椎体创造有利条件。

颈椎前入路应该仔细解剖，分离胸锁乳突肌和气管、食管等间隙，纵行切开椎前筋膜，暴露两侧颈长肌，切断颈长肌并向两侧方向剥离，充分显露出脊椎肿瘤，注意保护两侧椎动脉。

**2. 颈椎植骨及内固定**　病变累及的椎骨被整体切除后，一般采用前入路椎体间融合植骨术。可根据患者的情况选择自体髂骨、同种异体骨、人工椎体或者椎间融合器等椎体间人工和自体植入材料，自体髂骨愈合可靠性最强；同种异体骨方便但融合能力差，而椎间融合器能提供有力的力学支撑，融合率也较高。侧块螺钉固定在颈椎后方进行内固定应用最为普遍，如病变位于上颈椎，可以应用枕颈侧块之间的专用板及螺钉固定。颈椎椎弓根螺钉技术尽管能够比侧块螺钉固定提供更为理想的力学固定强度，但是手术难度非常大。有医师对颈椎椎弓根钉与侧块螺钉的临床效果进行对比研究，发现未见显著区别。侧块螺钉固定因为其安全性更大，在目前临床上应用更为广泛。

**3. 手术注意事项**

（1）颈全脊椎切除手术前需要行颈椎磁共振扫描，评估肿瘤与双侧椎动脉解剖关系，为手术中椎动脉显露提供参考。

（2）上颈椎肿瘤采用颌下入路行全脊椎切除时，须先行前方手术，如果先行后方枕-颈固定，则内固定限制了颈部过仰伸，导致再从前方手术暴露比较困难。由于目前上颈椎采取前入路手术，缺乏坚强有效的内固定手段，故全脊椎切除可在头-胸外架保护下进行。

（3）位于上颈椎前部的肿瘤如经口入路，应行气管切开，以利于术后早期呼吸道管理。

### （五）胸椎肿瘤全脊椎切除术

**1. 手术显露与切除**　胸椎肿瘤后入路手术治疗与颈椎肿瘤后入路手术基本类似，不同之处在于胸椎关节突、侧块与颈椎关节突、侧块在大小和形状上不同，而且横突和肋骨之间构成肋横突关节，所以行胸椎后入路手术时，往往需要部分或全部切除肋骨小头；当切除胸椎后部结构时，应仔细将关节突与横突周围的肌肉、韧带和前方胸膜剥离，并从靠近椎体后缘处切除椎弓根，以便于前入路椎体切除操作。前入路采用经胸腔胸椎椎体的切除，一般从侧前方暴露椎体。由于心脏和主动脉略偏于左侧，右侧胸腔较左侧胸腔更宽敞些，有更大的操作空间，故多数医师习惯采用右侧胸腔入路，部分医师喜欢左侧胸腔入路是因为主动脉虽然偏于左侧，但其管壁较厚，不易损伤，右侧胸腔操作容易损伤胸导管和上下腔静脉，应根据患者病情和医师个人习惯进行入路选择。切开壁胸膜之后，首先游离、结扎病变椎体中央前方的节段血管，然后结扎其上下相邻椎体血管，以备内固定。彻底切除病变椎体相邻的椎间盘后，行病变椎体切除，以完整切除最为理想，必要时可将病变椎体分块切除。如果病变椎体对侧椎旁组织已侵蚀，则可能切除比较困难，必要时考虑对侧胸腔入路辅助切除。上述操作也可经胸膜外入路完成。

也有医师尝试经后侧正中入路显露胸椎后部结构，切除与病变椎体和相邻节段和胸脊椎相连的部分肋骨，经肋横突关节向前仔细剥离，从而暴露出病变椎体及上下邻近椎体，从侧后方一并切除。但由于后入路显露并切除椎体需切断多根肋骨，创伤较大，故限制了其应用。

**2. 植骨内固定** 胸椎病变椎体全切除后，前方椎体之间植骨融合。胸椎后方采用椎弓根内固定或鲁氏棒+椎板下钢丝内固定。

**3. 注意事项** 如果没有特殊禁忌，行胸全脊椎切除时，宜先行后入路脊椎后部结构切除并行内固定，这样可以使脊柱获得稳定性，再行前入路手术将更为安全。

### （六）腰椎肿瘤的全脊椎切除术

**1. 手术显露** 腰椎肿瘤后入路显露与胸椎肿瘤手术不同，因为腰段神经根损伤会引起感觉运动功能丧失，所以必须受到保护，否则会引起功能障碍。

腰椎椎体显露切除一般经侧前方入路进行。同胸椎肿瘤手术一样先游离、结扎病变椎体中央前方的节段血管，然后结扎其上下相邻椎体血管，以备内固定。术中需要注意腰大肌附于椎体侧前方，剥离或切开腰大肌过程中需小心，避免损伤其内神经根。如果行腰4或腰5的椎体切除，采用侧前方入路较为困难，则可采用前侧切口入路，经腹膜后到达病变椎体前方。

**2. 植骨与内固定** 腰椎肿瘤手术常行椎弓根内固定，同时也需要植骨融合，腰椎负重大、活动多，应以骨松质的人工椎体作为椎体间植入物进行充填，以避免塌陷。腰5椎体切除前方内固定比较困难，有时只能行椎体植骨或应用人工椎体，术后需卧床超过6～8周，并佩戴支具固定。

### （七）脊柱肿瘤的放疗

放疗是脊柱肿瘤重要治疗方法之一。对于血管性肿瘤、嗜酸细胞肉芽肿、淋巴瘤、骨髓瘤和来源于乳腺、肺、前列腺等的转移瘤等，放疗效果较好。曾经认为脊索瘤对放疗不敏感，但现在发现对于脊索瘤，放疗仍然具有一定疗效。

放疗指征：①对放射线敏感的肿瘤，手术前采用放疗，能够缩小肿瘤体积并减少其血运，为彻底切除肿瘤创造条件，可一定程度上降低肿瘤复发率，放疗后早期瘤周组织会出现水肿等不良反应，影响手术伤口愈合，一般放疗结束2周后再手术。②对已失去手术机会者，放疗可延缓病情进展，并可能通过放疗减轻脊髓压迫及神经根性症状。③放疗敏感肿瘤。进行术后放疗的目的是减少肿瘤复发。放疗最严重的合并症为放射性脊髓病，需严格控制剂量。

### （八）脊柱肿瘤化疗

化疗是脊柱肿瘤的重要治疗方法之一，适用于对化疗敏感的肿瘤。对于这些对化疗敏感的肿瘤，化疗能够很大程度上决定治疗效果，甚至比手术更为重要，尤其对于不少无法采用手术治疗的多发转移瘤，化疗起着不可替代的作用。由于化疗药物的特异性，作用于不同的瘤细胞或不同肿瘤周期，常需要联合用药，而且药物的毒副作用比较大，所以要在专业的肿瘤医生指导下应用。

# 第二节　原发性脊柱骨与软骨良性肿瘤

## 一、骨样骨瘤

骨样骨瘤是一种由骨母细胞及其产生的骨样组织所构成的良性肿瘤。其特征是体积小、境界清楚、病变周围常存在反应性骨形成区。脊柱骨样骨瘤发病率低，占脊柱肿瘤发病率的7%，13%左右的骨样骨瘤发生于脊柱，胸腰椎相对多见。该病好发于儿童及青年人，以5～30岁为多见，男性居多，男女患者之比为2∶1。

## （一）临床表现

疼痛：该肿瘤可发生于脊柱的任何部位，在胸椎主要表现为胸背部的持续性疼痛，负重时加重，常常夜间加重。研究认为瘤巢内及周围的感觉神经末梢可能与这种特发性疼痛有关。在某些病例中由于肿瘤压迫神经根，可引起神经根性痛。

脊柱侧凸：骨性骨瘤可引起痛性轻度脊柱侧凸，患者局部肌肉痉挛，压痛明显，并可出现神经根受压症状。主要为脊神经根受到刺激或压迫时，为缓解疼痛，脊柱向一侧弯曲，呈保护性反应状。

## （二）辅助检查

X 线检查：肿瘤体积小，X 线片上常易漏诊。病变常局限一个椎体，约 1/2 以上患者病灶位于椎板或椎弓；1/5 的病灶在关节突，另 1/5 发生在横突、棘突和椎体上；病变为一瘤巢，呈圆形或椭圆形，直径 1~2cm，周围有大量硬化的反应骨，密度增高，瘤巢相对为一透亮区。CT 优于MRI，典型表现为椎板或横突局部膨大，呈高密度改变，可突出于椎板外，呈类圆形肿块，高密度中心有小圆形低密度区，低密度区中心有高密度的致密核。

骨扫描：可见异常性的放射性浓聚，对于行 X 线检查后诊断仍模糊的患者，可行此检查以进一步明确。

## （三）诊断

根据患者的发病年龄，反复发作的腰背部疼痛，伴或不伴有脊柱的侧突畸形，结合 X 线及CT 的特征性表现，可基本明确诊断，进一步明确有赖于病理诊断。

## （四）治疗

脊柱骨样骨瘤患者当骨骼发育成熟后，没有结构性脊柱侧凸风险时，可先应用非甾体抗炎药治疗。对于骨样骨瘤及部分骨母细胞瘤患者可行刮除术，但如瘤巢切除不彻底可有复发的可能。因此手术治疗仍应行肿瘤的广泛切除。术前可行放疗或栓塞治疗。

# 二、骨母细胞瘤

骨母细胞瘤是一种良性或局部侵袭性肿瘤，好发于 10~25 岁青少年，男女之比为 2∶1，1/3的骨母细胞瘤发生于脊柱，约占脊柱肿瘤发病率的 11%，以腰椎、胸椎为多见。该瘤一般起源于后部结构，累及椎体者极为少见。

## （一）临床表现

疼痛：与骨样骨瘤相似，多为局部腰背部疼痛。少数病例可出现神经根受压症状。

侧凸畸形：与骨样骨瘤相似，常可出现凹向病灶侧的侧凸畸形。

## （二）辅助检查

X 线检查：囊性膨胀性改变，有反应骨形成及不同程度的钙化，周围大量的骨质硬化。约 10%的患者可见侵袭性特征，如月食状的特征和生长迅速。

CT：能更清楚地显示病变破坏程度，有利于手术方案的制订。

MRI：瘤体和周围软组织肿块在 $T_1$ 加权像为低信号，在 $T_2$ 加权像为高信号。钙化和硬化的边缘在 $T_1$ 加权像和 $T_2$ 加权像都为低信号。MRI 可显示脊髓受压的程度、范围及与周围组织的关系。

## （三）诊断

本病病程较长，好发于青少年，根据临床反复发作腰背部疼痛史，结合影像学上的表现，可做出诊断。但本病须与骨样骨瘤、动脉瘤样骨囊肿及骨巨细胞瘤相鉴别。

## （四）治疗

非手术方式治疗效果不佳时，如果肿瘤血液供应非常丰富，可术前栓塞大滋养血管。骨母细胞瘤术前恶性可能性难以预测，手术后复发率约为15%，尤其是采用刮除手术方式者。因此多数医师主张广泛、彻底切除病灶，避免灶内切除，术后辅以放疗。但有报道放疗后恶性变为骨肉瘤者。

## 三、脊柱骨软骨瘤

骨软骨瘤又称外生骨疣，为最常见的良性骨肿瘤，多发生于靠近关节的长管状骨，可单发或多发，单独发生于脊柱者少见。

### （一）临床表现

脊柱骨软骨瘤，多见于颈椎和上胸椎，多发生于附件。瘤体小者可无任何症状，常于体检时发现；瘤体大者可压迫椎管内血管、神经根和脊髓，出现脊髓和神经根的压迫症状。部分患者可发生脊柱侧弯。大多数患者发现骨软骨瘤后20年可无疼痛，病变可向骨骺端扩大。骨骺生长板闭合后1～3年肿瘤停止生长，软骨帽逐渐变薄。大约1%的单发性骨软骨瘤和5%～25%的多发性骨软骨瘤可恶变为软骨肉瘤，局部出现疼痛、肿胀、软组织包块等症状。

### （二）辅助检查

X线检查和CT：均清楚显示病变的形态及局部骨质特征性改变。肿瘤瘤体多从椎弓皮质骨的骨性突起发起，以广基底附着于其表面，肿瘤内骨小梁与正常骨松质一样，肿瘤尖端可见与透亮软骨阴影相间的不规则钙化与骨化影。多发性脊柱骨软骨瘤尤其好发于棘突和横突。

MRI：肿瘤瘤体部分在 $T_1$ 加权像为高信号，在 $T_2$ 加权像为中等或高信号；软骨帽呈分叶状，在 $T_1$ 加权像为低信号，在 $T_2$ 加权像为高信号，软骨帽分叶之间存有低信号间隔。$T_2$ 加权像的高信号代表肿瘤处于骨生长期，或静止状态的软骨残留；软骨帽高信号消失，则代表肿瘤生长停止。

骨软骨瘤恶变表现：①肿瘤停止生长后又突然开始生长或加快生长，常见30岁以上患者的实性肿瘤体积突然增大或原来生长缓慢的肿瘤近期突然增长迅速，或原来无痛性肿瘤突然出现疼痛。②肿瘤软骨帽增厚，尤其是超过 1.0cm，则应高度怀疑恶变。③骨软骨瘤内出现透亮区，肿瘤同周围软组织界限不清或周围出现软组织肿块。④软骨帽的钙化变淡，钙化环残缺不全，边缘模糊或出现不规则的骨质破坏。

骨扫描检查：儿童活动性骨软骨瘤骨扫描常呈阳性，而成人不活动性骨软骨瘤骨扫描常呈弱阳性或阴性。

### （三）治疗

如肿瘤处于静止状态无反应，则不必手术，密切观察。当邻近组织受压疼痛或肿瘤侵及神经或血管引起神经功能障碍时，应切除。为了避免遗留可能导致再生长的软骨帽，对儿童，手术时应将肿瘤充分显露，将骨膜、软骨帽盖、骨皮质及基底周围正常骨质一并切除。对成年人，则不必切除骨软骨瘤的干或基底。手术前行 CT、MRI 检查可以了解与肿瘤有关的血管神经束移行情况，同时可重点显示骨软骨瘤软骨帽的异常增厚情况。脊柱骨软骨瘤多发生在附件，应施行包膜或广泛切除，其复发率较低。怀疑瘤瘤恶性变时，必须实施严格的囊外、边缘或广泛切除。在切除过程中避免脱落骨软骨瘤的软骨面和瘤囊。同时，注意防止损伤瘤体，以免病变组织碎屑遗留于体内，而成为日后复发的隐患。

骨软骨瘤一般预后良好。发生恶变的软骨肉瘤，常分化较好，生长相对缓慢，恶性度低，转移较晚，早期彻底手术切除，仍可获满意效果。

## 四、脊柱血管瘤

脊柱血管瘤在脊柱良性肿瘤中常见，其发病率为10%～12%，可发生于任何年龄，中青年居多。女性略高于男性，随年龄增加。部位依次为胸椎、腰椎、颈椎和骶椎。约12%脊柱标本发现血管瘤，多无临床症状。80%～90%的脊柱血管瘤是单发病变。

## （一）临床症状

脊柱血管瘤患者局部疼痛多不重，晚期棘突压痛、叩痛或并发脊柱侧凸后凸畸形，有时有神经受压症状。严重者可合并病理性骨折或脊髓、神经压迫症状，表现为放射痛、下肢麻木、无力。

## （二）影像学检查

X 线片示椎体栅栏或网格状改变，椎体蜂窝状改变在肿瘤破坏的透亮囊状阴影中出现中央向周边放射的条纹阴影。CT 可见到增粗的骨小梁断面与透亮区相间，并可观察到蔓延范围内 MRI 表现为边界清楚的类圆形病损。在 $T_1$、$T_2$ 加权像上均表现为高信号并混有点状低信号。骨外病灶扩展则在 $T_1$ 加权像上不显现高强信号，注射造影剂后血管瘤信号可增强。血管造影可明确诊断。血管瘤的供应血管是肋间动脉，造影可显现扩张的血管丛。

## （三）诊断与鉴别诊断

脊柱血管瘤进展缓慢，以中青年为多。如有上述典型表现，并结合 X 线片、CT 结果及 MRI 表现诊断不难。脊柱血管瘤应与骨巨细胞瘤、转移性肿瘤及结核相鉴别。如果怀疑血管瘤，勿做活检，易因出血被误诊为恶性肿瘤。

## （四）治疗

**1. 自愈疗法** 无症状者可随诊观察，无须进行治疗，血管组织可被纤维组织替代，血管瘤自行痊愈。

**2. 放疗** 血管瘤对放射线敏感，有症状的患者考虑放疗，放疗机制是放射线照射血管瘤，导致组织充血水肿，血管瘤内继发血栓形成，然后瘤体逐渐萎缩，脊椎在应力作用下重新塑形。X 线片上栅栏状改变消失或不明显。放疗剂量多小于脊髓耐受量，极少出现放射性脊髓炎。过去常放疗或联合减压椎板切除。减压术因血管瘤易大出血死亡而不常用，仅用于有脊髓压迫患者。针吸穿刺可确诊而出血危险较低，术前行活检，可做血管内栓塞术。

**3. 介入治疗** 通过血管内介入和放射技术治疗血管瘤在各地得到开展，经皮栓塞滋养血管治疗血管瘤，并辅助手术治疗是一种很好的方法。

**4. 手术治疗** 手术减压治疗的目的是快速解除脊髓受到的压迫，为脊髓早期恢复创造条件，有神经症状和发生急性瘫痪均是手术减压的适应证。手术前最好先行血管造影，如果条件允许，先行术前栓塞，有助于减少出血，降低手术风险。术中尽可能全部切除肿瘤而非单纯病灶内切除，病灶切除后需要植骨内固定重建脊柱稳定。如果彻底肿瘤切除困难也可考虑行椎板减压后辅以放疗。

**5. 椎体成形术** 适用于有临床症状，但椎体后缘骨结构完整，无明显破坏的胸椎、腰椎椎体血管瘤患者。手术所需相关器械及骨水泥材料准备齐全条件下，在影像学下进行手术，局部麻醉下经皮椎弓根进入，确认在椎体内后可以注射骨水泥，可起到止痛及防止病理性骨折的作用。

# 五、软骨母细胞肿瘤

软骨母细胞肿瘤是一种少见的良性肿瘤，是一种由软骨母细胞样细胞、少量软骨样基质及散在多核巨细胞共同组成的良性肿瘤，好发于 10～19 岁青少年，以男性居多。有时可伴有继发性动脉瘤样骨囊肿。少数软骨母细胞瘤在临床上有侵袭性行为。

## （一）临床症状

肿瘤多生长在骨骺内，症状有些类似于邻近节段骨关节紊乱，表现为局部的胸背部疼痛，可伴有放射病症状、体征。

## （二）辅助检查

X 线检查：可见病损呈圆形或椭圆形，边缘清楚，并有成熟的反应缘，内有细的点状钙化。

可以破坏关节软骨，进入关节间隙。

断层摄片或 CT：均有助于发现肿瘤内部的钙化。

MRI：在 $T_2$ 加权像上可表现为高信号，增强可见部分强化。

血管造影：可见肿瘤较富含血管。部分软骨母细胞瘤伴有动脉瘤样骨囊肿，可在血管造影中清晰显示。因此血管造影对于手术中预防出血具有重要意义。

### （三）治疗

药物治疗：口服水杨酸类制剂可明显缓解疼痛。

手术治疗：如果单纯采用病灶内的搔刮术，术后复发率较高。因此对于该型肿瘤目前主张以病灶外的广泛切除术为主，尤其是对部分侵袭性病灶而言。

放疗：对该型肿瘤有一定的疗效，尤其是在枕颈部这一手术难度较大的区域，可考虑先行放疗。化疗一般无效。单纯行病灶内肿瘤切除，术中需植骨和（或）内固定以重建脊柱的稳定性。如果肿瘤切除困难也可以先行椎板减压然后予放疗。截瘫重、病情进展快者宜尽早手术治疗。轻度患者单纯放射有效率达 100%，无须手术。

## 第三节　脊柱的原发性恶性骨肿瘤
### 一、骨巨细胞瘤

骨巨细胞瘤是常见的原发性骨肿瘤，一般认为起源于骨髓间叶组织。以大量破骨细胞巨细胞均匀分布在卵圆形短梭形单核的间质基质细胞中为特征，几乎都发生于骨骼发育成熟后，是一种具有交界性低度或潜在恶性的骨肿瘤。

脊柱骨巨细胞瘤的发病年龄在 20～40 岁，20 岁以下及 55 岁以上发病率较低，女性稍多。约占脊椎肿瘤发生率的 15%。各节段脊椎均可受累，以胸骶椎发生率高。椎体发生概率高，随着发展可侵犯椎板、椎弓根、关节突和棘突，可突破皮质，侵犯椎间孔，或包围硬膜，或侵犯邻近肌肉。

### （一）临床表现

早期棘突周围广泛间歇性疼痛，疼痛程度多不影响睡眠，内部可出血坏死囊变。最常见的是椎旁肌痉挛，后期病情持续性发展，导致病理性骨折，可以出现相应脊髓节段或邻近组织器官受压的临床症状体征。如果肿瘤位置比较浅表，可出现局部皮温升高、静脉怒张。当骨皮质破坏并形成软组织内肿块时，皮温增高明显。

### （二）辅助检查

X 线检查：骨巨细胞瘤有呈膨胀性偏心性生长及多房性特点。如果没有死骨形成、未发现椎旁脓肿和无椎间隙变窄等可与结核相鉴别，没有钙化块影或碎骨片影可与脊索瘤相鉴别。后期可显示溶骨性破坏，骨质缺损，皮质膨胀变薄，椎体、椎弓均可累及，边缘清楚，中间常有囊状分隔，无新生骨与骨膜反应。

CT 扫描：CT 能清晰发现 X 线片不能发现或显示不清的微小破坏灶，对脊椎附件病灶检查优于 X 线片，更能发现肿瘤侵犯的椎管内外结构情况。CT 能显示溶骨、膨胀、偏心性及多房性特点。目前的螺旋 CT 更具有优越性，且可以重建对其肿瘤的立体描述。

MRI 检查：肿瘤在 $T_1$ 加权像呈现低信号强度，在 $T_2$ 加权像表现为高信号强度。肿瘤皮质的骨质在肿瘤 $T_2$ 高信号的衬托下，呈明显的低信号，边界清晰。肿瘤的皮质骨受到侵害时，周围的低信号环表现为不完整。肿瘤内常可见到囊变区，表现为明显的 $T_2$ 高信号。肿瘤内出血时，在 $T_1$ 和 $T_2$ 均可出现高信号（亚急性期）。在评价肿瘤软组织肿块的大小和范围及对脊髓和神经根的压迫程度方面，MRI 明显优于 CT。

**（三）诊断与鉴别诊断**

**1. 诊断** 脊柱骨巨细胞瘤的初步诊断主要依靠病史、体征和影像学表现，最终确诊需要依靠病理检查结果。

**2. 鉴别诊断** 本病主要与以下疾病相鉴别。

（1）动脉瘤样骨囊肿：常常破坏脊椎后部结构，多在 20 岁以前发病，囊状膨胀改变明显，周围有蛋壳样骨壳包绕，囊内可有细小分割。有时两者鉴别困难，只能依靠病理鉴别。

（2）脊索瘤：亦以骶骨最为多见，但往往位于骶骨中央，便于同骨巨细胞瘤相鉴别。

（3）骨母细胞瘤大多侵犯椎弓，尤好发于棘突、横突、椎板及椎弓根。X 线表现为边界清楚的孤立性溶骨性破坏区，可有骨膨胀改变，周围有较薄的、轻度不规则的钙化。单纯刮除自体植骨术近年来已很少为医师采用。手术目标为彻底广泛切除。

**（四）治疗**

（1）手术治疗：骨巨细胞瘤是一种有潜在恶性的肿瘤，即将瘤组织及椎体的边缘正常组织一起切除，但手术难度较大。脊柱稳定性遭到破坏后，应重建脊柱稳定性。有报道脊柱骨巨细胞瘤行病变内手术复发率为 27%，边缘切除为 8%，广泛切除为 0。彻底而有效的外科干预能对骨巨细胞瘤的预后起到积极的影响。

（2）放疗：脊柱骨巨细胞瘤对放射线中度敏感。对某些不能行手术治疗的病例，可行深部 X 线或照射治疗。手术切除不彻底的病例，如术中无法实行边缘切除的病例可行术后辅助放疗，以减少复发。肿瘤范围大、出血多、手术困难者，可行术前辅助放疗，使肿瘤缩小、出血减少，方便手术彻底切除。但放疗效果不确定，有恶变的可能，恶变多发生在照射后 3 年左右。

（3）化疗：术后可行全身多药联合化疗，但未见化疗对该瘤具显著效果的报道。

**（五）预后**

复发率高，定期复查以便早期发现，复发后及时再手术或放疗等。

# 二、软骨肉瘤

软骨肉瘤为恶性软骨源性肿瘤，在软组织肿瘤中发病率为 19.08%，仅次于成骨肉瘤，在脊柱的发病率约为 6%。依据发生部位分为骨膜型、周边型和中心型。依据软骨肉瘤起病过程可分为原发性和继发性。继发性软骨肉瘤多继发于多发性骨软骨瘤及多发性内生软骨瘤。软骨肉瘤发病年龄较广，1～60 岁均可发病，以 30～60 岁为多见，病灶在颈椎、胸椎、腰椎、骶椎各节段之间无明显分布差异。

**（一）临床表现**

脊柱软骨肉瘤的临床表现取决于肿瘤的发病部位和肿瘤的侵犯情况。继发者可有良性病变突然增大的表现。

疼痛：是患者最常见的主诉，疼痛病程较长，发展缓慢。最初的疼痛多数为脊柱区隐痛，间歇性发作或逐渐加重，也有少数患者在发病初期疼痛即较严重。随着病程的发展，疼痛逐渐加剧，甚至出现无法控制的进行性疼痛，夜间及俯卧位时疼痛加重。脊柱区疼痛最严重的部位常常是肿瘤存在的部位，脊柱区以外部位的疼痛甚至麻木可由肿瘤侵犯神经或压迫脊髓而引起。

肢体的乏力和反射异常：是脊柱软骨肉瘤的重要表现之一，是神经和脊髓受损的直接表现。发生肢体乏力的部位与肿瘤部位有关。当肿瘤侵犯神经根时，则肢体乏力的分布范围较为局限，仅存在于受累神经根支配的肌肉，同时会出现该区域的麻木、感觉异常，肌肉牵张反射减弱或丧失。在脊髓受压时，则该节段支配区域以下肢体肌力均减弱。

其他表现：一旦肿瘤步入晚期则可有消瘦、乏力、发热等肿瘤晚期恶病质表现。

## （二）辅助检查

X 线：中央型软骨肉瘤主要表现为透亮区，其间可见钙化。周边型软骨肉瘤呈叶状肿块，呈透亮区，其间有较多的斑状钙化。继发性软骨肉瘤可在原发良性病变基础上发展而来，X 线表现常较明显。

CT 扫描：能比较准确发现病灶范围，也清楚显示病灶钙化，有助于确定手术范围。

MRI：有助于判断肿瘤的反应区。

PET-CT：有助于确定病变侵袭范围。病灶核素浓聚越高，恶性程度越高；但有些高度恶性肿瘤，由于钙化很少而无明显的放射性核素浓聚，可呈现冷区。

## （三）治疗

手术治疗原则是彻底切除肿瘤组织，恢复和重建脊柱的稳定性。低度恶性软骨肉瘤一般不转移，可允许边缘切除术，但尽量广泛切除，降低复发。对高度恶性软骨肉瘤，广泛切除后仍有高复发者，能大范围切除尽量大范围切除，不应行边缘切除，更不应行病灶内切除。软骨肉瘤对于放疗及化疗均不敏感，故不作为临床首选的治疗方式。

# 三、骨 髓 瘤

骨髓瘤是浆细胞异常增生的恶性肿瘤，异常增生的浆细胞浸润骨髓和软骨组织，产生球蛋白，导致骨骼破坏、贫血、肾功能损害和免疫功能异常，是脊柱最常见的恶性原发性骨肿瘤，占所有原发性骨肿瘤的45%。本病多见于 40 岁以上的男性，以 50～70 岁为多见。脊柱为骨髓瘤好发部位，胸腰椎更为常见，其他部位如胸骨、髂骨、头颅等也常发现。骨髓瘤主要累及骨髓，但也可在肝、脾、肾、淋巴结等骨外形成浸润灶，多数发生于肿瘤的晚期阶段。本病主要与骨转移癌相鉴别。

## （一）临床表现

在起病初期，常常有长短不一的无症状期，时间可以长达数十年，仅仅表现为红细胞沉降率升高、蛋白尿和血清蛋白计数改变等。常见的首诊症状主要为骨痛，发生率约为 75%，其中腰骶椎骨痛约占 70%；骨骼变形及病理性骨折发生率为 90%；病情进展可出现进行性贫血等全身性征象，甚至出现消瘦、乏力、头晕和食欲减退等恶病质引起的表现。椎体病理性骨折或稳定性破坏可压迫脊髓或神经根，产生相应的神经症状和体征。

## （二）辅助检查

### 1. 实验室检查

（1）血常规：由于肿瘤组织广泛累及骨髓，影响造血系统的组成和功能，可出现不同程度的贫血、红细胞沉降率明显增快等表现。

（2）血液生化：约有 50% 患者的血清球蛋白明显增高，血清白蛋白计数可正常或降低。有 25%～50% 患者的血清钙含量明显增高，常常合并有肾功能障碍，引发继发性甲状旁腺增生。

（3）骨髓象：骨髓涂片检查可发现有少量骨髓瘤细胞，即畸形浆细胞。浆细胞增多而无畸形者，应结合临床才能做出诊断或更换穿刺部位再行检查。

（4）尿与肾功能检查：骨髓瘤患者多有蛋白尿，少数存在血尿和管型尿，尿中草酸钙结晶增加，碱性磷酸盐含量也明显增多。早期可间歇出现蛋白尿，晚期可持续大量排出蛋白尿。有学者发现本周蛋白对诊断骨髓瘤有一定价值，但是需要注意其并非骨髓瘤的特异性表现，它也可以发生于转移性肿瘤、慢性白血病和红细胞增多症等，需要与之鉴别。

### 2. 影像学检查

（1）X 线表现：病灶为多个溶骨性破坏和广泛性骨质疏松改变。溶骨性病灶的边缘呈现锐利、清晰的穿凿状表现，周围没有骨膜反应和新骨形成。较小的缺损呈现弥漫性的斑点状；较大的缺损，骨皮质可以变薄，甚至形成软组织肿块影。如果继发病理性骨折，可出现轻度骨膜反应和局部骨痂形成。

（2）CT 与 MRI：能够更清楚地显示病灶溶骨性破坏改变，可清晰显示骨皮质的破坏程度和对病灶周围椎旁软组织的累及程度。MRI 对于骨髓瘤的诊断更为敏感。

### （三）治疗

对症、支持疗法：对于疼痛剧烈患者应给予镇痛，对于严重贫血者和恶病质患者同时给予输血，纠正水电解质紊乱和酸碱失衡。可应用骨化三醇，每日 0.5μg，连续口服一周，有助于减轻疼痛和骨质脱钙。

手术治疗：对于单发的骨髓瘤引起神经功能障碍者可考虑采用手术治疗。手术宜将肿瘤彻底切除，并植骨内固定。对于多发性骨髓瘤应以放化疗为主要治疗手段，仅对于以某个节段为主的脊髓受压表现，可选择减压手术治疗。

化疗：目前常用的药物有美法仑、甲氨蝶呤和长春新碱等。可选择多种药物联合化疗，同时可联合应用肾上腺皮质激素和睾酮。

放疗：疗效好，作用快，也可作局部深度 X 线照射。

## 四、脊 索 瘤

脊索瘤是指来源于胚胎发育过程中残留脊索组织的肿瘤，多在颅底蝶骨、枕骨部及骶尾部，以骶尾部最为多见，约占 60%。约有 10%的脊索瘤发生转移。脊索瘤可发生于任何年龄，但因为脊索组织残留的衍生物演变为瘤体的过程比较缓慢，因此常见发病年龄大多数在 40～50 岁，男性多于女性。一般均为单发。

### （一）临床表现

该病发病缓慢，呈隐袭性进展，常在发病后数年，中、晚期才开始出现症状。位于骶尾部者，多表现为腰骶部疼痛，多以钝痛为主，部分病例会出现一侧或双侧下肢放射性疼痛，但是极少会出现感觉障碍和运动障碍。初起时不严重，以后会出现腰腿痛，随着肿瘤的逐渐生长，可在盆腔内或腹膜后形成巨大肿块，压迫直肠、膀胱或其他脏器，引起直肠和膀胱压迫症状，被误诊为膀胱炎或直肠炎。脊索瘤若波及或压迫骶神经，可出现大小便困难或失禁。

### （二）辅助检查

（1）X 线：在早期，骨膨胀明显，呈磨砂玻璃样阴影。但因肠腔内气体存在，线正位片上很难辨断。晚期，为广泛性溶骨性破坏，并可在骨性病灶周围发现大且边缘清楚的软组织肿块影，肿块内部可见残存的骨片或钙化斑。如果仅见到溶骨性破坏而未见到肿块内骨片或钙化斑，很难肯定是骶骨脊索瘤。在摄片前应作清洁灌肠，可确定肿瘤的范围、部位及与脏器的关系。目前的影像学检查可以清晰了解。

（2）CT 与 MRI：能较清楚地判断骶骨肿瘤的大小、侵犯椎节的范围以及与神经根、周围组织、血管、坐骨神经的关系，尤其是 MRI 检查，能辨清肿瘤在骶骨矢状位上的生长情况，有否压迫直肠、膀胱等，肿瘤向软组织侵犯情况。摸清这些情况，对于手术前准备，确定手术方案有较大意义。CT 上脊索瘤表现出与肌肉相似的密度。MRI 检查上脊索瘤呈长 $T_1$ 与长 $T_2$ 表现，死骨及钙化部分无信号。

（3）实验室检查：血常规有时可见血红蛋白偏低，呈贫血貌，白细胞有轻度升高。

### （三）诊断与鉴别诊断

**1. 诊断** 本病好发于 40～50 岁，多位于骶椎及颅底蝶骨，发病缓慢，腰骶部疼痛，可引起直肠和膀胱压迫症状。查体可发现骶后叩击痛、压痛、局部肿块突起，骶神经分布区出现感觉减退、肌力减弱和肛门括约肌松弛。肛指检查时，可扪及巨大肿块。结合影像学检查有助于诊断本病。

**2. 鉴别诊断**

（1）骨巨细胞瘤：以 20～40 岁为多见，更有年轻者出现，好发于骨骺端，类似于脊索瘤的部位。X 线片为一膨胀性骨破坏。在年轻患者中易于鉴别，以骨巨细胞瘤可能性大。但在 40 岁以上甚至 50 岁以上者，以脊索瘤的可能性大，可以在术中选用快速病理检查明确诊断。

（2）软骨肉瘤：为恶性程度高于脊索瘤，病情发展较快的肿瘤。软骨肉瘤好发年龄基本与脊索瘤相同。X 线片为一密度减低的阴影，病灶中常常有斑点或块状钙化点，在肿瘤生长过程中，可以出现皮质骨膨胀变薄，但极少出现皮质骨穿破现象，有时鉴别困难，需依靠病理检查明确诊断。

## （四）治疗

骶骨脊索瘤与骨巨细胞瘤均可行放疗，但骶尾部脊索瘤发现时往往已经很大，放疗难以奏效，故常采用手术切除与术后放疗相结合的治疗方式。骶骨脊索瘤的手术切除，因解剖复杂、肿瘤体积大、与盆腔脏器及大血管广泛粘连，手术比较困难，出血量大，具有一定的危险性。

**1. 手术治疗**

（1）肿瘤内刮除术：能部分刮除肿瘤组织残留瘤体，但常可迅速复发或远处转移。

（2）根治性肿瘤切除术：较单纯刮除术彻底，是目前根治骶骨脊索瘤的理想方法。但由于脊索瘤所在部位毗邻颅脑、脊髓或神经根，手术难以根除性切除。位于第 3 骶椎以下肿瘤宜从第 2 骶椎以下行骶骨大部切除术，位于第 1 骶椎以下宜行骶骨全切术或骶骨次全切术。术后进行骨盆重建。

**2. 放疗** 术后可局部辅助放疗，剂量 500Gy 左右，发现复发后应再行手术切除，以提高疗效。

# 参 考 文 献

艾娟娟. 2015. 偏头痛缓解期基于患者报告的评价量表临床应用的研究[D]. 杭州: 浙江中医药大学.

安辉. 2018. 颅内动脉瘤患者围手术期焦虑抑郁现状分析[D]. 锦州: 锦州医科大学.

安连生. 2005. 腰腿痛的鉴别诊断[J]. 广西中医学院学报, 8(1): 33-35.

白海平, 殷林祥, 马玉新, 等. 1999. 脑积水分流术后的并发症六例[J]. 临床误诊误治, 12(1): 3-5.

白跃宏. 2006. 下腰痛临床与康复[M]. 北京: 人民军医出版社.

蔡卫华, 贾连顺. 2004. 脊髓拴系综合征的研究进展[J]. 中国脊柱脊髓杂志, 14(7): 62-64.

蔡晓宇. 2018. 前后路联合术式治疗儿童胸腰椎活动性脊柱结核并后凸畸形的疗效分析[D]. 乌鲁木齐: 新疆
医科大学

蔡勇. 2009. 正常颅压脑积水的外科治疗[D]. 杭州: 浙江大学.

蔡志胜, 虞志康, 周忠洁. 2001. 脊柱结核的MRI诊断价值[J]. 温州医学院学报, 31(3): 182-183.

仓志兰, 李如英. 2017. 椎管宁对无先兆偏头痛发作期镇痛的疗效观察[J]. 中国中医急症, 26(2): 281-283.

曹林昌. 2015. 易与三叉神经痛混淆的疾病[J]. 大家健康, (7): 9.

曹美鸿. 2002. 严重脑外伤液体疗法的新观点[J]. 中华神经外科疾病研究杂志, 1(2): 100-103.

曹亚红, 崔权. 2010. 中枢神经细胞瘤的MRI特征性表现[J]. 中国社区医师(医学专业), 12(29): 176.

陈成. 2010. 小儿颅咽管瘤术后长期随访分析[D]. 上海: 复旦大学.

陈传新. 2013. 颅内动静脉畸形的外科治疗[D]. 苏州: 苏州大学.

陈大普, 韩宏杰. 2011. 颈动脉内膜剥脱术24例临床分析[J]. 中国实用神经疾病杂志, 14(23): 28-31.

陈德喜, 李巍. 2008. 颈椎外科中西医治疗技术[M]. 北京: 人民军医出版社.

陈东方, 黄玮. 2007. 令人闻风丧胆的神经细胞瘤[J]. 医药世界, (9): 55.

陈国欢, 刘景平, 傅尧, 等. 2012. 正常压力性脑积水的神经外科治疗体会[J]. 中国医师杂志, 14(11):
1523-1524.

陈华江, 肖建如, 贾连顺. 2003. 原发性脊柱肿瘤外科治疗现状与进展[J]. 国外医学·骨科学分册, 24(3):
151-154.

陈宽. 2010. 走路不稳提防室管膜瘤[J]. 健康生活(下半月), (11): 23.

陈孟宗, 刘群, 袁玉会, 等. 2002. 小脑梗死的外科治疗(附6例报告)[J]. 现代神经疾病杂志, 2(6): 368-369.

陈少健. 2010. 脊柱结核术后复发因素COX回归分析[D]. 南宁: 广西医科大学.

陈亚玲, 郭树农. 2004. 脊柱结核的影像诊断11例分析[J]. 中原医刊, 31(9): 43-44.

陈雁. 2012. 2例髓外硬脊膜下室管膜瘤误诊及鉴别诊断[J]. 河南预防医学杂志, 23(6): 503-504.

陈赟, 陈明, 邢伟, 等. 2011. 原发性中枢神经系统淋巴瘤的MRI表现分析(附19例报告)[J]. 中国CT和MRI
杂志, 9(3): 8-9+13.

程瑞林. 2012. 骨血管瘤的临床诊疗分析[D]. 杭州: 浙江大学

程涛. 2011. 儿童小脑星形细胞瘤的临床分型与个体化治疗策略[D]. 郑州: 郑州大学.

崔泽岩. 2015. 天麻素缓释片联合氟桂利嗪治疗偏头痛的临床疗效观察[D]. 保定: 河北大学.

措吉. 2018. 提升牦牛脑棘球蚴病的防控措施建议[J]. 中国畜牧兽医文摘, 34(1): 136.

邓凤莲, 郭燕丽, 段灵敏, 等. 2017. 产前超声对胎儿脑膜膨出及脑膜脑膨出的诊断价值分析[J]. 重庆医学,
46(4): 475-477.

邓焜, 李洪江, 朱端权, 等. 2016. 持续腰大池引流术在正压性脑积水治疗中临床疗效的判定应用研究[J]. 世
界最新医学信息文摘, 16(89): 46.

董玲芬. 2013. 头痛宁对偏头痛大鼠c-fos和c-jun基因表达影响的研究[D]. 济南: 山东大学

杜德明. 2010. 颅脑对冲伤致脑挫裂伤的临床研究[J]. 河北医药, 32(2): 194-195.

杜福宏. 2005. 基底池外引流治疗外伤性蛛网膜下腔出血的临床研究[D]. 济南: 山东大学.

杜琴, 雷开键. 2013. 血脑屏障与恶性肿瘤脑转移[J]. 川北医学院学报, 28(3): 298-301.

范一木, 孙立军. 2006. 神经血管介入治疗[J]. 中国医师进修杂志, 29(14): 1-4.

方晓东. 2012. 脑室内中枢神经细胞瘤的诊治[D]. 杭州: 浙江大学.

方震. 2014. 电针治疗无先兆偏头痛的临床疗效观察[D]. 杭州: 浙江中医药大学.

房晓彬, 李润英, 沈成华, 等. 2001. 脊柱结核的 B 超诊断评价[J]. 黑龙江医药科学, 24(6): 66.

冯浩, 林宏生. 2009. 脊柱结核的治疗进展[J]. 中国现代医生, 47(36): 20-22+42.

冯华, 朱刚, 林江凯. 2011. 颅脑创伤基础与临床 [M]. 北京: 人民军医出版社.

付忠泉. 2009. 脊柱结核磁共振分型及外科干预长期临床研究[D]. 广州: 南方医科大学.

傅洛安, 章翔, 孙立军, 等. 2004. 血管内介入栓塞治疗创伤性颈动脉海绵窦瘘 16 例[J]. 中国脑血管病杂志, (3): 134-136.

耿保伟. 2010. 多层螺旋 CT 血管造影三维重建在椎管肿瘤及血管性病变术前评估的临床应用价值[D]. 泸州: 泸州医学院.

顾锋. 2013. 重视下丘脑垂体疾病尤其是垂体瘤早期诊断和治疗策略[J]. 中国实用内科杂志, 33(7): 493-496.

顾莉, 刘云杰. 2007. 结核性脑膜炎兴奋期和昏迷期的护理[J]. 中国社区医师(综合版), (24): 219.

顾向进. 2006. Galen's 静脉系统和直窦的解剖变异对松果体区手术的指导意义[D]. 南京: 东南大学.

顾旭辉. 2010. 脑挫裂伤手术治疗的临床探讨[J]. 中国医学创新, 7(33): 139-140.

关臣臣. 2015. 疼痛管理发展趋势研究[J]. 中国继续医学教育, 7(18): 210-211.

郭岱. 2010. 脊柱结核并截瘫患者术前不同化疗天数与临床疗效的相关研究[D]. 长沙: 中南大学.

郭艳莹. 2006. 囊立消胶囊抗癫痫作用机制的实验研究[D]. 哈尔滨: 黑龙江中医药大学.

郭永强, 舒仁义, 朱科铭. 2014. 中枢神经细胞瘤 8 例影像及病理学分析[J]. 现代实用医学, 26(7): 905-906.

郭元星, 李铁林, 段传志, 等. 2004. 创伤性颈动脉海绵窦瘘的血管内栓塞治疗[J]. 第一军医大学学报, 24(10): 1177-1180.

郭元星. 2004. 创伤性颈动脉海绵窦瘘血管内介入治疗临床应用研究[D]. 广州: 南方医科大学.

郭忠和, 李景坤, 张晶波. 2009. 结核性脑膜炎 56 例临床分析[J]. 中国医药导刊, 11(12): 2140-2141.

海涌, 周跃, 郑召民, 等. 2011. 脊柱外科治疗原则 [M]. 北京: 人民军医出版社.

郝大鹏, 徐文坚, 高传平, 等. 2006. 中枢神经细胞瘤的 MRI 诊断[J]. 青岛大学医学院学报, 42(4): 321-322+325.

何玉泽. 2009. 骨保护蛋白和骨保护蛋白配体与脊柱结核病灶骨硬化关系的研究[D]. 银川: 宁夏医科大学.

贺鹏, 颜刘清, 谢甜甜. 2016. 原发性中枢神经系统淋巴瘤的 MRI 表现[J]. 临床医学工程, 23(12): 1581-1582.

贺晓生. 2016. 别让肿瘤攻占你的"司令部"[J]. 家庭医药·就医选药, (12): 18.

胡华, 叶辛, 于建农. 2009. 胸腰椎骨折的手术治疗进展[J]. 医学综述, 15(4): 579-582.

胡沛霖, 王文胜, 李喜朋, 等. 2011. 血管超声、经颅多普勒超声、计算机断层血管成像对后循环缺血患者椎基底动脉的评价[J]. 临床荟萃, 26(18): 1565-1567.

胡孝朋. 2006. 青少年焦虑抑郁脑血流变化规律的研究[D]. 大连: 大连理工大学.

胡裕效. 2013. 原发性中枢神经系统淋巴瘤影像学诊断进展[J]. 医学研究生学报, 26(6): 629-633.

黄恩, 石萍. 2010. 血液制品安全性及人血白蛋白的合理应用[J]. 中国药业, 19(23): 83-84.

黄艮彬, 侯俊霞, 姚龙腾. 2011. 带状疱疹病毒性脑膜脑炎 14 例分析[J]. 中国实用神经疾病杂志, 14(9): 16-18.

黄国顺. 2006. Hangman 骨折的选择性治疗[D]. 太原: 山西医科大学.

吉勇, 陈维福, 耿明英, 等. 2012. 颅内生殖细胞瘤个体化治疗[J]. 激光杂志, 33(4): 64-65.

贾连顺, 陈华江. 2003. 脊柱转移瘤外科诊断治疗的现状与进展[J]. 中华骨科杂志, 23(6): 14-17.

贾连顺, 李青, 陈雄生. 1999. 枢椎损伤[J]. 中国脊柱脊髓杂志, 9(2): 3-5.

贾连顺, 石志才, 叶晓健. 2000. 寰椎(第一颈椎)损伤[J]. 中国矫形外科杂志, 7(1): 95-97.

贾连顺. 2005. 枕颈部损伤的外科治疗[J]. 中国矫形外科杂志, 13(2): 66-69.

贾玉昌, 姚鹏鹏, 李师佳, 等. 2009. 颅内病理性钙化的 MRI 表现与总结分析[J]. 中国实用神经疾病杂志, 12(23): 46-47.

江丽娇, 陈燕嫦. 2017. 颅脑外伤开颅术后再次外伤伤残评定 1 例[J]. 中国司法鉴定, (2): 103-105.

姜亮, 殷信道. 2015. 磁共振功能成像在脑肿瘤诊断中的应用价值[J]. 中国 CT 和 MRI 杂志, 13(1): 112-115.

蒋维, 张新昕. 2017. 联合疗法治疗社区常见颈椎病的疗效分析[J]. 实用妇科内分泌电子杂志, 4(33): 90-91.

金大地. 2005. 化疗和外科干预并重, 进一步提高脊柱结核治疗水平[J]. 中华骨科杂志, 25(2): 4-6.

金大地. 2005. 脊柱结核治疗若干问题探讨[J]. 脊柱外科杂志, 3(3): 186-188.

金大地. 2006. 脊柱结核治疗进展[J]. 继续医学教育, 20(12): 20-23.

金海, 侯立军. 2008. 外伤性面神经损伤的研究进展[J]. 第二军医大学学报, 29(10): 1248-1250.

金锦华. 2012. 全程护理干预在预防颅咽管瘤术后并发症中的应用[J]. 护士进修杂志, 27(16): 1489-1490.

金延成. 2007. 浅谈头皮伤的现场急救[J]. 中国实用乡村医生杂志, (4): 43-44.

康东, 蒋永明, 曾春. 2013. 颅动脉瘤介入治疗后及并发症的防治[J]. 海南医学院学报, 19(9): 1276-1279.

康轶鑫. 2008. 一指禅缠法为主推拿治疗婴幼儿肌性斜颈的临床研究[D]. 济南: 山东中医药大学.

孔令常, 邢东风, 鲍庆华, 等. 2013. 交通性脑积水的诊断与治疗[J]. 中国实用神经疾病杂志, 16(4): 42-43.

李翠华, 邰迎东, 董燕. 2014. 经皮神经电刺激治疗偏头痛的临床研究[J]. 中西医结合心脑血管病杂志, 12(3): 325-326.

李大伟, 马远征. 2011. 耐多药脊柱结核的诊断与治疗[J]. 中国骨与关节外科, 4(1): 65-67.

李国彬, 杨海英, 孟庆海. 2003. 介入疗法治疗外伤性颈内动脉-海绵窦瘘(附 52 例报告)[J]. 山东医药, 43(20): 18-19.

李国新, 王志刚. 1996. 垂体瘤的诊断与治疗[J]. 山东医药, (11): 37-38.

李洪波. 2009. 一期后路内固定、前路病灶清除植骨融合术治疗腰骶段脊柱结核[D]. 长沙: 中南大学.

李坚. 2011. 重型颅脑损伤的治疗进展[J]. 齐齐哈尔医学院学报, 32(2): 260-262.

李键. 2012. 采用有限元方法建立和分析枢椎的生物力学行为[D]. 合肥: 安徽医科大学.

李金库, 李洪哲, 赵有志. 2014. 放液试验对正常颅压脑积水手术疗效的观察[J]. 牡丹江医学院学报, 35(3): 91-92.

李立恒. 2014. 机械碎栓与支架取栓结合动脉内溶栓治疗急性脑动脉闭塞的临床研究[D]. 广州: 南方医科大学.

李萌, 凌锋, 张鸿祺, 等. 2004. 颅内外血管架桥术治疗缺血性脑血管病疗效的再评价[J]. 中国脑血管病杂志, (1): 21-24.

李铁林, 刘亚杰, 刘振华. 2003. 重视缺血性脑血管病的外科与介入治疗[J]. 中华神经医学杂志, 2(1): 6-7.

李亚飞. 2013. 颅内非松果体区生殖细胞瘤 10 例临床分析[J]. 中外医疗, 32(29): 91-92.

李勇杰. 2003. 论"功能神经外科学"[J]. 中华神经医学杂志, (5): 321-323.

李祉岑. 2017. 儿童脑动静脉畸形位置与癫痫类型和预后的相关性分析[D]. 北京: 首都医科大学.

梁冰. 2016. 周仲瑛教授病机辨证原发性颅内肿瘤临床经验与学术思想研究[D]. 南京: 南京中医药大学.

廖华宁, 汪宁, 王艳. 2012. 紧密连接蛋白与血脑屏障[J]. 安徽医药, 16(3): 377-379.

林羽. 2002. 脊柱结核诊治中的误区与对策[J]. 中国临床医生, 30(7): 16-18.

林羽. 2003. 脊柱结核诊疗中存在的误区与对策[J]. 中国医刊, 38(2): 5-9.

林志忠, 黄镔霖, 李万川, 等. 2002. 外伤后脑性盐耗综合征的诊断和治疗[J]. 中国综合临床, 18(3): 70-71.

刘波, 赛力克, 党木仁. 2001. 小脑包虫病复发二例病例报告及颅内包虫文献复习[J]. 新疆医学, (4): 303-306.

刘芳. 2013. 脑型肺吸虫病 27 例护理体会[J]. 现代医药卫生, 29(16): 2521-2522.

刘国栋. 2006. 高血压脑室出血预后影响因素的研究[D]. 重庆: 重庆医科大学.

刘红江. 2014. 颅脑术后交通性脑积水行脑室腹腔分流术后并发症的研究[D]. 石家庄: 河北医科大学.

刘红梅, 孙海晨. 2008. 化脓性脑膜炎的诊治[J]. 中国全科医学, 11(18): 1621-1623.

刘鉴慰. 2009. 捻转刺激神门穴和相关穴位及非刺激的 fMRI 对照研究[D]. 广州: 广州中医药大学.

刘疆. 2011. 循经取穴针刺治疗偏头痛的临床观察[D]. 哈尔滨: 黑龙江中医药大学.

刘孟宇. 2009. 中医儿科临证手册 [M]. 北京: 人民军医出版社.

刘琪. 2015. 您了解偏头痛吗?[J]. 大家健康, (11): 56.

刘润惠, 王占秋, 卢武胜. 2009. MRI 诊断中枢神经细胞瘤的临床应用[J]. 华西医学, 24(7): 1783-1785.

刘希纯. 2012. 脑实质室管膜瘤的 MRI 诊断价值[J]. 实用心脑肺血管病杂志, 20(5): 804-805.

刘阳. 2012. 全麻唤醒联合术中神经电生理在累及语言区癫痫手术中的应用[D]. 天津: 天津医科大学.

刘长志. 2013. 探讨垂体瘤的 MRI 增强扫描[J]. 中国伤残医学, 21(2): 112-113.

刘振华. 2010. 改良支具治疗胸腰椎屈曲压缩性骨折的临床观察[D]. 哈尔滨: 黑龙江中医药大学.

刘正言, 周良辅. 2000. 去骨瓣减压术治疗大面积脑梗死的现状及进展[J]. 中国神经精神疾病杂志, 26(3): 190-191.

芦山, 吕强, 冯书彬, 等. 2014. 矢状缝早闭患儿早期外科手术效果及预后探讨[J]. 中国伤残医学, 22(3): 63-64.

陆克峰. 2013. 浅析脑血栓症状及治疗[J]. 大家健康(下旬版), 7(12): 107-108.

罗成志. 2006. 对无意识障碍脑卒中的临床鉴别[J]. 基层医学论坛, 10(18): 804.

罗何婷, 薛常虎. 2010. 结核性脑膜炎 76 例临床分析[J]. 内蒙古中医药, 29(11): 1-2.

罗黎明, 周全. 2010. 脑干血管母细胞瘤的外科治疗[J]. 湖南环境生物职业技术学院学报, 16(1): 28-32.

罗毅, 陈佳, 李先安, 等. 2017. 重组人血管内皮抑制素(恩度)联合达卡巴嗪治疗晚期黑色素瘤的临床研究[J]. 肿瘤药学, 341-344.

罗宇, 谭家昌, 肖奇攀. 2013. 胸腰椎爆裂性骨折的治疗进展[J]. 医学理论与实践, 26(3): 308-310+312.

罗卓荆, 王哲. 2015. 儿童脊柱结核手术方式选择[J]. 中国脊柱脊髓杂志, 25(3): 193-194.

孟令权. 脊柱肿瘤的临床研究[D]. 天津: 天津医科大学, 2003.

苗强, 魏虎, 刘炎琴. 2010. 经椎弓根入路治疗胸腰椎结核[J]. 延安大学学报(医学科学版), 8(1): 29-30.

倪才方, 吴春根, 杨惠林. 2009. 脊柱介入诊疗学[M]. 北京: 人民军医出版社.

聂志余, 王少石, 黄东雅. 2008. 神经科临床备忘录[M]. 北京: 人民军医出版社.

欧阳懿, 王明琦, 刘家斌. 2013. 养血清脑颗粒联合盐酸氟桂利嗪治疗偏头痛临床观察[J]. 实用中西医结合临床, 13(8): 69-70.

彭明, 黄佳军, 马晓程, 等. 2007. 钢板骨水泥"人工椎体"在脊柱转移瘤手术中的重建[J]. 中国骨肿瘤骨病, 6(4): 206-210.

普日布苏荣, 杨勇. 2011. 胸腰段脊柱骨折的手术治疗进展[J]. 内蒙古医学杂志, 43(S8): 30-33.

齐林. 2005. 尿动力学评估游离骶囊术治疗小儿脊髓栓系综合征临床研究[D]. 郑州: 郑州大学.

乔永东, 王自立, 丁惠强, 等. 2008. 同期前后联合入路治疗胸腰段脊柱三柱骨折 86 例[J]. 陕西医学杂志, 37(11): 1509-1511.

钦建平, 冯志明, 杨雷. 2007. MRI 诊断脊柱结核 59 例影像分析[J]. 中国误诊学杂志, 7(3): 573-574.

秦福创. 2019. 支架辅助弹簧圈栓塞治疗颈内动脉微小宽颈动脉瘤[D]. 杭州: 浙江大学.

屈晓. 2010. 以呼吸道症状起病的脑干肿瘤 1 例[J]. 中国当代医药, 17(6): 116.

曲弋, 刘谷一, 程丽丽. 2018. 颈椎病的治疗方法[J]. 家庭医学, (8): 10-11.

饶敬澄, 蔡玉强. 2018. 脊柱结核微创治疗的研究概况[J]. 临床医药文献电子杂志, 5(28): 186-188.

饶强. 2011. 脑动静脉畸形合并出血相关影响因素分析临床研究[D]. 广州: 南方医科大学.

任可, 苏佳灿, 唐昊, 等. 2002. 脊柱结核影像学诊断现状[J]. 中国骨伤, 15(8): 61-63.

任连坤. 2005. 中国人群中颞叶癫痫与 GABA_BR1 基因多态性(G1465A)关系的研究[D]. 北京: 中国协和医科大学.

邵秋波. 2010. 脑胶质瘤 60 例诊治分析[J]. 中国现代药物应用, 4(13): 22-23.

盛世英, 赵忠新. 2001. 脊髓栓系综合征的临床与 MRI[J]. 临床神经病学杂志, 14(6): 351-352.

石志才, 李家顺, 贾连顺. 1995. 脊髓栓系综合征的研究现状[J]. 中华外科杂志, 33(12): 734-737.

舒凯, 陈旭, 雷霆, 等. 2012. 难治性癫痫的规范化外科治疗[J]. 中华临床医师杂志(电子版), 6(9): 2273-2275.

舒志成. 2010. 颅底脊索瘤经手术或伽玛刀的治疗与预后研究[D]. 长沙: 中南大学.

宋晓玲. 2013. 儿童结核性脑膜炎早期诊断的研究进展[J]. 内科, 8(1): 71-74.

宋郁喜, 刘程远, 罗旺胜. 2005. 脑出血并血钠异常 45 例临床分析[J]. 疑难病杂志, 4(4): 237.

孙国柱, 扈玉华, 郭二坤, 等. 2001. 大面积小脑梗塞的外科急症处理(附 8 例报告)[J]. 河北医科大学学报, 22(3): 170-171.

孙西河, 王滨, 常光辉, 等. 2000. 脊椎结核的 MRI 诊断价值与脊椎转移瘤对照研究[J]. 医学影像学杂志, 10(1): 16-18.

孙西河, 王滨, 常光辉. 2000. 脊柱结核的 MRI 表现及早期诊断[J]. 临床放射学杂志, 19(5): 302-304.

孙晓斌, 姬景威, 焦延杰, 等. 2012. 罕见手掌巨大表皮样囊肿结石一例[J]. 中国美容医学, 21(18): 776.

谭旭. 2014. 原发性舌咽神经痛手术治疗分析[J]. 中国卫生标准管理, 5(10): 24-25.

汤春泉, 汪天芳, 占卫兵. 2016. 中药和激素交替骶骨注射治疗腰椎间盘突出症的疗效观察[J]. 中国医学创新, 13(31): 141-145.

陶正德. 1994. 耳鼻咽喉科医生必须具备的神经科基础知识[J]. 中华耳鼻咽喉科杂志, 29(2): 124-126.

王迪. 2013. 拉莫三嗪治疗三叉神经痛的疗效观察[D]. 广州: 南方医科大学.

王刚, 彭浩, 黄文华. 2009. 胸腰椎骨折分类研究进展[J]. 解剖学研究, 31(2): 146-148+158.

王珺, 杨小玲, 韩彩萍, 等. 2014. 黑色素瘤脑转移反复出血 1 例报告[J]. 中风与神经疾病杂志, 31(7): 655-656.

王凯, 张姝, 施露, 等. 2016. 2016 年世界卫生组织中枢神经系统肿瘤分类概述[J]. 磁共振成像, 7(12): 881-896.

王坤, 刘东伟, 袁萍, 等. 2016. 标准大骨瓣开颅血肿清除联合亚低温急诊治疗重型颅脑损伤的疗效[J]. 中华卫生应急电子杂志, 2(2): 104-106.

王丽华. 2009. 神经外科护理 [M]. 北京: 人民军医出版社.

王莉. 2011. 常染色体显性遗传多囊肾病合并颅内蛛网膜囊肿的临床筛查[D]. 郑州: 郑州大学

王孟忱. 1991. 颅底骨折[J]. 中国社区医师, (5): 12-13.

王琼, 陈弟洪, 刘帆. 2012. 原发性脑干损伤后患者的观察与刺激性护理[J]. 护理实践与研究, 9(7): 51-52.

王荣光, 孙悍军, 黄冬雁. 2013. 解除咽喉疾病困扰: 解放军总医院专家谈[M]. 北京: 人民军医出版社.

王锐. 2008. 信息熵在基因调控网络构建中的应用研究[D]. 重庆: 第三军医大学.

王淑君, 高超. 2017. 警惕脑动脉瘤: 颅内的不定时炸弹——专访山东大学齐鲁医院神经外科教授王东海[J]. 保健医苑, (4): 5-8.

王曦, 叶容. 2012. 一例脑干肿瘤患儿置入 PICC 导管的体会[J]. 中国美容医学, 21(18): 658.

王亦舟, 阮狄克. 2007. 隐性脊柱裂及腰骶常见伴发畸形[J]. 海军总医院学报, 20(3): 167-169.

王正凯. 2012. 集束化治疗颅脑疾病 VAP 预后价值的临床分析[D]. 乌鲁木齐: 新疆医科大学.

韦善平. 2010. 脊柱结核的外科治疗进展[J]. 中国医疗前沿, 5(16): 20-21.

翁叶伟. 2018. 某车型乔丹翻滚及损伤仿真研究[D]. 重庆: 重庆理工大学.

吴大号. 2012. 髓母细胞瘤的综合诊治分析和改良手术[D]. 青岛: 山东大学.

吴非. 2007. 离体血脑屏障模型的建立[D]. 杭州: 浙江工业大学.

吴国忠. 2009. 前后路内固定手术治疗脊柱结核的对比研究[D]. 济南: 福建医科大学.

吴旻, 钱若兵, 傅先明, 等. 2011. 局灶性皮质发育不良所致难治性癫痫的微创神经外科治疗[J]. 国际神经病学神经外科学杂志, 38(3): 205-211.

吴松笛. 2006. 缺血再灌注对大鼠血脑屏障的损害及通心络超微粉的保护作用[D]. 西安: 第四军医大学.

吴蔚宇, 徐美英. 2005. 开胸手术后疼痛综合征[J]. 实用疼痛学杂志, 1(2): 124-127.

吴学文. 2017. 老年颈椎病患者的运动保健[J]. 体育风尚, (12): 129-130+148.

吴艳, 朱学骏. 2003. 带状疱疹伴病毒性脑膜脑炎 1 例[J]. 中国麻风皮肤病杂志, 19(4): 380-381.

武士京, 陈世峻. 2003. 血脑屏障: 免疫学研究新进展[J]. 现代神经疾病杂志, 3(5): 311-314.

武士京, 陈世峻. 2003. 血脑屏障——解剖与生理[J]. 现代神经疾病杂志, (2): 124-128.

夏群. 2007. 一期前后联合入路脊柱三维短节段重建力学基础与临床应用研究[D]. 天津: 天津医科大学.

冼敬锋, 谭毅. 2012. 胸腰椎骨折的治疗研究进展[J]. 中国临床新医学, 5(6): 571-576.

肖文德, 姬广林, 高辉. 2008. 脊柱结核的诊断与外科治疗进展[J]. 中国矫形外科杂志, 16(5): 359-361.

熊俊炜. 2015. 小针刀配合正骨手法治疗退行性腰椎管狭窄症的临床观察[D]. 北京: 北京中医药大学.

熊丽萍. 2010. 原发性中枢神经系统淋巴瘤的病理与临床诊治进展[J]. 中国临床神经外科杂志, 15(12): 759-762.

熊延坤. 2016. 全脊椎整块切除术治疗脊柱恶性肿瘤的病例分析[D]. 乌鲁木齐: 新疆医科大学.

徐建民, 石晶, 唐和虎, 等. 2000. 脊髓栓系综合征 63 例分析[J]. 实用儿科临床杂志, 15(3): 181-182.

徐其岭, 闫莉, 谭毅. 2013. 外伤性癫痫发病机制的研究进展[J]. 中国临床新医学, 6(9): 913-916.

徐强, 张世忠, 徐如祥, 等. 2002. 帕金森病外科治疗并发单纯性基底节血肿的临床研究(附 16 例单纯性基底节血肿的预后分析)[J]. 中风与神经疾病杂志, 19(5): 38-40.

徐如祥. 2009. 地震灾害医学 [M]. 北京: 人民军医出版社.

徐韬. 2009. 胸腰椎损伤分型及评分系统的可信度和可重复性研究[D]. 乌鲁木齐: 新疆医科大学.

徐伟. 2013. 颅咽管瘤 34 例临床治疗体会[J]. 中国医药指南, 11(10): 247-248.

徐卫星, 徐荣明, 蒋伟宇, 等. 2011. 手术治疗胸腰椎爆裂骨折的临床研究[J]. 中国骨伤, 24(07): 547-552.

徐忠伟, 刘晓馨. 2007. 脊柱结核的 MRI 诊断[J]. 中国现代医生, 45(23): 128+150+161.

许智蕾. 2011. 婴幼儿脑积水脑室-腹腔分流术后引流管堵塞相关危险因素分析研究[D]. 广州: 广州医科大学.

牙克甫·阿不力孜. 2015. 小儿脊柱结核手术治疗中远期疗效分析[D]. 乌鲁木齐: 新疆医科大学.

闫千锁, 张璟义. 2001. 幕切迹后疝致大脑后动脉内侧支梗塞 3 例报告[J]. 山西中医学院学报, 2(1): 47-48.

闫绍峰. 2011. 上矢状窦组桥静脉流出端的神经内窥镜解剖及意义研究[D]. 泰安: 泰山医学院.

闫志丰. 2013. 人巨细胞病毒在颅咽管瘤中的感染、表达及意义[D]. 西安: 第四军医大学.

杨丰才, 亓立勇. 2011. 中枢神经细胞瘤的 MRI 诊断(附 10 例分析)[J]. 中国中西医结合影像学杂志, 9(1): 78-80.

杨光福. 2008. 蛛网膜下腔出血诊断及中西医结合分期分型辨证治疗[J]. 河北职工医学院学报, 25(4): 47-52.

杨克侠, 曹慧娟. 2000. 骶部肿瘤围手术期护理[J]. 蚌埠医学院学报, 25(4): 307.

杨乃龙, 袁鹰. 2011. 内分泌科临床备忘录 [M]. 北京: 人民军医出版社.

杨升吉, 赵航. 2014. 手术治疗基底节区高血压脑出血责任血管 136 例[J]. 中国老年学杂志, 34(10): 2873-2874.

杨树源, 杨学军. 2002. 恶性胶质瘤的基因异常与治疗[J]. 中华神经外科疾病研究杂志, 1(3): 193-196.

杨双武. 2011. 恶性脑肿瘤中 Her-2 与 CD44 的表达及意义[D]. 西安: 第四军医大学.

姚文敏, 朴翔宇. 2013. 脑神经胶质瘤的研究进展[J]. 中华临床医师杂志(电子版), 7(24): 11691-11694.

冶合曼, 刘荣. 2010. 儿童化脓性脑膜炎临床分析[J]. 中国医学创新, 7(21): 89-90.

殷洁, 张晓亚, 王昆鹏. 2013. 中枢神经细胞瘤的 MRI 诊断[J]. 医学影像学杂志, 23(1): 9-11.

尹龙, 孙瑞发, 范一木, 等. 2003. 颈动脉海绵窦瘘的血管内治疗[J]. 广东医学, 24(8): 797-799.

余先. 2010. 经后路椎间病灶清除植骨融合内固定治疗腰骶段脊柱结核初步研究[D]. 长沙: 中南大学.

俞洋, 吕延龄. 2009. MRI 在中枢神经细胞瘤诊断中的价值[J]. 中外医疗, 28(24): 168.

苑超, 原标. 2002. 颈动脉内膜切除术的现状[J]. 中国实用外科杂志, (3): 44-47.

岳少英. 1989. 神经系统解剖(1)[J]. 护士进修杂志, (1): 47-48.

岳晓荣. 2005. 脑室中央神经细胞瘤误诊为眼病一例[J]. 右江医学, 33(4): 338.

詹文华. 2006. 外科临床手册 [M]. 北京: 人民军医出版社.

张帆. 2006. 14 例大面积小脑梗塞的临床分析及外科处理[D]. 长春: 吉林大学.

张国福, 林欣, 焦德让. 2003. 左额皮质静脉血栓形成继发脑叶出血一例报告[J]. 现代神经疾病杂志, 3(2): 118-119.

张磊, 杨志刚, 张永巍, 等. 2013. 自膨式支架治疗症状性基底动脉狭窄围手术期并发症的分析[J]. 中国脑血管病杂志, 10(7): 348-352.

张磊. 2010. 显微外科治疗颅咽管瘤 59 例分析[D]. 济南: 山东大学.

张明山. 2016. 走路不稳有可能是脑瘤吗[J]. 家庭医药. 就医选药, (12): 59-60.

张鹏远, 陶胜忠, 牛光明, 等. 2007. T10 髓内、髓外硬膜下并发脊索瘤 1 例报告及文献复习[J]. 中国实用神经疾病杂志, 10(2): 176.

张为众. 2006. 小分子化合物丙戊酸促进大鼠坐骨神经再生的研究[D]. 长春: 吉林大学.

张文记, 许晓东, 邢宝利, 等. 2003. 中枢神经系统原发性淋巴瘤一例报告[J]. 北京医学, 25(3): 212.

张效智, 袁维军, 石士奎. 2011. 早期和不典型脊柱结核的影像诊断[J]. 中国城乡企业卫生, 26(2): 53-55.

张宗强, 张家湧, 段鸿洲, 等. 2017. 第四脑室中枢神经细胞瘤 1 例[J]. 中国微侵袭神经外科杂志, 22(10): 467-468.

张尊路. 2014. 偏头痛患者中医心理紊乱状态分布特征的研究[D]. 济南: 山东中医药大学.

赵爱国, 李新钢. 2004. 外伤性脑梗塞的临床研究进展[J]. 国外医学·神经病学神经外科学分册, 31(2): 176-179.

赵闯绩, 陈纲. 2012. MRI 误诊婴儿前囟门皮样囊肿 1 例[J]. 中国医学影像技术, 28(6): 1147.

赵明东. 2007. 成人胸腰椎结核的治疗进展[D]. 成都: 成都中医药大学.

赵明光. 2002. 血管内皮细胞生长因子、Tie 受体和血管生成素在人脑动静脉畸形血管内皮细胞中的表达及缺氧对其诱导作用的研究[D]. 天津: 天津医科大学.

赵欣. 2016. 三叉神经痛，别再当牙痛![J]. 家庭医药，(10)：54-57.

赵正琦，孙先泽，任亮，等. 2012. 后路单间隙融合双节段固定治疗 Denis B 型胸腰椎爆裂性骨折[J]. 中国矫形外科杂志，20(20)：1825-1828.

赵正琦，孙先泽. 2010. 胸腰椎爆裂骨折手术治疗进展[J]. 中国脊柱脊髓杂志，20(11)：953-957.

郑田玲，古丽给娜·哈斯木，张建. 脑实质室管膜瘤的 MRI 表现[J]. 新疆医科大学学报，2008，31(10)：1458.

郑勇，许继宁，杨小朋. 1998 脑包虫多次复发 1 例报告[J]. 中风与神经疾病杂志，(6)：3-5.

钟惠如. 2012. 灵龟八法治疗偏头痛的临床研究[D]. 广州：广州中医药大学.

仲惠平. 2010. 颅裂-脑膜脑膨出成年病例报告[J]. 甘肃科技，26(9)：148-149+108.

周大彪，赵继宗. 2006. 神经外科术中超声：历史回顾、应用实践和技术展望[J]. 继续医学教育，20(13)：71-72.

周红娟，张伟芳. 2012. 脑干损伤患者的护理分析[J]. 中国医学创新，9(5)：54-55.

周红艳，袁建丽，李桂肖，等. 2003. 颈动脉内膜切除术的手术配合体会[J]. 护士进修杂志，18(2)：180-181.

周染云，王国权. 2013. 颅脑外伤标准化护理 [M]. 北京：人民军医出版社.

周晓平，洪波. 2007. 颅脑损伤脑血管并发症的诊断和治疗[J]. 临床神经外科杂志，4(3)：137-139.

周玉. 2013. 颅咽管瘤显微外科治疗的临床分析[D]. 长沙：中南大学.

朱朝阳. 2013. 颅内 AVM 盗血区微血管及周围组织形态结构改变[D]. 长沙：中南大学.

朱祥坤，李醒. 2009. 结核病的流行现状及分析[J]. 现代医药卫生，25(16)：2547-2548.

Louis DN, Ohgaki H, Wiestler OD, et al. 2016. WHO(2016)中枢神经系统肿瘤组织学分类[J]. 诊断病理学杂志，23(8)：638-640.

Ruby. 2013. 偏头痛小解析[J]. 大众科学，(6)：51.